大展好書　好書大展

冠群可期

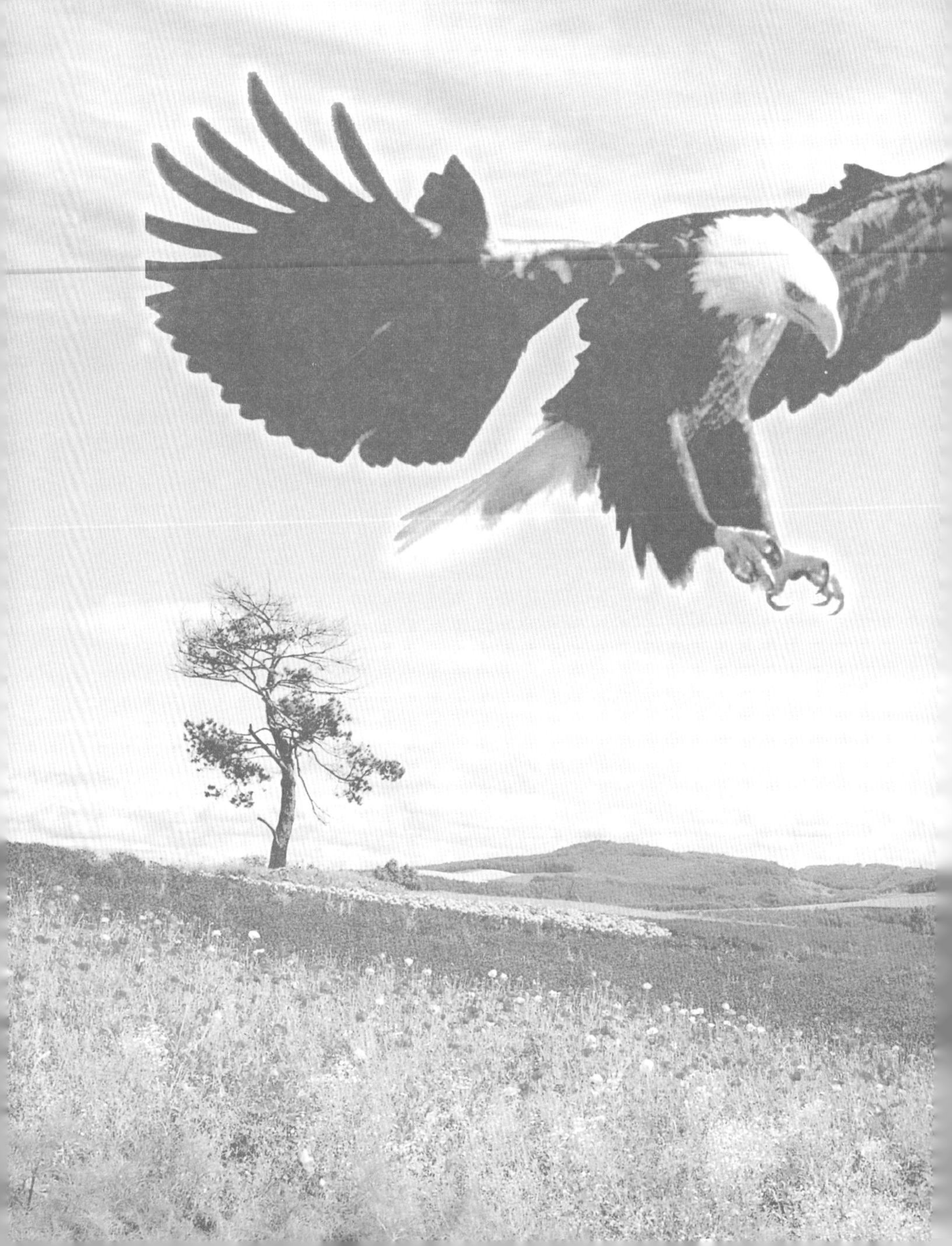

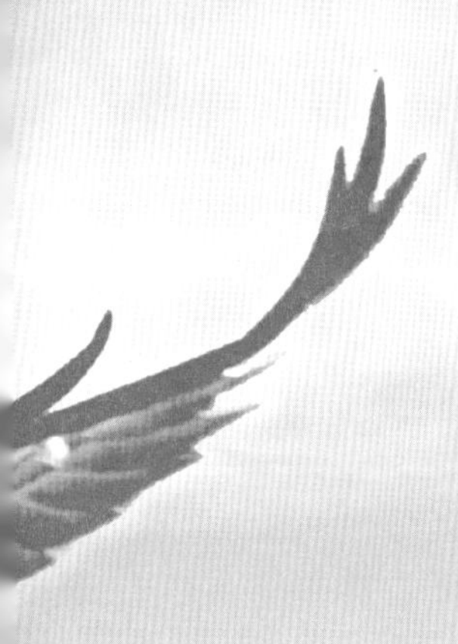

中醫保健站：58

晉中名中醫經驗集萃

王金權　主編

大展出版社有限公司

主編單位：　晉中市中醫學會
晉中市中醫院

參編單位：　山西醫科大學晉中學院
太谷縣中醫院
介休市中醫院
介休二輕偏癱風濕醫院
介休紡織廠職工醫院
平遙縣中醫院
平遙縣人民醫院
平遙縣計劃生育婦幼保健服務中心
左權縣中醫院
靈石中醫院
昔陽中醫院
和順中醫院
晉中市第一人民醫院
晉中市第二人民醫院
榆次區中醫院
榆次區人民醫院

協編單位：　中國中醫科學院廣安門醫院

序

晉中是晉商故里，曾經創造過舉世矚目的經濟奇蹟。17 到 19 世紀，在這裏誕生了中國歷史上第一家金融機構，晉商的票號商鋪遍設全國，「執全國金融之牛耳」。一時間「晉商」與「徽商」並駕齊驅，相映成輝，晉商因晉中而聲名遠播。

晉中歷史悠久，人文薈萃，在中醫藥的發展成藥，在中藥製藥領域影響深遠。進程中，也曾做出過不可磨滅的貢獻。北宋名相文彥博亦官亦醫，其醫學成就在中醫藥發展史上獨樹一幟。

晉商文化助推中藥產業，龜齡集、定坤丹等名牌中晉中的中醫藥事業在全省佔有重要地位，有許多著名中醫成就非凡。他們造詣深邃，醫術精湛，論病精微，各有所長，辨證施治，藥到病除，他們的醫德醫術在老百姓中獲得了廣泛的讚譽。他們宏富的臨床經驗應得到很好的繼承與發揚。在建國 60 周年之際，晉中市將部分名家的臨證經驗重新梳理，發掘創新，彙集成冊，具有重要的意義。

書中收集的醫案與臨床經驗，是諸家秉承岐黃理論，結合多年臨床，療效確切的經驗彙集和心血凝結，是啟迪後學的最好教材。此書的出版將為我們留下寶貴的財富，是一件功德無量的好事。今逢《晉中名中醫經驗集萃》即將付梓，王院長邀我作序，我欣然應允。做中醫人，說中醫話，辦中醫事，大力弘揚中醫藥學，為人民健康事業多做有益工作。願我們共勉。祝中醫藥事業興旺發達！

謹致數語爰為之序。

山西省政協副主席
山西省中醫藥學會會長　周　然

发扬中医传统优势
提升祖国医学水平

李偉敏
二〇〇八年
八月廿五日

國之瑰寶

和諧之道

王纪萍

二〇〇八年十月

前言

中國醫藥學是中華民族光輝燦爛文化的重要組成部分。政府十分關心和支持中醫藥事業的發展，經過近六十年的不懈努力，培養出了大批中醫專門人才。如果將有成就的中醫學人員的從醫足跡、學術思想、特色經驗、典型病案、臨床醫話，加以總結，薈萃成冊，那麼對中醫事業，對中華民族都將是十分寶貴的財富，它不僅是一部具有收藏價值的中醫人員的史料，而且將會成為激勵後學者，有著曠日持久生命力的珍品。

書中印刻的每一位中醫人才，既是晉中中醫學術的繼承人，也是今後中醫的學術傳承人。更是振興晉中中醫事業的生力軍。

編著出版一部《晉中名中醫經驗集萃》對推動晉中中醫事業的發展，弘揚優秀傳統文化，振奮民族精神，增強民族自信心，激勵晉中中青年中醫傳承人努力工作，弘揚中國醫學，無疑將會起到積極的促進作用。為此我們開始了，《晉中名中醫經驗集萃》一書的總體構思。

利用晉中市中醫學會這個平台，我們多次召開會議明確研究編寫本書的、目的、意義、確定編寫體例，力爭反映晉中中醫隊伍的特色經驗和各自的典型案例，明確規定了晉中名中醫的評選條件，盡量以保持名中醫學術思想原貌和突出專長為準則。在各市、縣、區、中醫院的大力支持下，先後徵得來稿 60 篇。由晉中中醫學會辦公室進行統一整理、編審。透過反覆的研究修改，採用了其中的 50 篇作為《晉中名中醫經驗集萃》的內容出版。一年多來，經過反覆的調查了解，核實、推敲、商榷，這是晉中第一部凝聚了數十位中醫工作者心血的經驗集。稿件內容獨具匠心，各承一家，百花齊放，爭芳鬥艷。

《晉中名中醫經驗集萃》一書的出版問世是晉中市中醫界的一件大事，它不但總結了晉中中醫的學術思想與臨床經驗，而且必將對晉中甚至全省中醫學術的整理與提高起到一定的推動作用。

本書在編審、整理過程中，得到了省政協副主席山西中醫學院院長、周然教授，山西省衛生廳王浚副廳長，山西省衛生廳中醫局文淵局長，晉中市政協李儒敏主席，晉中市人大王紀平副主任，晉中市衛生局，晉中市科協的各位領導，及各、縣、市、區、中醫院的大力支持和幫助，特此致謝。

由於時間倉促，不妥之處在所難免敬請廣大讀者批評批正。

編者　王金權

目錄

丁永斌

一、作者簡介

丁永斌，男，1964 年 10 月生，山西省昔陽縣人。祖父乃一方名醫，自幼 從學，深得其髓。

1983 年考入山西醫學院中醫大學班，苦讀五年，同時隨山西名老中醫劉紹武先生學習「傷寒」「三部六病」理論，受益非淺。1988 年畢業後，在昔陽縣衛校任教，1991 年調回昔陽縣中醫院從事內科臨床工作，任主治中醫師。1995 年 8 月至 1996 年 8 月在山醫一院內科進修學習，先後撰寫醫學論文有：《淺論食療》、《以疏肝解鬱為核心論治肝炎五法》、《濟生腎氣湯加味治療急性腎炎 21 例》。

二、學術思想

（一）遵古不拘於古

中國醫學乃實踐醫學，經幾千年的歷史，由眾多醫家不斷總結，刻苦實踐，形成了完整的診療體系。總結出大量的經驗方劑。我們後人必須認真研學，領會精髓，吸取精華。

但時代在發展，環境在改變，個體有差異，故臨床用藥不可拘於古方，必須因人、因地、因時詳加辨證，依理定法，依法合理處方用藥，方可取得良好的療效。

（二）注重理氣

古人云：「百病皆生於氣」，「氣行血行，氣滯血凝」，「氣為血帥，血為氣母」。氣有元氣、宗氣、營氣、衛氣之分。其功用有推動、溫煦、防禦、固攝、氣化之作用。

正因為有氣的諸多功能，使人體才能維持正常的生理活動，水穀得以化生，精血有源，氣血調暢，臟腑得以滋養，津液正常代謝，正氣充沛，外邪不得侵犯，若氣之有病，則血不得正常運行則血脈瘀陰，津不得布則水濕貯留，衛表不固則外邪易侵，臟腑失養則功能失調，諸病乃生。

臨症常見氣虛和氣滯，故處方用藥應合理調氣，虛則益氣行氣，滯則疏氣，只有氣血調暢，百病可癒。

（三）糾偏、協調相結合

內經云「陰平陽秘，精神乃治」，說明人體正常的生理功能是維持著一個動態平衡，若陰陽失調，則疾病乃生。臨床有明顯陰陽偏差，採用糾偏療法，即寒者熱之，熱者寒之，實則瀉之，虛則補之等治法。

但人體是一個有機的整體，各臟腑之間有著不可分割的聯繫，所以疾病後期和慢性疾病，一定要注重協調治療，同時又要注意局部協調與整體協調相結合，這樣使陰平陽秘，人體才能維持正常的生理活動。

三、經驗介紹

1. 血栓通脈飲

【方藥】黃耆、當歸、桂枝、赤芍、天花粉、川芎、烏藥、木香、水蛭、桃仁、地龍。

若氣喘者，加人參、麥冬、五味子；若痰熱者加膽南星、竹茹、天竺黃；若水腫者加車前子、豬苓、生薑。

本方益氣行氣，活血通脈，適用於中風後遺症，胸痹心痛（冠心病、心功能不全）等。

2. 調肺養心湯

【方劑】人參、麥冬、五味子、桑皮、杏仁、天花粉、冬瓜子、百部、蘇子、丹參。

若咳痰甚，痰黃或黏者加黃芩、魚腥草；若咳甚者加川貝母、紫苑；若伴浮腫者，加車前子、豬苓、桂枝、生薑。

本方益氣，養陰，潤肺，適用於咳嗽，喘證，肺脹（慢性支氣管炎，肺氣腫，肺心病）。

3. 疏肝解鬱湯

【方劑】柴胡、炒枳殼、炒白芍、甘草、香附、川芎、丹參、鬱金。

若濕熱重者加車前子、茵陳、梔子、大黃；若寒濕重者加車前子、乾薑、白朮、藿香、茯苓、桂枝；若脾氣虛者加黨參、黃耆、茯苓、白朮、當歸、生薑、大棗；若肝陰不足者加當歸、麥冬、枸杞子、生地、川楝子、沙參、炒棗仁；若血瘀者加甲珠、桃仁、紅花、當歸、黨參、黃蓍、白朮、車前子。

本方疏肝解鬱，適用於黃疸，脅痛，鼓脹。（急慢性肝炎，肝硬化）

四、臨證醫案

延××，女，23 歲，住院號 16016，患者於入院前一週出現右脅脹痛，身困乏力，腹滿，納差，厭油膩，4 天後身、目、小便發黃。

查皮膚、鞏膜黃染，肝大，壓痛（+），舌質紅，苔黃膩，脈弦數。肝功：TTT：10 單位，TFT：(+)，克 PT：96 單位，HbsA g：1：120，診斷急性黃疸性肝炎，濕熱型。

處方為疏肝解鬱湯加車前子、茵陳、梔子、大黃，服 10 劑後黃疸退，餘症減輕。繼服 15 劑，諸症悉失，復查肝功，表抗正常，隨訪半年未復發。

王金權

一、個人簡介

王金權，男，出生於 1959 年 9 月，大學本科學歷，先後就讀於晉中衛校中醫專業、山西醫學院中醫專業、山西中醫學院中醫專業，進修於中國中醫研究院廣安門醫院、北京中醫藥大學。

中共黨員，主任醫師，晉中市中醫院副院長兼婦產科主任。出生於中醫世家，從事中醫婦科、內科臨床、教學、科研工作 30 年。

（一）社會兼職

1. 山西中醫學院兼職教授、《中華中醫婦科雜誌》編委、《中醫外治雜誌》編委、《中國發現》雜誌社副理事長、世界醫藥研究中心研究員、《大型國際交流系列書刊》顧問、編委；世界傳統醫藥學術研究會研究員。《中外健康文摘》醫藥學術編輯部編委、《健康大視野・醫學分冊》編委。

2. 政協太谷縣第十屆、第十一屆委員會委員，政協晉中市第二屆委員會委員。

3. 中華中醫藥學會會員婦科分會委員、山西省中醫藥學會理事、山西省中醫藥學會婦科分會主任委員、山西省中西醫結合學會婦科分會委員、山西省晉中市中醫學會副理事長兼秘書長、山西省晉中市中醫學會婦科分會主任委員、山西省中醫藥學會外治專業委員會常委、山西省中醫藥學會中醫藥實踐教育專業委員會常委。

（二）著作

主編：《女病外治良方妙法》40 萬字，中國中醫藥出版社出版。

主編：《男病外治良方妙法》20 萬字，中國中醫藥出版社出版。

主編：《中醫臨症必讀一婦產科分冊》41.5 萬字，中國科技出版社出版。

編委：《中華效方匯海》90 萬字，山西科技出版社出版。

編委：《休克的現代診斷與治療》20 萬字，中國醫藥科技出版社出版。

（三）論文

近年來撰寫學術論文發表在國家級、省級刊物上達 40 餘篇，參加國際、國內學術會議交流論文達 30 多篇。

1. 主持研究的「消囊灌腸靈」治療卵巢囊腫的臨床與實驗研究項目，參加了 2001 年在北京召開的首屆國際民族醫藥博覽會，榮獲新技術項目二等獎，並作大會交流。

2. 主持研究的「盆腔消症靈」治療盆腔炎性包塊的臨床研究項目，參加了 2004 年在北京召開的第三屆國際傳統醫藥大會。榮獲大會優秀論文獎。

3. 主持開發研究的「中藥灌腸劑型」治療婦科盆腔疾病的療效分析，參加了 2003 年在太原召開的全國第三屆外治學術研討會，並做了大會交流。

4. 主持研究的「增乳沖劑」治療婦女產後乳汁不足的臨床研究項目，參加了 1995 年在天津召開的全國第五屆中華中醫藥學會婦科分會學術交流，並獲得優秀論文獎。

5. 主持研究的「保胎靈」沖劑治療先兆流產，習慣性流產的臨床研究項目，參加了 1999 年 8 月在北京召開的中國中醫藥 21 世紀發展戰略學術研討會，大會作了交流。

（四）科研成果

1. 參加研究的「中西醫結合治療乳牛蹄病的研究」項目，獲山西省科技進步一等獎。

2. 主持研究的省級科研項目「消囊灌腸靈」治療卵巢囊腫的臨床與實驗研究項目，由省科委組織的專家鑒定，專家一致認為本研究項目達國內領先、國際先進水準。透過這一課題的研究，開發了治療卵巢囊腫的新藥「消囊灌腸靈」，開發了中藥灌腸劑型非手術治療卵巢囊腫這一難題，取得了較好的社會效益和經濟效益，本藥的使用範圍達 30 餘個市、區、縣。

3.「消囊灌腸靈」治療卵巢囊腫的臨床研究項目獲晉中市科技進步二等獎。

（五）榮譽

本人的工作業績，先後收載於《中國當代中醫名人志》、《當代名中醫詞典》等 50 餘部典籍中。1998 年 3 月，榮獲第三屆「山西省青年科技獎」並授予「山西省優秀青年科技工作者」稱號；1998 年 5 月，獲晉中地區「優秀科技工作者」稱號。

2008 年元月，被評為晉中市第四屆優秀拔尖人才，晉中市委聯繫的高級專家，享受政府津貼專家，2008 年 5 月，被授予山西省「五一勞動獎章」。10 月授予山西省衛生系統突出貢獻人才。

二、學術思想

（一）重視整體觀念，突出臟腑經絡辨證

在學術上推崇張仲景辨證論治體系，治婦科病更得力於陳良甫、張景岳、傅青主諸家的思想。

重視整體觀念，突出臟腑經絡辨證，並以論治奇經作為調經治婦科病的重要思想，特別重視衝任督帶脈在婦科的臨床應用。

（二）女子以血為本

女子以血為本，以肝、脾、腎為天，從肝、脾、腎論治婦科疾病。認為肝藏血，脾統血，脾為氣血生化之源。腎藏精、精化血，精血同源。肝、脾、腎三臟功能的相互協調、制約、配合才能完成從生化、運行到濡養五臟六腑，四肢百骸的功能，肝脾腎三臟部位同處於中下焦，與婦科疾病發生的部位又相吻合，所以非常注重從肝脾腎三經論治婦科疾病。

1. 養血疏肝調氣血

婦人經、孕、產、育常多耗其血，肝藏血，體陰而用陽，主疏泄。肝腎同為先天，所以調肝為婦科重要治則之一。

如逍遙散、柴胡舒肝散、王氏養血清肝飲等。

2. 滋腎補腎填精血

腎為先天之本，精之舍，性命之根，腎藏精，主生殖。腎為先天之臟，真陰而寓真陽，腎中精氣只宜固密，不宜耗瀉，所以婦科病治虛症，多責之於腎，治腎多用補法。補腎之法，有三種①滋養腎陰；②溫補腎陽；③補益腎氣三法。

補腎之法，善崇張景岳先生之法，善補陽者，必於陰中求陽，則陽得陰助而生化無窮，善補陰者，必於陰中求陽，則陰得陽升而泉源不竭的理論。

3. 健脾和胃促化生

脾胃為後天之本，精血化生之源，為婦人經、孕、乳之本。其他臟器發病，治亦以脾胃為基礎。脾胃虛弱，藥補難達於諸經。經水源於精血，氣血源於脾胃。脾胃功能的正常與否，亦主要反映在婦女生理上的變化和病理上的反應，健脾和胃是婦科病的重要治則之一，脾失健運，則化源不足，衝任失養，可致經水不調等病證，脾腎虛弱，統攝無權，以致衝任失固，可見月經先期量多、崩漏等證。

綜上所述，婦女的生理，主要是腎氣充盛，天癸成熟，肝氣條達，經候如常，脾胃健運，生化有源，使血海充盈，經訊如候，所以治婦科之病，從肝、脾、腎三臟論治，亦能起綱舉目張的作用。

（三）血分疾患，行氣為先

「治血分病當調氣為先」，認為氣血本屬相輔而行，二者相互滋生，又相互依存，因而氣病可以及血，血病亦可及氣。強調寓調氣於理血之中，氣機調和血脈暢通，則病自癒。主要治法有：

1. 補氣以行血
2. 健脾氣以生血
3. 益中氣以攝血
4. 疏肝氣以散血

（四）明辨標本，分步調治

婦科病有經、帶、胎、產及雜病的特點。病理變化往往錯綜複雜，要明辨標本以審虛、實、吉、凶，斷主、次、緩、急而分步論治。臨床則能穩操勝券、化險為夷。分辨標本為確定治療提供重要依據，掌握疾病的本質所在。針對病因進行治療，先治本後治標，此為治病總則。然而隨病情肢體變化，又需掌握「急則治其標，緩則治其本」和「標本同治」要則，靈活進行辨證論治。

（五）四診合參尤重脈診

調脈者，診當分部、察息、辨象、審勢，四方面著手。以辨病經，審虛實，度血之盈虧。認為脈與證是互相聯繫而又統一的，如同浮鼓響應，脈症合參，審脈求本。見病知源，處方用藥便可得心應手。

（六）「症」「證」結合微觀辨證

隨著醫學的發展作為醫生應精求於中醫理論，也應重視吸收現代醫學和新科技，取西醫之長，補中醫之短，辨病與辨證相結合，冀以提高臨床療效，調悉疾病的本質所在，以便更準確地進行辨證論治。

（七）產後論治，不可溫補

產後有「多瘀多虛」之說，民間習俗及為醫者多主張產後用藥應溫補，兒甫落地，即用薑、酒、雞、糯米等食物。我以為不妥，因產後元氣大傷，陰血虧虛。虛陽浮越，再予辛熱肥甘黏膩之品令其助熱傷陰，且礙胃令中滿不化，使其更虛。若遇形瘦多火，陰虛內熱，善怒性急之人，夏月坐月時，尤易化火動血。臨床所見流弊難以盡言。因此產後疾病的治療，不可偏執「產後宜溫」之說，不可妄投溫補之劑。

（八）更新觀念，擴大用藥途徑

中醫婦科學的發展，核心就是使中醫藥學的精華得以充分發揮和昇華。劑型改革，擴大給藥途徑，提高臨床療效，這是其中一個重要環節。中藥保留灌腸，將是一個更理想的給藥途徑。

（九）用藥宜純，炮製精當

臨床論治用藥，崇尚治法與辨證一致，理法方藥環環相接絲絲入扣，主方用藥講究純而精，藥味不夾雜。忌面面俱到，拖泥帶水。輕病用輕藥，勿使藥過病所，重病不可用輕藥，否則桴不中，姑息養患，致病加重。在藥物炮製上要頗具匠心。詳審查病機，深曉藥性，因人因時因地之異而用藥臨證多能收取良效。

（十）胎前用藥注重胎元

胎前用藥，以注重胎氣，善顧中焦，用藥平和為特點，用藥過涼而傷脾土，影響中運，傷其化源，胎元過熱易耗傷陰津，遇陽盛之體則化火動胎。過用滋膩養血之藥易阻遏氣機，影響胎元，胎氣不安必有所固。祛其所病，便是安胎之法。

（十一）勤求古訓，博採眾長

教後人勤於書，敏於思，博覽群書，善於吸取精華之處，對經方及歷代經驗方十分重視。總結組方應嚴謹合理，嚴密不疏，臨床使用靈活變通。

三、臨證醫案

（一）保和丸治療小兒帶下

趙××、女、3 歲，患兒脾胃素虛、食納呆滯，近年來患兒無特殊誘因而致帶下，如涕如唾，纏綿不癒，雖經四方求醫，終未獲效。屢用清熱利濕，健脾化濕止帶等藥，病情如故。經友人介紹，試診於余。診察患兒面黃肌瘦，神疲懶言，脘腹脹滿，厭食嘔惡，大便溏瀉，脈滑，指紋青紫至氣關。經四診合參，余認為帶下之病是標，脾胃食滯乃為其根本。正如《素問・痺論》曰：「飲食自倍，腸胃乃傷。」飲食太過，食積內停，中焦氣機受阻，升清降濁功能失職，或為瀉泄，或為帶下。吳昆《醫方考》曰：「飲食內傷，令人惡食者，保和丸主之。」《丹溪心法》又說：「消食之中兼有益氣健脾之功者，保和丸中加白朮即可。」此案宜消導之中益氣健脾。宜用保和丸加白朮。方如下：山楂 18 克、神麴 6 克、半夏 9 克、茯苓 9 克、陳皮 3 克、連翹 3 克、炒萊菔子 3 克、白朮 15 克。日服一劑。用文火水煎，每 8 小時服一次，空心服藥。守原方服用十六劑，患兒諸證皆癒，隨訪至今未發。

（二）補中益氣湯治療老年性腸梗阻

劉某，男，年近八旬。素日精神欠佳，食納不思，頭暈、疲憊。一週前突然腹中疼痛，患者家屬代訴其三日未更衣，無矢氣。急診住外科，據病症外科考慮為腸梗阻，需手術治療，但因患者年老體虛，故而暫緩，用保守治療。投用大承氣之類峻猛攻下之劑，藥後腹痛益增，仍未排便。隨邀余診治。

詳察患者，面色㿠白，少氣無力，微微汗出，數月不思飲食，舌淡嫩苔薄，脈虛。實為一派中氣不足之象。氣虛則大腸轉運無力。只要使脾肺之氣得以內充，則轉運有力，再少加潤腸之品，則大便可得暢行。

余隨投重劑補中益氣湯加瓜蒌仁之方一帖如下：灸黃蓍 30 克、灸甘草 10 克、黨參 30 克、當歸 20 克、陳皮 10 克、升麻 6 克、柴胡 6 克、白朮 20 克、瓜蔞仁 30 克。水煎服。前後約 70 分鐘，排便一次，腹中疼痛有減，繼服上方三帖，大便通暢，精神有增，始進飲食。腹中疼痛消緩，脈稍虛較前有力。出院時，囑服補中益氣丸30丸，早晚各服1丸。

（三）旋覆代赭湯治療尿毒症

李××，男，49歲，初診1998年4月26日住我院內科診治，經各種臨床檢查，診斷為尿毒症，尿素氮達78.5 mmol/L，經多方用藥不效，邀診於中醫。余試診患者，呃聲頻作，振擺床身，已一月不能停止，以致終夜不得寐，且不思飲食，食入即吐。視之面色暗黑，消瘦疲憊乏力，舌苔白滑，脈象虛弱。四診合參余以為本證屬胃虛痰阻，氣逆不降，乃胃氣因虛而上逆，故呃氣頻作。中氣虛弱，不能運化水濕，故而不思飲食，夜不成寐。遂投用旋覆代赭湯加味如下：旋覆花18克（布包），黨參20克，代赭石30克，甘草12克，半夏15克，生薑5片，大棗8枚（擘）、公丁香6克、柿蒂12克，水煎每日一劑，每劑煎三次，分六次飲服。進上藥三帖，呃聲明顯減少，夜間亦能少寐。維守原方服用多達18劑，患者自覺症狀基本消失。經複查尿素氮降為8 mmol/L，至今康健，舊病未復發。

（四）升降散治療纏綿性小兒發熱

郭××，女，4歲。近一年來，患兒常常發熱，甚時高達39.5℃。每遇過食、飽食之後，隨即發熱，持續週餘，實難治癒；每每入院就醫。使用抗菌素達15餘種，有時也難退熱，一年之久不能根除痼疾，纏綿不癒。1998

年 3 月 4 日，再度發熱，體溫高達 39℃，使用抗菌素無效。經友人介紹到我處求治。察患兒面色微黃，消瘦，精神疲憊，不思飲食，舌質紅，苔黃且膩。家長訴患兒此次發病，是食油條之後，繼而誘發高熱。《傷寒溫疫條辨》中曰：「溫病亦雜氣中之一也。表裏三焦大熱，其證不可名狀者，升降散主之。」余隨投用本方如下：白僵蠶（酒炒）6 克、蟬蛻 3 克，廣薑黃（去皮）6 克，生大黃 6 克，柴胡 10 克。本方寒溫並用，升降相因，宣通三焦，條達氣血，使周身氣血流暢，疾病則可宣泄疏發散也。

進上藥二帖，發熱退，精神增，食納可。守方繼進六帖，並囑家長勿讓患兒食生冷油膩不易消化之物，病情半年來未再發。

（五）閉經治驗

臨床應用祖傳方養精通閉湯治療閉經取得較好療效，茲介紹驗案 1 則如下：

雒某，女，28 歲，1988 年 7 月 13 日就診。患者 15 歲月經初潮，20 歲出現閉經，多方求醫不效，婚後多家大醫院婦科檢查，皆未發現明顯異常改變。曾採用雌激素、黃體酮行人工週期治療。停藥則閉經。後某中醫投以中藥活血化瘀，峻猛攻逐之品，促其行經，藥後非但經水不能如期而至，反而腹中增加疼痛之苦，終日不休。邀余會診，察患者形體肥胖，自訴精神疲憊，食少納呆，婚後 6 年未孕。切其雙脈細弱無力，舌質淡、薄白苔。四診合參，證屬肝、脾、腎三經皆虛，遂投家傳養精通閉湯 5 劑：大熟地 30 克，土白朮 30 克，當歸 15 克，炒白芍 15

克，黨參 10 克，炒山藥 15 克，枸杞子 12 克，山萸肉 12 克，巴戟天 6 克，醋柴胡 5 克，牡丹皮 5 克，甘草 3 克。藥後經水至，之後每月服 5 劑，5 日 1 劑，經期停服，連服 3 個月。隨訪 1 年，月經正常，後懷孕順產一女嬰。

按：本方乃我家傳之方，是肝、脾、腎三經同治之法，重用大熟地壯水補腎，當歸、白芍柔肝滋血，黨參、山藥、白朮培土而助氣血化生之源，枸杞子、山萸肉大補肝腎之精血，佐以巴戟天壯陽以促化生之功能，柴胡疏肝解鬱，丹皮瀉火以行鬱滯。本方臨床用於肝、脾、腎俱虛之閉經，效果滿意。

（六）年老經水復行治驗

年老經水復行是指婦人年逾五十以外，經水已斷而又復潮的病證，俗稱「老年開花」，或「倒開花」等。此症臨床比較少見。筆者數年來，應用《傅青主女科》中的安老湯加味治療此病六例，療效皆滿意。茲介紹如下：

病案舉例：楊××，58 歲，家庭婦女。1983 年 7 月 15 日就診。患者素日精神欠佳，面黃肌瘦，因麥收，勞累過度，突然陰道出血。始而淋漓漏下，繼則漸而增多，質稀色淡，持續半月有餘，且伴腰困乏力，頭暈心慌，食納減少。經我院婦產科檢查未發現異常。診刮病檢，未找到癌細胞。服用中藥數十帖不效，隨邀余診治。切脈沉細而弱，舌質淡紅少白苔。綜合患者之脈舌症，考慮經水復行為肝、脾、腎三經皆虛，衝任不固所致，治法當以補益肝脾之氣，大壯腎經之水。使氣足而血攝，水足而肝舒，水壯火平，經可止矣。隨投安老湯方加味：黨參 40 克，黃蓍 30 克，大熟地 30 克，土白朮 15 克，酒當歸 15 克，山萸肉 15 克，阿膠 10 克（烊化），黑芥穗 6 克，酒香附 6 克，木耳炭 6 克，貫仲炭 10 克，生甘草 3 克。

進上藥六帖，經水大減，諸症皆消緩。自感時有頭暈心慌，腰背勞困，上方繼服六帖，血止，神清，病瘥。二年後追訪未復發。

按：年老經水復行，是由於肝氣鬱滯而失去藏血之職，脾氣虛弱而失去統血之能。腎中水虧，相火偏亢，失去蟄藏精氣之功。故而迫血妄行。

安老湯為調補肝脾腎之良劑。對年老經水復行的患者實有良效。正如《傅青主女科》原文曰「此方補益肝脾之氣，氣足自能生血而攝血，……。水足而肝氣自舒，肝舒而脾自得養，肝藏之而脾統之，又何然其血崩哉。然而，年老經水復行者，切記除外惡性病變，如無明顯異常，再施投本方。

（七）經前感冒治驗

經前感冒，是指經水至前感冒的病證。臨床多以經水至前，惡寒發熱或寒熱往來，周身疲乏無力，欲臥為特徵。甚時伴有噁心欲吐腹中不適。筆者運用自擬「經前外感湯」治療本病證。每多收到比較滿意的效果，茲介紹如下：

【方藥組成】大生地 30 克，酒白芍 15 克，酒當歸 15 克，酒川芎 9 克，土白朮 15 克，粉丹皮 9 克，酒元胡 3 克，柴胡 10 克，生甘草 3 克。若素來畏寒，易汗出的患者加大口蓍 15 克，熟附子 6 克，經前或經期腹痛者，更原方酒元胡為 10 克，心情躁急者加香附 6 克，鬱金 6 克，惡寒發熱，周身疼痛者加防風 8 克，荊芥 8 克。

【病案舉例】程××，女，32 歲，已婚育。1985 年 8 月 12 日初診。主訴：每行經前即發感冒，惡寒發熱，有時寒熱交作，周身困乏無力，噁心欲吐，伴見腹中隱痛不適。在某醫院內科檢查，一直按「上感」處理，常服用克感敏、嗎啉呱、速效感冒膠囊等西藥不效，反使汗後病證有增無減。遂請中醫從感冒辨證治療，投用辛溫、辛涼發散之品，療效未顯。此病纏身，終年累月不得癒。之後邀余診治，隨投用上方，加大口蓍 15 克，熟附子 6 克。兩劑藥後感冒症明顯消緩。繼服二帖，感冒證消失。囑下次經前三日繼續就診，連治兩月，病除疾癒，追訪二年病未復發。

【體會】根據女子感冒，每在經前的特性，分析病人經行之時，寒熱往來，此乃風寒乘虛侵襲所致。因肝屬風木，主藏血而司血海，正當行經之際，血海大開，則肝血驟虛，易受風寒侵襲，血受寒侵則滯而不暢，故見周身不適，惡寒。正氣奮起抗邪於外則發熱，邪正交爭，故見寒熱往來。肝血虛則肝氣滯而不舒，肝氣橫逆犯胃，故而噁心欲吐，肝氣滯則血行不暢，故腹中不適。正當此時，投以通鬱散風養血柔肝之劑，病當可治。方中用大生地 30 克，酒當歸 30 克滋養補血。用酒川芎調氣疏風，柴胡、酒白芍、粉丹皮，宣散肝經風鬱。生甘草、土白朮以利腰臍而和腹痛。諸藥合用，入於表裏之間，通乎經絡之內，用之得宜，自奏效如響也。倘若臨證有異，故應加減變通，抓辨證之根本、達扶正去邪之目的。

四、醫論醫話

（一）繼承祖業，立志傳承

我家世代中醫婦科，祖籍山西平遙，以先祖王厚，行醫至今 28 代之眾，皆視病人如親屬，得鄉人信賴，就診者眾多，醫業興旺，鑒於治療效果有賴藥良，炮製修治，悉遵法則，方顯功效，曾設「廣濟堂」中藥鋪，鑒製精細，益顯治效。我 7 歲時，便開始學記湯頭歌訣，藥性賦，13 歲便隨父試診於鄉里，高中畢業後，自思惟從醫，繼承祖業，服務大眾百姓，乃為生計，並誓志研學王氏婦科，常以一句「梅花香自苦寒來」自勉，白日裏思索在脈症之間，夜間是苦讀醫書，每至深夜方寐。

（二）重視引經藥佐使藥的作用

我曾研究過方劑中的引經藥，認為它在方劑中有不可低估的地位，血府逐瘀湯中：柴、半、桔、枳的上下升降，通竅活血湯中蔥、薑、麝香的升散開竅，少腹逐瘀湯中茴香、乾薑、肉桂的溫通下焦，身痛逐瘀湯中羌、龍、靈脂的祛風通絡，膈下逐瘀湯中烏、枳、香附的疏肝理脾，補陽還五湯中黃蓍、地龍的補氣熄風，引經藥都起著非常重要的作用。以上方中活血藥可以更替，而此等藥不能偏廢。否則一方可代六方，就沒有區分血府、通竅、少腹、身痛、膈下和補陽還五的必要了，有些人擬方之後即云某某逐瘀湯加減，實際上處方所開之藥是活血藥的堆積而已，當然不能說它毫無作用，但至少可以說它療效不著，對臨床引經藥的使用，我進行了長期的觀察，不止幾個逐瘀湯是這樣，諸如逍遙散、養心湯之類也都是這樣。

我還對佐使藥的積極因素，也進行了推敲和驗證，如《傷寒論》中的真武湯，方內白芍恰到好處，既可緩和附子辛熱之性而不致傷陰，又能引導附子達下元而不得上竄，與附子相配，陰陽互濟，同白朮、茯苓為伍利濕外出，倘若去掉白芍則方義大變，稍微不切就有火盛耗津之虞。如果重用白芍則功力又進，斂陰涵陽，可治虛陽欲浮之證。顯然，那些恐其戀邪和視其無功，便棄之不用的人是千慮一失了，無數的經驗證明，方劑中佐使或反佐的應用具有實際意義，真武湯如此，芍藥湯等諸方亦是如此。

臨床選方組藥，使藥不能以使代君，重視佐藥也不能以佐廢臣，否則難於收到良效。

（三）熟讀精思，不斷總結

作為一名中醫，讀書要有「四到」，即眼到、口到、心到、手到，眼到是指閱看，口到是指朗誦，心到是指領會和思考。手到是要勤記筆記，中醫要有酷愛讀書的習慣，一些古典名著，都應該勤讀，如本草、方書、醫案、筆記等，平時亦需常流覽，以擴見聞，這些書僅是所謂眼到而已，不要求背誦。

從前讀書，強調背誦，對初學者來說，確是一個值得重視的好方法，中醫作學問也是如此，只要不是停留在背誦階段，而是作為以後發展的基礎和出發點，這樣的背誦便不是「讀死書」，而是非常必要的讀書。

熟讀了，通要精思，把讀的東西消化吸收，領會其精神實質，同時要善於思考，養成一定的鑒別能力，既不要輕於疑古，也不要一味迷信古人，這就是心到。

所謂手到就是要做好讀書筆記，筆記可分為兩種，一種是原文精粹的節錄，作為誦讀學習的材料，一種是讀書心得，這是已經經過消化吸收，初步整理，並用自己的文字作了一定程度的加工的東西，比起前一種筆記來，進了一步。在學習過程中這兩種筆記都很重要，前一種是收集資料的工作，後一種是總結心得的工作。待到一定時候，筆記積累多了便可分類歸納，這便是文章的雛形了，這四者，不僅互相關聯，而且互相促進。

（四）博採百家，廣開思路

疾病總是千變萬化的，同一種疾病可因時、因地、因人而證相徑庭，用古人有限之方，應今日臨床無限之病，實踐證明是不可能的，所謂「經方」、「時方」之爭，在學術研究方面，都有其偏頗之處。臨證多年，逐漸認清楚這一點。在臨床上只有博採百家，廣開學路，才能迅速提高醫療水準，程鐘會老醫家有兩句話我很讚賞「知其淺而不知其深，猶未知也，知其偏而不知其全，猶未知也」，從其言語中，首先在思想上屏棄「經」、「時」兩派陳舊的觀點，應該以臨床療效為標誌，對各家理論求實擇善而從之。

多年來，我悟各家學說皆源同流異而已，從而深刻認識到，對各家學說會讀則全，分讀則偏，去粗取精，揚長避短則可，盲從偏見，顧此失彼則非，學問並不是盡載名家論著，廣採博搜，不嫌點滴瑣碎，處處留心皆學問，由於自身理論的逐步提高，經驗點滴積累，臨證就踏實得多，治療疑難雜病，一計不成，亦有他計可施，處方用藥也自然靈活了。

（五）分析對照，狠抓根本

不管是中藥方劑，還是基礎理論和臨床各科，有一些內容很類似，容易記事，造成混淆，學習非常困難，我常採取分析對照的手法，狠抓問題的根本，通過鑒別、比較，從相同中找出不同，從不同中找出相同，掌握和運用就容易得多了。

例如學習中藥中，植物藥的藥用部分不同，功用也不同，近乎天者走於上，花葉向上生長，近乎天，質輕揚，屬陽，功用主表主升，近乎地者，行於下，根近乎地，品質，屬陰，向下，主降主瀉，這就是一般規律，但普遍中又有特殊，如諸花皆升，而旋覆花獨降。

正如在學習方劑中，同一味藥，由於配伍不同，在不同的方劑中，作用也有所不同，如小柴胡湯、理中湯、白虎加人參湯都用人參，而其義不同，小柴胡湯中，人參扶正，使邪氣不得復轉入裏，理中湯中人參補氣健脾，振奮脾胃功能，白虎加人參湯中，人參補氣生津，治津氣兩傷。

在臨證治療方面，有時同一疾病，由於病人體質不同，或疾病的發展階段不同，出現的症狀亦有不同，因而治療也就不同，稱為「同病異治」。另外，不同的疾病，由於病機相同，治療可以採用同一法則，即「異病同治」，我們應當通過分析對比，從同中求異，從異中求同，找出規律，抓住實質，有的放矢地進行治療。

（六）辨證辨病，揚長抑短

作為新一代的中醫，採用中醫、西醫理論互相佐證，認識和治療疾病，使眼界擴大，思路展開，臨證方法也增多，因此我也深感，中西醫結合的必要，只有這樣才能創造出新的醫學理論體系。

目前，醫學界對中西醫結合持有不同的見解，或以為中醫不科學，中醫學太神秘，乃「經驗醫學」或以為中醫完美無缺，愈古愈好，主張走「純中醫」之路，我認為這些想法，還得於實踐經驗。

中西醫各有所長，各有所短，雖然它們的理論體系不同，但都是科學的，研究的對象都是人，目的都是治癒疾病，我認為中西醫結合實現中醫現代化是必然的，當然，這需要一段較長的時間，也要通過一段互相爭鳴和互相滲透的過程。

對中醫遺產，要有分析，有批判的接受，既不能過於迷信古人，也不要輕易否定古人。

對待中醫古籍，要有發隱就明，敢於創新的精神，不要只會循規蹈矩，不敢越雷池一步，似乎古人怎麼說我們就怎麼用，古人沒有說過的我們就不敢用，這樣醫學也就不會有發展了。

辨證施治與辨病施治都是中國醫學的重要治療原則，倘若脫離這個原則，單純地去追求「特效方」、「特效藥」很容易鑽進形而上學的死胡同。

王中奇

一、個人簡介

王中奇，晉中市第一人民醫院中醫科主任，主任醫師。畢業於山西中醫學院。52 年生，出身於中醫世家，幼承庭訓，16 歲隨父學醫，（其父為山西省名老中醫，王鼎三老先生），臨證見習，盡得家傳，並勤奮攻讀，中醫經典，名家著述。1974 年開始行醫，三十餘年致力於中醫臨床，孜孜探求，不斷實踐，長期積累，取得了豐富的臨床經驗，尤其在診治較為疑難的病證、症中，能靈活運用中醫傳統的理、法、方、藥，依據中醫的整體觀，辨證論治，證與病相結合，靈活變通，組方用藥，精細周密，靈活輕巧，長於內科雜病，精於婦科經帶胎產，其婦科方面宗法傅山先生《傅青主女科》、陳自明醫家《婦人大全良方》學術思想，父之經驗，擷其精要，有所闡發，現法嚴謹，治病處方，藥少力專，務求精當，在群眾中有藥味少，價格廉，療效好的美稱，在科研方面撰寫國家級、省級論文 10 餘篇，並獲獎，受到好評。現任山西省中醫藥學會常務理事，山西省中醫藥學會內科專業委員會常務委員，晉中市中醫學會副理事長，晉中市政協常委，是享有盛譽的晉中知名中醫專家。

二、學術思想

（一）治病必須從整體著眼

正常的人體是一個陰陽處於動態相對平衡，五臟六腑密切配合的整體，所謂病態就是人體處於「邪正交爭」「陰陽失衡」五臟六腑功能紊亂的狀態。

治病目的就是透過扶正祛邪，幫助陰陽達到新的相對平衡恢復臟腑正常功能。臨床上必須把病者作為一個變化著的有機整體加以診察，任何所謂純局部的與整體無關的病變都不存在。

「整體觀念」是中醫治病的根本指導思想。

（二）攻邪而不傷正

疾病就是邪正相爭的過程，用藥物祛邪是治療的重要手段，但正氣畢竟是戰勝邪氣的決定因素，因此在治療上必須注意加以護正、扶正。

比如藥物苦寒能伐生發之氣，辛熱足以耗傷真陰，如用藥不當，易使正氣虧虛，病情纏綿，甚至加重。

（三）久病應著重扶正

久病則虛，病程長了，正氣總會受到不同程度的損耗，外因是變化的條件，內因是變化的根據，外因由內因而起作用，所以病情的好轉須依靠正氣的恢復調動機體的內在抗病能力。「正氣存內，邪不可干」。

（四）注重氣血調理

氣血失調，百病可生，氣血失調與疾病的發生，演變關係甚為密切，氣是構成人體生命活動的重要物質。氣具有推動、溫煦、防禦、固攝、氣化五大功能。

人體的生理、病理變化都離不開氣的各種機能變化。血也是人體活動的主要物質基礎，並在心氣的推動下敷布全身，濡養各組織器官，又氣為血帥，血為氣母，相互依賴，相互生存。氣血調暢則五臟安和，病不能生，反之，氣血失和，臟腑功能則失常，百病皆生，所以疏和氣血，令其調達是治療疾病的極重要手段。

（五）治未病，預防為主

治未病有兩個重要意義，一是防病於未然，二是既病之後防其變，前者是透過藥物、飲食、養生等方法預防疾病的發生，後者進行有效積極的早期治療，及時控制病情的不良傳變，疾病發展的過程，基本上是一個邪正鬥爭的消長過程，邪氣長則正氣消而病進，正氣盛則邪氣衰而病退。因此，當病邪侵襲之初，如能及時準確治療，一方面可控制病邪蔓延，另一方面避免正氣的過度損耗，正氣足則病易癒，正氣衰則病難癒。

所以提倡有病早治，無病早防，也正所謂《靈樞・逆順篇》上說「上工治未病，不治已病」。

（六）治病中的飲食宜忌頗為重要

飲食宜忌，在醫療上關係很大。掌握的好，促進病人的儘快康復。反之，則往往影響療效，甚至引起疾病的加重。

凡是針對的病情，給予合理的飲食，提高治療效果，促進體力恢復，就是「宜」。凡是與病勢有「反性」，對病勢不利的食物就是「忌」，因為每一種食物都有它的營養特性，病人由於體質、病證類型不同，對飲食就應選擇，因此，醫生在治療中應明確告知病人飲食宜忌，也是提高治療效果，防病治病的重要環節。

三、經驗介紹

（一）白帶

中醫學有五色帶之分，但臨床上以白帶最多見，其次是黃帶，赤白帶下，現以醫學陰道炎、宮頸炎、盆腔炎等均可發生白帶下注。

白帶的形成，古人有各種說法，治法也多，但中醫認為主要由脾虛濕聚，濕邪下注而致，因此，治療宜健脾祛濕，清除帶濁為主，方劑主以多年驗之臨床的祛濕化白湯，方藥為：

黨參、炒白朮、茯苓、甘草、陳皮、生薏仁、白扁豆、山藥、生白芍、生白果、冬瓜子、車前子。

如帶下清稀，久而不斷，加生芡實，白雞冠花。此方對白帶屢有效驗，方中黨參、白朮、茯苓、甘草、陳皮五味異功散補脾利水化濕有力，氣行水行；薏仁、山藥、扁豆滲溫健脾；白芍平肝，肝脾同治，使木不乘土；車前子利水祛濕，濕從尿排，冬瓜子、白果收斂止帶，本著中醫整體觀念辨證施治的原則，全方從本祛濕止帶化濁，是為良方。

（二）黃帶

帶下黃色如茶葉汁，黏稠臭穢，舌淡苔白微黃，脈濡，病因一般為脾土不旺，濕熱停聚，治療宜除脾濕，清濕熱，方藥為：清濁祛黃湯。

鹽水炒黃柏、蒼朮、車前子、茵陳、苦參、白果、生山藥、炒芡實。

方中：蒼朮、黃柏為二妙散清熱化濕，生山藥、芡實補脾健脾；茵陳、苦參清熱燥濕利濕，白果收斂止帶，車前子利水，使濕從尿出。

本方為婦女黃帶常用方，經多年臨床運用，每獲良效。

四、驗證醫案

用清營透熱，滋陰生津法，治癒頑固性盜汗一例。

秦××，男，43，經商。

【主訴】患者平素嗜好菸、酒、茶、辛辣食物，生活無規律，每年冬三月即夜間出汗，以胸背汗出為主，寐則汗出，醒則汗止，衣被常濕，出汗前有烘熱感，汗出後微有惡寒，口舌乾燥，頭暈乏力，由於怕出汗，常不敢睡眠，西醫認為植物神經功能紊亂，余曾用桂枝湯、桂甘龍牡湯、玉屏風散、當歸六黃湯、生脈散、麥味地黃丸、交泰丸等斂汗固澀劑均無顯效。

【診查】脈象沉細數，舌質暗紅，苔少乏津，口唇乾裂。

【辨證】素體陰虛，辛辣菸酒生熱，更宜傷陰，汗前烘熱感，汗後咽乾口燥，實為邪熱內伏，陰液不足，熱灼陰液，陰氣失固，故睡中漐然而汗出。

【治法】清營透熱，滋陰養液，營分熱去，填營則陰氣固而陰液不泄。

【處方】清營湯加減

犀牛角 1.5 克、生地 1.5 克、元參 18 克、竹葉心 6 克、連翹心 6 克、青蒿 6 克、麥冬 15 克、地骨皮 15 克、石斛 12 克、沙參 12 克、浮小麥 24 克。

服上藥陸劑汗出大減，並無明顯烘熱感。汗不出則身不惡寒，咽乾口燥明顯好轉，根據病情略作藥物調整，繼服六劑，囑其生活規律，戒食菸酒辛辣，經遠期追訪，未再復發。

【體會】本病特點是冬日盜汗，冬季寒水司令，人體陽氣閉藏，患者素體陰虛有熱，況病者嗜菸酒辛辣增熱，並為傷陰之因，時令閉藏之期，陽氣內鬱，而內熱不得外泄，陽加於陰，再則晝屬陽，夜屬陰，人身衛氣，晝則行於陽分，夜則行於陰分，由於患者陰氣不足，夜則衛陽內行，擾動陰分，陰不內守，使津外泄，所以夜間盜汗，陽虛能致汗泄，陰虛亦能致汗，因此，善辨陰陽實為治療關鍵，其本病的關鍵是陰虛熱鬱，脈細數，烘熱，咽乾口燥是本病最基本特徵，也是其本質的反應。

本病治療清營透熱，方中犀角清解營分之熱毒為主藥；元參、生地、麥冬甘寒清熱養陰生津；青蒿、竹葉心清解熱鬱；地骨皮清熱止虛汗；石斛、沙參生津；浮小麥甘涼入心止汗，全方清營透熱，養陰生津止汗，藥病相投，切中機樞，盜汗即癒。

五、醫論醫話

中醫學的主要特色就是辨證論治，它是在整體觀念的指導下進行的，是中醫認識疾病，治療疾病的總的概括，是中國醫學理論與實踐相結合的體現。因此，很有必要對辨證論治的一些理性認識與臨床運用作進一步的探討和認識。

（一）對辨證論治概念與機理的一些認識

辨證論治包含著相互聯繫的兩個內容。即「辨證」與「論證」。

所謂「辨證」是從病人的整體出發，依據其各方面的反應，即既重視病因，又注意疾病發展的階段性；既重視症狀，又注意患者體質的差異性，由四診全面地收集臨床資料，進行綜合分析，得出「證候」的概念，所謂「論治」就是針對不同的證候而確立的不同方法進行治療的一種治療原則。

如以痢疾為例，痢疾發生的原因有感受外邪及飲食不節，其病位在腸，病機為濕熱、疫毒、寒濕之邪雍塞腸中，氣血與之相搏結，使腸道傳導失司，脈絡受傷，氣血凝滯腐敗，化為膿血，人體中氣的強弱與所感病邪有密切的關係，素體陽虛者，易感受寒濕，或感受濕邪後，濕易從寒化，陽盛者，易感受濕熱，感受濕邪後，濕易從熱化。本病初起，證見腹痛，裏急後重，便下膿血黏液，發熱、口苦、舌苔黃、脈數等，多為實證，熱證，治宜清熱化濕解毒，兼以行氣導滯；腸胃相連，久痢傷正，胃不納食，脾不健運，成為噤口痢，治以健脾開胃，濕化寒濕，痢久不癒，影響及胃，出現下痢不止，體羸脈弱，利下稀薄，滑脫不禁等症，為脾腎虛寒證，治宜溫補固斂。

可見「證」包括了：病因、病機、病位、病程、病態、病性；邪正鬥爭情況及病名等內容，它是在整體觀的思想指導下，以一系列的臨床症狀和體徵作為基本材料，結合具體的人、地、時、史各種因素分析、歸納、綜合的結果。

因此，辨證論治既不同於一般的「對症治療」也不同於現代醫學的「辨病治療」。辨證是在辨病的基礎上對疾病認識的進一步深化，證在一定程度上反映了疾病的不同本質，中醫辨證著眼於宏觀、整體、動態平衡的觀察和分析，既重視疾病的普遍性，又重視其個性，作為認識疾病的一種手段辨證貫穿在中醫臨床各科中，如概括疾病普遍規律的八綱辨證，內科雜病的臟腑辨證，傷寒的六經辨證，溫病的衛氣營血與三焦辨證等，一個病的不同階段可以出現不同的證候，不同的疾病，也可以在發展過程中出現同樣的證候，因此，同一疾病的不同證候治療方法就不同，這就叫做「同病異治」；而不同疾病只要證候相同，便可用同一治療方法，這就叫做「異病同治」，同病異治與異病同治是「辨證論治」的具體體現。

（二）同病異治法則的臨床應用

同病異治法則在臨床各科的應用是極為普遍的，如在內科雜病方面，如同一水腫若見發熱、惡寒、浮腫、小便不利等症時，即為「風水證」，當用宣肺發汗利尿的方法治療；若見腰以下腫甚，腹脹便稀，小便不利等症時，就屬脾陽虛證侯，而用溫陽健脾，理氣行水的方法治療。如同一黃疸，若見發熱，小便深黃，皮膚鮮明如橘子色，小便深黃，舌苔黃等症時，即為「陽黃證」，當用清熱利濕的方法治療；若見四肢不溫，小便淡黃，皮膚色黃晦暗如煙薰等症時，即為「陰黃證」，而用溫化濕法治療；如肺結核病，若見陰虛發熱證，當用滋陰清熱法治療；若見肺脾兩虛證，而用健脾補肺法治療；如急性支氣管炎，若見惡寒、咳嗽、咯痰黃、舌紅苔黃等症時，即為「風熱犯肺證」，而用清熱肅肺法治療。

婦科方面，如同一痛經，就有氣滯血瘀，寒濕凝滯，氣血虛弱，與肝腎虧損等證之分，治療則分別以行氣活血，散寒利濕，補氣養血與調補肝腎等為法，同一帶下，就有脾虛腎虛，濕毒與熱毒等證之異，治療則有健脾益氣，補腎固澀，利濕化濕法與清熱解毒法之別；如功能性子宮出血，按中醫理論分為血熱妄行，瘀血阻滯，氣不攝血與腎氣虧虛等證，治療分別以清熱涼血，活血化瘀，補氣攝血與補益腎氣等法，又如更年期綜合徵，中醫則為肝腎陰虛與脾腎陽虛等證，治療分別用滋補肝腎之陰與溫補脾腎之陽等法。

傷寒方面《傷寒論》用六經為辨證綱領，概括了外感熱病的全過程，風寒之邪襲表，表現為脈浮，頭頂強痛而惡寒的太陽經證候，治療以發汗解表為法。風寒入裏化熱，表現為但熱不寒，口渴心煩，舌紅脈數等陽明經的證候，治療以大清氣熱為法，正虛邪戀，表現為寒熱往來，口苦咽乾，脈弦等少陽經證候，治療以和解少陽為法。三陽病不癒，傳之入陰，太陰首當其衝，表現為腹滿嘔吐，食不下，自利不渴，苔白脈緩等脾陽不運之證，治療以溫中健脾為法。

太陰病不癒傳少陰，表現為脈微細，但欲寐等心腎虛寒證，治法以扶陽抑陰為主。少陰病不癒傳厥陰，表現為厥熱勝復，寒熱錯雜的證候，治療以扶正祛邪，寒溫並用為法，綜觀六經證候，是一個病邪由表入裏，由熱變寒，由實轉虛的複雜的病理變化過程，可見治療傷寒病，必須根據不同階段的證候表現，施以不同的治療方法。

又如溫病方面，由於有春溫、暑濕、濕溫、秋燥、冬溫等四時溫病之分，而且每種四時溫病之中，又分為若干不同的證候。治療則針對各個不同季節的不同的證候表現，分別施以許多不同的方法……。諸如此例很多，大家深有體會，這裏不再一一列舉，同病異治作為一種特定的法則普遍存在於中醫臨床各科中。

我們認為，一臟多能是同病異治的生理學基礎，因證相繫一病多因是同病異治的病因學基礎。受邪的輕重，體質的差異，治療的當否是同病異治的病理學基礎；以證立法是同病異治的治療學基礎。

（三）異病同治法則的臨床應用

異病同治法則雖然不像同病異治那樣從正面明顯地被人們注意，其實它在臨床醫學上的應用並不次於同病異治，只是我們不加注意而已。

如胃腸積滯引起的腹痛，實熱內結引起的陽明腑實證，大便不通引起的腸梗阻等病證，均可用通裏攻下的方法治療，承氣湯是其代表方劑。如肝脾不和，升降失司引起的急性膽囊炎、膽道結石等病皆可用和解肝脾，升清降濁的方法治療，大柴胡湯就是其代表方劑。

如感受溫熱火毒引起的瘟疫，溫毒及瘡瘍痛毒等病證，均可用清熱解毒的方法治療，屬於這類的方劑很多，諸如黃連解毒湯，普濟消毒飲等。

由中陽虛寒，肝脾失調引起的消化性潰瘍，慢性肝炎，神經衰弱，再生障礙性貧血等病，均可用溫中補虛，和裏緩急的方法治療，代表方劑如加減小建中湯，由中氣不足，氣虛下陷引起的胃下垂，脫肛，子宮下垂以及久瀉久痢，都可用補氣升陽的方法治療，補中益氣湯為最有效的方劑。病後虛弱及各種慢性病，婦人月經不調，閉經，崩漏、痛經、瘡久不收口等氣血兩虛引起的病證，皆可用益氣養血的方法治療，八珍湯為最常用的方劑。如閉經、痛經、瘀積包塊；外傷瘀腫，瘀阻經脈之半身不遂，瘀血內停之胸脅疼痛，痛腫初起，以及產後惡露不行等血瘀病證，均可用活血化瘀的方法治療，《醫林改錯》中諸逐瘀湯就是常常辨證選用的……。

這方面的例子舉不勝舉，仔細分析，歸納、異病同治同樣廣泛地被運用於臨床各科中，從而體會到一臟多能是異病同治的生理學基礎，一因多病是異病同治的病因學基礎，一方多效是異病同治的治療學基礎。不論同病異治與異病同治，它們都是辨證論治的具體運用其實質就是審證求因，審因論治，它是中醫學的精華，有科學的辯證法的合理內核。

王阿苓

一、個人簡介

王阿苓，女，1960 年 4 月 20 日生，畢業於山西省中醫學院中醫專業。現為晉中市第一人民醫院中醫科副主任、副主任中醫師，中華中醫學會晉中分會副秘書長，山西醫科大學兼職副教授。

從事臨床工作 25 年，潛心研究中醫臨床理論，先後在榆次人民醫院中醫科、晉中市中醫院內科、晉中市第一人民醫院工作。曾有幸拜晉中兒科名醫趙玉蘭、婦科名醫王鼎三前輩為師，積累了豐富的兒科、婦科臨床經驗，並在 94 ～ 95 年間前往中國中醫研究院廣安門醫院皮膚科跟隨皮科泰斗朱仁康老前輩進修，此後，對皮膚病的西醫診斷、中醫治療積累了大量的寶貴經驗。從而成為擅長治療中醫兒科、皮膚科、婦科等全科中醫師。對上述三個專科的中醫診治有獨到之處。先後在國家和省級醫學刊物上發表醫學論文《活血化淤治療皮膚病》、《朱仁康老中醫之臨床經驗談》、《經期眼症治驗》、《中醫病因學的授課體會》、《中藥配合針刺治療黃褐斑 15 例》、《痤瘡的病因、中醫治法及護理》、《白塞氏綜合徵治驗三例》、《止癢湯治療老年皮膚瘙癢病》等二十餘篇。

二、學術思想

（一）診病重在辨證論治、氣血為本

臨床 20 餘年來，十分重視辨證論治的過程。望其五色，問其五音，問其所欲五味，切其脈，以察其病也。謂之神經工巧，四診合參，為辨病、辨證提供依據。

重視氣血在生命活動中的重要地位：我認為氣血是人身之根本，長養經絡百骸、滋養五臟六腑，其形成與脾胃有密切關係，氣血通調又不離肝心肺腎四臟，氣血營衛的陰陽相貫、周流不息是維持人體生命及健康的重要保證。

在病理上，氣血一有窒礙，則百病由此而生，並注重氣血與五臟的關係，抓住疾病的本質。病位辨表裏、臟腑；病因辨六淫、七情、飲食榮倦跌仆。

辨病性以虛實為綱：虛者，辨氣虛、血虛、氣血兩虛；實者，辨氣滯、血淤、痰食、蟲積。在診治上，以調氣為上，調血次之，並以胃藥助之。

（二）重視胃中津液養護

對於胃中津液的養護亦非常重視。我認為「蓋陽明胃經主津液者也……故邪熱傳入陽明，必先耗其津液。」因此，保護胃中津液是治療中不可忽視的問題。

大力推崇「急下存津」在困護胃陰層面上的重要性和有效地位。用藥多以如麥冬、生地黃、丹皮等，以甘涼濡潤為特點，以達補虛不戀邪、清熱不傷津之效。

（三）辨病機重視臟腑，突出脾胃

多年的臨床診病中，我認為脾胃是人身元氣之最根本，又是人身陰陽水火既濟之根本，脾胃氣機升降是全身氣機升降之樞，強調脾胃在五臟六腑中具有十分重要的地位，總結脾胃病之三因，其發病因人而異，或生活富有，或生活貧困，或介於二者之間，其病不同。臨證處治，處處顧護脾胃。

三、經驗介紹

從事臨床工作中，在皮膚科、婦科病的診治中總結出豐富的經驗。活血化淤法在上述專科中起著尤為重要的地位。

「淤血」二字最早出現在漢代張仲景的《金匱要略·胸病淤血病》中，「淤血」起源於《內經》，始見於《金匱》。歷代醫家又提出不同名稱，如「蓄血」、「乾血」、「敗血」、「離經之血」等，中國醫學認為，血液「循經而行，環流不息，週而復始」，血淤則是由於血行失度，或血脈不通，血凝不流，失去了「行有經紀」之常度的病理表現。

血淤的因素很多，尤以氣血最為重要。「氣為血帥、氣行則血行，氣滯則血淤」。臨床血淤多見於各種慢性疾病，如冠心病、高血壓病、中風、腫瘤等，尤其在婦科、皮膚科病中更為常見，如肌瘤、銀屑病等。

所以，筆者在臨床診治中，突出活血化淤這一治則，收到了很好的療效。

四、臨證醫案

（一）黃褐斑

張××，女，23歲，未婚，1995年3月17日初診。患者3年前在鼻右上方出現一分錢硬幣大小色素沉著斑，以後逐漸增大，發展到對側面部，數目較多，色素加深，呈經典的蝶狀褐斑，伴月經不調，經行錯後，病經，經色暗紅，有血塊，舌質紫黯、苔薄白，脈沉細。診為黃褐斑。治以活血化淤袪斑。

處方：當歸、女貞子、生地各15克，血竭花3克，桃仁、紅花各8克，丹參20克，白附子、川芎、赤芍、白芷、阿膠、五味子各10克。連服32劑後色素全部消退，且月經周期恢復正常。

按：黃褐斑俗稱「肝斑」，與中醫學「面塵」、「黛黑斑」相類似。此患者面部黃褐斑為淡褐色，伴月經不調，色澤紫黯有血塊、經行腹病、舌質紫等，乃氣滯血淤，肝鬱腎虛所引起，致臟腑氣血功能失調。治以活血化淤為主，方用桃紅四物湯為基礎方，加血竭花、丹參活血化淤，以助桃紅四物作用，白附子、白芷善行頭面以療頭疾，阿膠、女貞子、五味子可直達腎臟，有雙補腎陰陽的功效，又能防止桃仁、紅花、血竭破血太過之弊，藥證合拍，故獲效。

（二）扁平疣

××，男，32歲，1995年1月初診。患病10餘年，皮疹面積較大，主要表現在面頸部、前胸，呈散在多發性扁平丘疹，色暗紅，不癢、不病，舌質紫黯邊有淤點、苔薄白，脈弦澀。曾用治瘊沖劑、舒肝沖劑、聚肌胞等藥物治療，未見療效。囑其停用其他藥物，給予中藥活血祛疣。

處方：當歸尾、赤芍、白芍、桃仁、穿山甲片、紅花、牛膝各 9 克，熟地 12 克，赤小豆 15 克，黃酒 50 克。令其每劑煎 3 次，頭兩次口服，第三煎用紗布蘸藥液輕揉局部皮疹，直至微紅。服用 5 劑後，皮疹變紅，微隆起皮面，繼服 5 劑，皮疹皆消。

按：扁皮疣，中醫稱之為「扁瘊」，是由氣血失和，腠理不密，復感外邪，凝聚肌膚而致病。此患者發病 10 年有餘，屢服它藥不效，且皮疹色暗紅，伴如質紫黯，脈沉澀，均為病程日久，血淤之象。故用活血化淤法治療，方中以穿山甲片為主藥，聚其攻竄之力。其餘均為養血活血之藥，以助其勢，藥到病除。

（三）玫瑰糠疹

李×，男，18 歲，1994 年 8 月 16 日初診。2 週前於腋下發現兩片斑疹，漸在前胸、後背及腹部出現同樣小片皮損，輕度癢感，繼之四肢出現成批小片斑疹，發癢較重，其皮損色紅，呈橢圓形大小不等之斑疹，伴有細薄鱗屑，其長軸與皮膚紋理一致。舌淡紅、苔薄白，脈細數。治宜活血消風，涼營清熱。

處方：生地、生石膏各 30 克，赤芍、當歸、荊芥、防風、知母各 9 克，蟬蛻、生甘草各 6 克。7 劑水煎服，日 1 劑。複診已癒。

按：現代醫學認為本病是一種紅斑鱗屑性皮膚病，發生原因不明。中醫學認為此乃血熱受風而成，稱「風熱瘡」或「血疳」，多發於春秋兩季。病程較短，皮損清熱為主，癢甚，此為風重血熱之故，治當活血消風，涼營清熱為主，以大劑量生地、生石膏涼血清熱，並配以活血消風之赤芍、當師、桃仁、紅花、白蒺藜、荊芥、防風、蟬蛻，僅服 7 劑病癒。

（四）銀屑病

張×，男，31 歲，1994 年 5 月 31 日初診。3 年來全身遍見紅斑和銀白色鱗屑，曾在外地醫院治療，未見療效。近 2 月來皮疹明顯增多，瘙癢難忍，症見皮損浸潤肥厚，基底暗紅色，覆蓋鱗屑，舌紫黯、苔薄白，脈沉細澀。治以涼血活血，清熱消風。

處方：生地、生槐花、紫草、生石膏各 30 克，桃仁、紅花、知母、荊芥各 9 克，防風、蟬蛻各 6 克，當歸 15 克。日 1 劑，水煎服。服 12 劑後，部分皮損已明顯消退，繼服 10 劑，皮損恢復正常。隨訪 1 年未復發。

按：中醫稱本病為「白疕」，由於皮損境界清晰，脫屑層層，又有「松皮癬」、「白殼瘡」之稱。本例泛發皮癬 3 年，察見其皮損基底暗紅，浸潤肥厚，舌質紫黯，為血熱淤滯之證，除重用涼血清熱之品外，加以活血化淤之當歸、桃仁、紅花；因近 2 月有新起皮疹，多為復受外風新邪而觸發，故佐荊芥、防風、蟬蛻疏風清熱，藥證合拍而收效。

（五）皮膚瘙癢症

王×，女，40 歲，1995 年 2 月 28 日初診。1 年多來，全身皮膚瘙癢，不論風吹，外受寒熱，汗出見濕，均覺瘙癢無度，曾多方求醫，服用各種藥物，均未見效，全身可見抓痕，血痂明顯，部分皮膚浸潤，及見色素沉著斑，未見原發損害。察其舌質紫黯、苔少，脈弦澀。治以活血化淤，消風止癢為主。

處方：當歸、赤芍、丹皮、桃仁、紫草、苦參、白蒺藜各 9 克，蟬蛻、荊芥、甘草各 6 克。7 劑，水煎服，日 1 劑。藥後瘙癢減輕。二診去苦參、桃仁，加白蘚皮 9 克，繼服 10 劑而癒。

按中醫學稱本病為「風瘙癢」、「血風瘡」。其因不離乎風，可分內風、外風。外風有風濕、風熱；內風有血熱生風、血虛生風及血淤生風。

此患者病程日久，據其血痂抓痕累累，舌質紫黯，脈弦細澀，辨證為血淤型，治以活血祛風而見功，取「治風先治血，血行風自滅」之意。故用當歸尾、赤芍、桃仁、丹皮、紫草等活血化淤之品，佐以消風止癢之蟬蛻、荊芥、苦參、白疾藜，而收佳效。

王大飛

一、個人簡介

王大飛，男，1961 年 1 月出生，山西平遙縣人，現為晉中市榆次區中醫院門珍部主任、副主任中醫師、中華中醫學會晉中分會理事。1985 年畢業於山西中醫學院中醫專業，畢業後潛心於臨床，先後在住院部、門診部工作，擅長治療老年病、呼吸道疾病，對疑難雜症有獨到之處，積累了豐富的臨床經驗。

先後發表《中西結合治療 B 型病毒型肝炎 36 例觀察》、《甘溫除熱的臨床體會》、《苓朮二白湯治療潰瘍性結腸炎 62 例》等論文十餘篇。

二、學術思想

（一）發展中醫貴在創新

師古而不泥古，不能讓傳統的東西來縛住手腳，我們是從事臨床工作的，選藥組方時就不能死搬硬套，應擬其義而不泥其方。靈活加減，才能在臨床中取得預期的效果。辨證論治與專病專方相結合，一病應有一方、一方應有一主藥，切中疾病之關鍵。立方選藥，還可結合現代醫學病名而辨證論治，中西醫應取長補短，中西醫結合，跟蹤現代先進技術，為我所用，開拓創新。

（二）處方因證施用

經方、古方、時方因證施用，吸取其精華，掌握經方、古方之組方要旨，吻合於臨床中。

如白虎加人參湯，柴胡疏肝散，普濟消毒飲等方劑靈活運用，對一些頑症、重症確能起到至關重要的作用，取得一些意想不到的療效。

（三）精於辨證循證求因

中醫的發展需突出特色，精於辨證。中醫要存在、要發展，就要保持其特色，即辨證論治。辨證就是辨識證候。證，就是望、聞、問、切，即脈、症、舌、色的總體。是中醫診斷的依據。候是疾病在不同發展階段的表現。在辨證過程中，首先要辨出主證，掌握其特點，然後兼顧它證。

要特別注重辨識真假，不要被假象所迷惑。並在辨證過程中抓住病機發展變化之關鍵，採取不同的施治方法。堅決反對泥守一症一方、刻舟求劍。做為一名醫者，應循證求因，治病求本，養治結合。

（四）活血化淤治頑症

活血化淤的治法在臨床中運用廣泛。如治風先治血、血行風自滅；氣血並行，行氣活血同用；活血化淤在久病，頑症、症瘕、腫瘤等方面的臨床應用，在臨床實踐中都取得了良好的效果。

（五）單味藥妙用獲奇效

注重單味藥的臨床研究。如：石膏微寒、味辛發表退熱之功，生山萸肉斂氣、斂汗而不斂邪之妙用等，其臨床療效奇特，值得總結。

（六）繼承發展並進

繼承和發揚中醫藥瑰寶，是每位中醫藥工作者的使命，任重而道遠。繼承途徑有二：一是文獻的整理與研究，二是把理論研究與臨床實際緊密地結合起來。

純理論的研究和挖掘是片面的、錯誤的，必須把理論與臨床有機地結合，透過臨床實踐的驗證，才能體現其實際意義及自身價值。

三、經驗介紹

（一）心悸

胡××，女，44歲，工人，2002年5月18日初診，患者自2月起心悸、胸悶、氣短、乏力3月有餘，初於2002年4月30日經晉中市人民醫院診斷為「頻發性室性早搏」「部分二聯律」，即收住院14天，至心悸緩解後出院。出院三天後，心悸、氣短更甚於住院之前，又眠少、夢多、全身乏力、困盹，故來我處求診。

診脈細弦而促，舌紅苔黃膩，即投炙甘草湯加龍牡、琥珀、柏子仁連服7劑，精神有所好轉，但心悸如故，診其脈仍細促，舌絳紅，遂用生脈散加味（黨參 30 克、麥冬 30 克、五味子 9 克、生龍牡各 30 克、赤白芍各 12 克、丹參 30 克、琥珀 6 克、沙參 20 克、磁石 30 克、黃連 3 克），煎服 4 劑後，不再心悸、胸悶、頓感全身舒適輕快。

複診時按脈已無促象，舌苔黃膩漸退，故去黃連、丹參、磁石，改加菟絲子 15 克，又連服 7 劑即安，後囑患者照方再服 10 劑鞏固，至今未復發。

（二）乳腺癌晚期

楊某，女，54 歲，診斷為乳腺癌晚期合併多處轉移（以骨、肝、淋巴結轉移為主）持續發熱 20 餘日，雖經抗感染（如青黴素、氨芐青黴素、先鋒類等），口服、肌注退熱藥，甚至加滴地塞米松均未能緩解。經詳察，雖發熱，但又怕風怕冷，喜暖、喜熱飲、倦怠乏力、嗜睡、消瘦、舌淡胖、無苔、脈細弱。其發熱乃為真氣耗損，氣無所附而出現虛陽亢奮。故採用甘溫除熱法治其本。

方用補中益氣湯加減：黃蓍 60 克、人參 12 克、白朮 12 克、陳皮 10 克、柴胡 6 克、升麻 3 克、甘草 10 克、當歸 15 克、肉桂 6 克。每日一劑，4 天後體溫開始下降，此後一月以人參養榮湯為主加減，均重用黃蓍，體溫恢復正常，病情也隨之相對緩解。

王金亮

一、個人簡介

王金亮，男，一九五三年生，為山西省平遙縣道虎壁王氏婦科二十八代傳人，祖父王裕寬，父親王培昌均為省地名老中醫，其幼承家訓，耳濡目染，常觀祖父、父親施治病人，故而從小立志從醫，對於中國醫學悠然神往，兒時即在父親的指導下背誦《藥性斌》《湯頭歌訣》《頻湖脈學》及家傳湯頭脈學。一九六八秋初中畢業後即隨父侍診，認為傳承家學是義不容辭的責任。在父親的指導下精心研讀《黃帝內經》等醫學經典，同時學到了父親豐富的診療經驗。十七歲進入臨床診療，當地以「小先生」而聞名，二十歲就業於達蒲衛生院，成為一名正式的醫務工作者，從而孜孜以求，刻苦攻讀中醫學專著，涉及《傷寒論》《金匱要略》《濟陰綱目》等醫學經典。

在臨床實踐中，業務水準不斷提高，奠定了良好的中醫基礎。一九七六年進入山西省中醫學校學習，歷時兩年，系統地掌握了中醫基礎理論及中醫各科理論，在醫學的道路上邁出了更重要的一步，一九七八年以優異的成績畢業後被分配到平遙縣洪善醫院，從事中醫臨床並兼任平遙衛校中醫的教學任務。為適應工作的需要，這一階段更加奮發努力博覽群書，臨床與教學相得益彰，成績斐然，一九八三年調入城關醫院，一直從事中醫婦科門診工作，涉及婦人經、帶、胎、產、雜病諸疾，每日門診數十人次，醫療效果滿意。成為平遙人們心中公認的合格中醫。於一九九四年晉升為主治中醫師。二〇〇四年調入平遙縣中醫院工作。

近幾年發表了多篇論文，「加減升陽除濕湯治療急慢性盆腔炎」、「兩期八法治療不孕症」、「婦科辨證用藥點滴」、「傅青主女科臨症治療」等，寫有臨床筆記約十餘萬字，經常書寫臨症心得及讀書筆記，不斷總結提高。

醫者仁術，臨症多年來不圖名利錢財，兢兢業業為廣大患者服務，以花錢少療效好為廣大群眾所稱道。

二、學術思想

（一）婦人以血為本，用藥當多滋養

王氏婦科源遠流長，歷經二十八代，傳世八百餘載，始祖王厚為南宋時期金國良醫。後世歷代人才輩出，獨以婦科為專長。治療婦人經帶胎產崩漏帶下婦科雜病各有特色。作為王氏婦科二十八代傳人，繼承家訓，受祖父、父親二代人薰陶，王氏婦科的學術思想早已深入骨髓。一種學術的產生來自許多人的不懈努力與臨床實踐，而流派傳承更需許多醫學弟子的前赴後繼。

王氏婦科有牢固的社會基礎，有其獨特的理論體系及臨床經驗，常以宣導「婦人以血為本」。用藥當多滋養，妄不可大辛大熱大苦大寒，妄加克伐，對產後病提出氣血

雙虧脾胃不足之特點。又多虛而夾淤，脈證：「產後之脈緩滑吉，實大浮弦死來侵，寸口尖利不調死，沉細附骨不決生」。又曰：「產後諸症是本虛，惡露流通是所宜，更有多般發熱病，不可輕教汗下流」，充分說明產後保護氣血津液的重要性，以上也可以看出王氏婦科學術的一斑。

（二）尊古不落窠臼，詳辨處，理法得要嚴謹

對於歷代醫家的著述，獨尊《婦青主女科》認為婦人之病重在調衝任氣血，肝腎為衝任之本，脾胃為後天之本，氣血生化之源，故調衝任健脾胃，即是養氣血以助衝任之源。然「衝為血海任主胞胎」此之謂也。

又婦人善情志變化，喜怒憂思多有所傷，故婦人病肝氣鬱結者多，經帶胎產諸症由此而發。故舒肝解鬱為治療婦人多種疾病之法。

《傅氏女科》理法方藥嚴謹。臨床療效卓著，其：「談證不落古人巢臼，制方不失古人準繩，用藥純和無一峻品，辨證詳明，一目了然。」傅山學術理論一直指導王氏婦科不斷發展壯大，從而形成了一套完整的醫學理論體系。

臨床三十多年，堅持中醫治療特點，注重整體觀念與辨證施治，遵循王氏婦科體系，傅山女科特色形成自己的理論特點，在工作中不斷總結經驗，虛心學習不斷提高業務水準，將王氏婦科發揚光大。

三、經驗介紹

行醫三十五年，每日堅持中醫門診，以中醫婦科為

主，遵王氏婦科理論為基礎，傅青主女科為範本，不斷總結臨床經驗從而形成了自己獨特的臨床特色。注重整體觀念與辨證施治，以臟腑辨證為本，診斷多抓主症，臨症多從病因角度辨證在何臟腑，從病候表現辨病在何臟腑，同一病狀辨別何臟腑病變，同一病機分辨何臟何腑病變。在婦科病的治療中注重「扶正祛邪」理論，以「補益調導」為原則，用藥治方嚴謹，用藥精而不繁，務求絲絲入扣，推崇經方、驗方、名方。

處方用藥少則五六味，多則八九味，鮮有超過十三、四味者，處方最忌複雜，力求有制不亂，用藥適宜，量不宜過大，需君臣佐使歷歷明瞭。

重視婦女生理病理特點，調經重肝腎，養衝任之本，益脾胃以助生化之源，常用「四物湯」加減化裁，見肝氣鬱結者以「丹梔逍遙散」加減，帶下病則常用健脾祛濕法，常以「完帶湯」、「易黃湯」或以「五味異功散」加減治療，妊娠病用藥更不可妄投，多以補脾腎以固胎元，常用安胎飲，紫蘇和氣飲等加減，產後多虛多淤常以生化湯加減治療。

臨床治療中不斷總結經驗，如臨床常見的急慢性盆腔炎，病人常感少腹脹痛伴腹痛帶下，難以治癒，本人經多年總結，自擬「加減升湯除濕湯」臨床效果甚佳，對常見的婦科輸卵管積水卵巢囊腫等病，用「膈下逐瘀」湯加減治療取得了滿意的效果。對於不孕症創「兩期八法」治療效果甚佳。近些年來注重婦科病，崩漏，頑固性痛經的治療取得了滿意的療效。

四、臨證醫案

（一）不孕

李某：女、31 歲，霍州市人。婚後八年未孕，患者月經退後，50 餘日一行，量少色黑，少腹刺痛，經期常伴有水漿之物排出，四肢不溫，納差，帶下色白清稀，腰酸無力，時有頭暈，脈沉澀，舌淡苔薄白，曾經多方治療難起沉疴，八七年來平遙治療，余認為證屬腎陽不足重寒胞宮。當以溫補腎陽，溫經散寒為治，投入溫經和血湯。

方藥：炒乾薑 5 克、五靈脂 6 克、官桂 6 克、小茴香 3 克、附子 6 克、當歸尾 15 克、元胡 9 克、川芎 6 克、烏藥 6 克、川牛膝 10 克、川鬱金 9 克、鹿角霜 9 克、甘草 5 克。水煎服每日一劑，連服五劑，一月後患者複診，月經 42 天至，腹痛明顯減輕，血色暗紅，無血塊，精神好轉。

繼以維持原法治療，改方用艾附暖宮湯加減，方藥：當歸 15 克、川芎 6 克、炒白芍 10 克、熟地 20 克、生口蓍 15 克、艾葉 9 克、吳萸 9 克、香附 6 克、川斷 6 克、官桂 6 克、巴戟天 12 克、仙靈脾 10 克、甘草 3 克，水煎服每日一付。

半月後患者正值經期來診，自訴服藥後諸症大減，喜悅之情溢於言表。 囑其經期服八味逍遙散四劑，排卵期（經間期）服四物湯合五子衍宗湯四劑，水煎每晚睡前一茬。連用三月。兩年後患者有事來平遙，專門告知。一年前順產一女嬰。

（二）習慣性流產

荀某：女，32 歲，結婚 6 年，形消體瘦，自訴頭暈無力，食慾不振，曾有小產三胎，每於妊娠五月則腹痛下墜，腰酸膝軟，診脈，六脈俱虛，舌淡苔白，曾請諸醫診治，服藥無效，小產依舊，每於妊娠則慌恐有餘。

去年春天來余處診治，妊娠已四月餘，證如前述，給於撫慰，方用「安奠二天湯」加減，方藥：黨參 30 克、熟地 30 克、山萸肉 15 克、炒山藥 15 克、枸杞子 6 克、扁豆 6 克、杜仲 9 克、生口菁 20 克、升麻 5 克，水煎服每日一付，服藥一週後諸症頓減，繼已原方加砂仁 5 克、服三付，囑調養精神，加強營養，五月之後順產一女嬰，母子安康。

五、醫論醫話

《臨症偶得》

丙戌盛夏，有同學自遠方來，以酒當歌，笑談人生，談及三十餘年之醫路漫漫，每及臨症往事，諸多感慨。忽云：其叔患呃逆三年有餘，服藥無數，收效甚微。其人痛苦甚，體質日漸衰落，飲食難以下嚥，每日呃逆頻作，反胃吞酸，胃脘燒灼，痛苦之狀難以陳述，只有熟睡之時才有所緩解，醒後又作。

吾忽醒，「久病必淤」「怪病多淤」是否可以活血化瘀之法試以一治？乃遵血府逐瘀湯加減擬方如下：

【方藥】當歸 15 克、生地 12 克、桃仁 12 克、赤芍 9

克、枳殼9克、川芎6克、桔梗6克、柴胡9克、川牛膝15克、白蔻仁9克、半夏9克、杷葉5克、六神麴9克、甘草5克、生薑三片。

囑其以上方飯後服藥，服十劑，以觀其效。一月後，同學來電，藥後呃逆之症大減，只遇寒涼及情志變化稍有發作，飲食一切正常，已能從事日常勞動。囑其服用香砂六君子湯五劑，以調之，半年後電訪，諸症已癒。

按：呃逆一證，全屬「胃氣上逆」，當每由肝氣不舒，肝氣上逆所引動，然則，肝氣不舒日久必見氣滯血淤，呃逆頻作，日久必淤之日甚。今以活血化淤，使胃氣得降，胃氣降則呃逆止，此乃治也。也深感中醫辨證施治之博大精深。

余每想臨診往事諸多感慨，今年已五十五歲，已近夕陽，不需揚鞭自奮蹄，自當認真總結臨床經驗。學古代之先賢，大醫精誠，為廣大患者服好務，不斷完善自己，將王氏婦科發揚光大。

王麗芳

一、個人簡介

王麗芳，女，1962 年生，山西省昔陽縣人。十八歲考入山西大同醫學專科學校中醫專業學習中西醫理論，認真研讀《傷寒論》、《金匱要略》，並跟隨劉紹武、張剛老中醫學習。畢業後回鄉醫院工作，1985 年調回昔陽縣中醫院從事內科工作。並先後到山醫二院、兒童醫院、上海進修學習。1989 年晉升主治中醫師。

20 餘年來運用中醫理法方藥，結合西醫診斷，二條腿走路，診治了不少疑難病例。

二、學術思想

（一）治療用藥上注重保護胃氣

脾胃為「後天之本」，胃氣旺盛，水穀正常運化，人體後天營養物質得以補充，臟腑得以營養，正氣充沛，病邪可祛，疾病可癒。

若胃氣衰，後天失養，正氣不還，預後較差，故處方用藥一定注意保護胃氣，不傷及脾胃，所以說「人以胃氣為本」，「有胃氣則生，無胃氣則死」。

（二）涼降潤通，治胃之大法

胃為陽腑，主受納，腐熟水穀，以通為用，胃氣主降，喜濕惡燥，故易用涼降潤通之法治胃病。

（三）治胃須健脾調肝

「上工不治已病治未病」，肝藏血而主疏泄，脾生血而司運化，脾胃的升降與肝氣的疏泄關係密切。若肝的功能正常，疏泄調暢，則脾胃升降適度，血液生化有源；若情志鬱結，肝不疏泄，影響脾胃升降正常，則肝脾不和或肝胃不和，故治胃須健脾調肝。

三、經驗介紹

（一）調氣活血湯

黛赭石（先煎）、旋覆花（包煎）、牛膝、瓜萎、鬱金、炒白芍、柴胡、陳皮、枳殼、紫蘇梗、木香、桔梗。

胸膈痞滿加厚朴、佛手；胸痛加丹參、瓜蔞、赤芍；腹部脹滿加枳實；吞酸加海螵蛸、煅瓦楞子。

本方理氣活血，解鬱，用於噎嗝，胃脘痛，泛酸等。

（二）祛風活絡湯

白附子、僵蠶、全蠍、防風、天南星、絲瓜絡、地龍、川芎、鬱金、陳皮、黃蓍、甘草。

治療面神經麻痹。

四、臨證醫案

1. 膽石症

張××，女，60 歲，農民，1998 年 11 月 12 日初診。

【病歷摘要】患者於 1998 年 11 月 9 日，感右側腰部鈍痛，持續約 3 日，未予重視。

12 日上午腰痛加重，疼痛劇烈難以忍受，並向下腹部放散，伴噁心、嘔吐，肌注杜冷丁、阿托品緩解約 4 小時後疼痛發作，持續不緩解。

體檢：痛苦面容，面色蒼白，右側腎區有叩擊痛，尿常規：紅細胞（－），白細胞（+）。

超音波：輸尿管結石。

【治則】排石，理氣，清熱利濕，方用金錢草、海金沙、鬱金、雞內金、通草、車前子（另）、萹蓄、大黃、梔子、滑石、甘草 3 劑，水煎服，日服 3 次，服上方 2 劑後，患者右腹部劇烈疼痛一陣後緩解，小便內發現有白色結石排出，又服 1 劑，症狀全部消失，複查超音波，未見結石。

孔繁亮

一、個人簡介

孔繁亮，男，1954 年 5 月生，山西介休人，祖籍河北武安。無黨派人士，1970 年 7 月參加工作。曾任介休紡織廠職工醫院中醫士、中醫師、主治中醫師。2000 年隨著介紡單位改制，孔繁亮應聘籌建「介休市北關辦事處衛生所」，註冊後擔任該所法人代表兼坐診醫師，積極投身於社區醫療服務工作。

孔大夫醫德高尚、醫術高超，組方新穎，以獨特的中醫中藥技術，取得顯著療效，充分顯示了中國醫學「簡、便、廉、驗」的精華，深受廣大患者的信賴和好評。數年來，他領導並主持的介休北關衛生所，發揮社區醫療保健網點功能，先後被評為「社區衛生先進單位」和「介休市衛生工作先進單位」。他本人也連任政協介休市第四屆、第五屆委員會委員。

孔繁亮出身於中醫世家。曾祖父孔昭年於清光緒年間，從河北武安遷至介休，行醫經藥，開設了「大生堂」藥店，至其祖父孔憲應時，規模擴大並發展至京城，經營「大生德」藥店。其父孔慶豐（俗名：孔二姣，1901～1990）字：壇康，是山西省介休市已故名老中醫。生前為介休縣人民醫院門診部主任，主治中醫師，曾當選為介休縣第三、第四屆人民代表，同時連任政協介休縣第三、第四屆委員。他一生從事中醫中藥業，23 歲獨立坐堂，深諳岐黃之術，傳承孔氏醫術，於上世紀三十年代便聲名大噪，在晉中乃至全省享有盛譽。

孔繁亮係已故名老中醫孔慶豐老先生唯一的正宗嫡系傳人，從小耳濡目染，深得其父真傳，自幼立志從醫，悉心繼承祖業。在上學期間，他就利用閒暇時間隨父診脈抄方，聆聽教誨，同時鑽研中藥材炮製技術，逐漸掌握了診斷、組方和炮製藥材的訣竅；記錄了大量的驗方，積累了豐富的臨床資料，透過各種形式，認真對祖輩留下的中醫、中藥寶貴經驗進行整理和繼承。並吸收結合當今先進的醫藥科研知識，不僅發揚光大了「孔氏醫術」，而且在長期的醫療實踐中形成了特色，對常見病、多發病主要使用中草藥湯劑和丸、散、膏、丹等劑型進行治療，尤其對內、兒、婦科的疑難雜症，療效顯著。在本市及周邊地區聲名遠揚，慕名求診者絡繹不絕。

他在繁忙的診務之餘，主持編著了《名老中醫孔慶豐治療經驗》一書，收集醫案 403 例，分為十四類，每類撰寫了按語，約 14 萬字，現已完成初稿。

二、學術思想

（一）臨症注重脾胃，崇尚東垣學說

孔繁亮繼承了孔氏幾代人積累的寶貴經驗，崇尚東垣「脾胃派」學說，並在數十年的行醫生涯中予以發揮，形

成了獨特的風格。他尊崇「脾為後天之本」和「人以胃氣為本」的經典理論，認為脾胃為氣血生化之源。

尤其久病之後體質虛弱，且五臟六腑功能失衡，若治療不當，易積虛成損，造成元氣大傷，故臨症必須高度注重脾胃，切忌妄施苦寒攻伐，切忌重劑膩補。他還認為病從口入，脾胃是發病之始，食貴有節，若飲食失節、寒熱不適，必致脾胃損傷。因此，在診療中堅持袪邪不傷胃氣，補益更助化滯，並囑病人在服藥治療期間，忌食辛辣甜膩之品及酒肉發物之品。

（二）組方靈活善變，用藥中病即止

他自幼隨父診脈抄方，深諳組方遣藥之道。臨症扶正袪邪、調和氣血，全面兼顧，牢記「汗而毋傷、下而毋損、涼而毋凝、濕而毋燥、補而毋滯、消而毋伐」的古訓，不墨守陳規，配方靈活嚴謹，藥味少、劑量輕。非重症頑症，一般極少投金石劇毒藥物。

他認為：「食多尚且傷人，何況藥物乎?是藥至少有毒三分。」故在臨症中，用藥中病即止，避免過火極為。一般外感疾病，只投藥 1 ～ 2 劑，內傷久病投藥也不超過七日用量，如病情需要，囑患者複診及時調整藥物。

同時，他注重藥材的產地與炮製品質，一般不使用替代品。常常親自動手，炮製藥材，能恰當地掌握炮、炒、炙、煅的火候，從而提高了療效。

（三）療疾必扶脾胃，袪「濕」當為要則

經過長期的醫療實踐，他深刻地認識到在治療疾病中

健脾的重要性。而扶脾養胃，又必須重視「濕」邪的發病致病因素。他認為：脾為陽臟，喜燥惡「濕」，一旦「濕」困脾胃，則脾不健運，胃不納穀，「濕」侵肌體，百病俱生。

濕與風相搏，流入經脈，便致痹痛；濕與寒相搏，形成痰濁，導致壅滯；濕與熱相搏，氣閉邪伏，便成淫毒；濕與暑相搏，鬱而化火，阻塞六腑。

故臨症，結合病人具體情況，在處方用藥時，或以羌獨活、葛根、防風祛風勝濕；或以藿香、佩蘭、香薷芳香化濕；或以苦參、黃柏、芩連清熱利濕；或以蒼朮、木瓜、五加皮健脾祛濕；或以附桂、吳萸、良薑溫陽驅濕；或以半夏、陳皮和胃清濕；或以參朮四君補脾運濕；或以豬苓、澤瀉利水滲濕；或以焦三仙、砂蔻仁、內金化滯祛濕。

另外，今人生活水準提高，恣食肥甘，以酒為漿，必致「濕」從內生，故應改陋習，飲食有節，注重食療和養生。

三、經驗介紹

糖尿病，在中國醫學中稱「消渴症」，《內經》中又稱「消癉」。

現代醫學認為該病是由胰島素分泌不足而引起的糖代謝紊亂所致，嚴重時可導致蛋白質、脂肪、水與電解質代謝失常，引發脫水、酸中毒、昏迷，繼而併發嚴重感染、高血壓、動脈硬化、眼疾、肝腎功能損害等危重症而威脅生命。

（一）病因

中醫學認為該病主要是由於飲食不節，脾失健運，肺腎陰虧，情志失調，氣陰兩虛，相火妄動所致，

（二）病機

1 飲食不節，醇酒厚味，恣食肥甘，中焦聚積燥熱。因而出現咽乾、口渴和脫水症狀，《丹溪心法》云：「酒食無節，酷嗜炙煿，臟腑生熱，燥熱熾盛，津液乾涸，渴引水漿而不能自噤。」

2. 五志過極，肝氣鬱結，鬱熱化火，灼傷胃陰，而致腐熟水穀力強，出現易饑多食，形體日漸消瘦之症狀。《靈樞》云：「剛則多怒，怒則氣上逆，胸中蓄積，血氣逆流。轉而為熱，熱則消肌膚，故為消癉。」

3. 縱慾過度，妄火妄動，耗損腎陰，固攝無權，水穀精微下注不藏，導致多尿症狀，且有甜味，甚如脂膏。繼而陰損及陽，氣血兩虧，陰陽俱虛。《外台秘要》云：「消渴者，原其發動此則腎虛所致。」

（三）辨證施治

1. 肺胃陰虛， 燥熱傷津

【主症】煩渴多飲，形瘦易饑，口乾舌燥，舌邊或尖紅，苔黃膩或燥裂，脈滑數洪大。

【治則】養陰清熱，潤燥生津。

【方藥】石膏知母人參湯合增液養胃湯加減

生石膏、知母、人參、黃蓍、沙參、元參、生地、麥

冬、玉竹、花粉、甘草。

【方解】石膏、知母清肺胃之熱；人參、黃蓍、甘草益氣養脾，助養陰藥；元參、生地清虛熱；沙參、麥冬、玉竹、花粉滋陰生津。

2. 腎虛陰虧， 固攝無權

【主症】腰酸無力，尿多，尿頻，口乾渴甚，舌紅苔白膩，甚或尿如脂膏，脈沉細數。

【治則】滋補腎陰，培本固攝。

【方藥】六味地黃丸加減。

生熟地、山藥、茯苓、山萸肉、丹皮、澤瀉、枸杞、女貞子、菟絲子。

【方解】生地、丹皮清熱滋陰；熟地、山萸肉益肝腎，斂精氣；山藥、茯苓健脾攝精；枸杞、女貞子、菟絲子補肝益腎、滋陰固陽；澤瀉利水滲濕，瀉腎經之虛火。

3. 脾腎兩虧， 氣血俱虛

【主症】面色無華，倦怠無力，浮腫氣短，心悸，陽痿，舌淡紅苔薄白，脈沉細弱。

【治則】補氣健脾，養血益腎。

【方藥】生脈散合金匱腎氣丸加減。

人參、黃蓍、麥冬、五味子、附子、肉桂、熟地、山萸肉、茯苓、丹皮、澤瀉、山藥。

【方解】人參補脾益氣，生津培本止消渴，黃蓍補氣升陽、利尿消腫；麥冬養陰生津；五味子斂脾腎之精氣；附子、肉桂溫補腎陽，鼓舞氣血，振奮下元氣機；熟地、山萸肉補肝益腎；山藥、茯苓健脾和中；丹皮涼血逐瘀，除煩熱，通血脈中之壅滯；澤瀉利水滲濕治五淋、泄濕熱。

（四）臨症加減

出現大便秘結，可暫時加製大黃、芒硝。

口舌生瘡，加銀花、黃連。

潮熱盜汗，加百合、貝母、地骨皮。

失眠多夢，加炒棗仁、合歡皮。

上熱下寒，加川牛膝。

多汗遺精，加生龍牡、益智仁、桑螵蛸。

肺胃熱盛，加黃芩、天冬、黃柏。

命門火衰，腎陽虛者，加鹿茸、肉蓯蓉、淫羊藿。

善饑多食，重用生熟二地滋陰抑制食慾。

血糖持續不降，減補益藥，加蒼朮、黃柏、葛根、石膏。

尿糖不降，減滋陰藥，加黃耆、花粉、山藥、烏梅。

尿酮體陽性者，減溫陽藥，加黃連、山梔。

四、臨證醫案

（一）糖尿病腎病

王某某，女，57 歲。介紡工人。1997 年 9 月 9 日初診。

近來飲食乏味，納呆，形體消瘦，顏面、兩手及雙下肢浮腫，腳踝尤甚，口渴欲飲，噁心，乾嘔，只能進流食，口臭，便乾，舌淡苔微黃厚，脈沉遲弦滑。近日化驗：血色素 7.5 克，血糖（空腹）9.5mmol/L，尿糖（+

+)，肌酐：779umol/L，尿蛋白（+++），診為糖尿病腎病。西醫經常規治療，效果不明顯。

該患者多年來一直擔任一線工人，勞動強度大，生活不規律。且性格內向，家庭經濟狀況不佳，有病未能及時就醫。幾年前曾查出糖尿病，未正規治療，現已累及於脾腎，出現貧血。

目前患者本虛標實，肝鬱氣滯，邪伏血分，相火妄行，灼傷肺陰，木旺剋土，濕熱困脾，氣機不暢，濕熱下注，邪濁蘊於下焦。治宜扶脾行血，和胃泄濁。

【方藥】當歸 10 克、紅參 6 克、陳皮 10 克、半夏 10 克、川朴 6 克、豬苓 30 克、澤瀉 15 克、炒大黃（後下）10 克、番瀉葉 6 克，五劑，水煎服。

1997 年 10 月 6 日複診，噁心等症減輕，飲食增加，精神良好，化驗肌酐降為 48.8 μ mol/L：

【方藥】西洋參（另燉）9 克、蒼白朮各 10 克、雲苓 12 克、陳皮 12 克、清半夏 9 克、砂仁 9 克、炮甲珠 15 克、淫羊藿 9 克、製大黃（後下）6 克、女貞子 15 克、菟絲子 15 克、焦三仙各 10 克、黃耆 20 克、靈芝草 15 克，五劑，水煎服。

1997 年 11 月 15 日三診，諸症大減，效不更方。將上藥研末，每日二次，每次一小勺，飯後服，並定期複查。

2007 年隨訪，10 年來，病情穩定，狀況尚可，生活可自理，並能適當做些家務。

（二）糖尿病併脂肪肝

賈某某，女，46歲，介休順城關農民，1997年8月24日初診。

去年發現空腹血糖12.5mmol/L，餐後2小時血糖21.1mmol/L，尿糖（++++），診為「糖尿病」。現口渴多飲，咽乾舌燥，易饑，潮熱，舌絳燥裂，苔黃厚膩，脈弦滑數。

患者體重85kg（身高168公分），血壓140-150/90-100mmHg，查腹部超音波顯示：

脂肪肝（輕度）。平日喜食甘甜、肉類。年輕時身體壯實，患病後乏力、氣短。

辨證為脾虛肺熱、陰虛火旺。治宜補脾氣，清肺熱，滋陰血。

【方藥】黃耆30克、黨參30克、沙參30克、山萸肉15克、熟地30克、枸杞30克、五味子10克、生地30克、元參30克、炒白芍10克、生石膏60克、黃芩10克、花粉10克、阿膠另沖服20克，五劑，水煎服，日服一劑。

1997年9月18日二診，口渴，易饑，潮熱症減，脈弦滑，查：血糖12.0mmol/L，尿糖（+）。

【方藥】黃耆30克、黨參50克、沙參30克、枸杞50克、生地50克、元參50克、花粉30克、生石膏100克、黃連10克、黃芩10克、五味子15克、山萸肉30克、玉竹20克、熟地50克、竹葉10克、阿膠另沖服20克，五劑，水煎服，日服一劑。

1997 年 10 月 6 日三診，諸症大減，血糖 8.5mmol/L，尿糖（－）。

【方藥】西洋參（另燉）10 克、黃蓍 50 克、黨參 50 克、沙參 30 克、生石膏 100 克、黃連 10 克、花粉 20 克、枸杞 100 克、生地 50 克、元參 50 克、黃芩 10 克、何首烏 30 克、熟地 50 克、竹葉 10 克、通草 6 克、阿膠另沖服 50 克。

囑將上藥研末，每日二次，每次一小勺，飯後服，並定期複查。同時注意控制飲食。

隨訪，患者服藥後至今身體狀況尚好，有時出現不適症狀，經對症治療後康復。

按：隨著時代的進步和人民生活水準的提高及社會高齡化，肥胖、高血壓及高血脂的發病人群增多，糖尿病的發病率也急劇上升。出現了單靠西藥治療，血糖控制不理想的情況。加用中醫藥治療可使症狀改善甚至消失，從而降低了糖尿病的併發症和危害性。

孔繁亮大夫認為脾虛氣虧是該病的根本，肺胃陰虛是該病的實質，故臨症常以益氣養陰、固攝培本之法取得了顯著療效。

五、醫論醫話

學習「補脾胃瀉陰火升陽湯」的心得

「補脾胃瀉陰火升陽湯」是金元四大家之一——李東垣創立的一個方劑。

李東垣是「補土（脾胃）派」的創始人。他尊古而不泥古，長於實踐，勇於創新，在繼承張元素學說的基礎上，提出「內傷」證的學說，並編著了《脾胃論》一書。創立了「陽氣下陷，陰火上乘」和「益元氣、瀉陰火」的理論和「甘溫除熱」的治法。

「補脾胃瀉陰火升陽湯」是《脾胃論》中的代表方劑。組成如下：

柴胡一兩五錢，炙甘草、黃蓍、蒼朮（泔浸，去黑皮，切片、曬乾、銼碎、炒）、羌活各一兩，升麻八錢，人參、黃芩各七錢、黃連（去鬚、酒製、炒、為佐）五錢，石膏（長夏微用，過時去之，從權）少許。

【服法】將上藥切碎，每次用三錢，加水二盞，煎至一盞，去渣，於早飯後、午飯前間日溫服。

用於脾胃虛弱，陽氣下陷，陰火上乘之證。

該方中，柴胡量重為君，疏肝利膽，又以羌活、升麻為助，而升陽氣下陷；人參、黃蓍、蒼朮為臣，以補脾益胃；黃芩、黃連、石膏為佐，以瀉陰火；炙甘草和中且調和諸藥。

五行學說中，肝為木，與膽相表裏，脾為土，與胃相表裏，木剋土，故肝木為脾土的「所不勝」。肝木妄行，橫犯脾土，可出現口苦咽乾，胸脅悶痛，冷熱無時，煩躁易怒，嘔吐呃逆的症狀，是脾陽下陷，陰火上乘，侵入脾胃所導致的結果。

凡飲食不節、情志失調，過度勞倦均可使脾胃元氣受損。尤其當今社會，經濟水準提高，人們飲食不節，膏粱厚味，醇酒無度，加之生活和工作節奏加快，競爭激烈，情緒和心理長期處於緊張狀態，致使少陽氣機紊亂，肝鬱化火灼傷陰血成為較普遍的現象。

本人學習深研《脾胃論》，效仿「補脾胃瀉陰火升陽湯」，對慢性胃炎，胃潰瘍，腸功能紊亂，肝炎，膽囊炎等多種疾病進行辨證施治，加減治療，效果甚好。

參考文獻

湖南省中醫藥研究所.1976.8.《脾胃論》注釋.北京：人民衛生出版社

上海中醫學院附屬龍華醫院.1977.9.《黃文東醫案》.上海：上海人民出版社

史步騰

一、個人簡介

史步騰，男，1956 年 10 月生，山西省清徐縣人。中共黨員，大專學歷，主治中醫師，現任太谷縣中醫院醫務科主任，學科帶頭人，晉中市中醫學會常務理事。

父親乃太谷縣著名老中醫，師承家父，學習岐黃之術，深得其髓。

1980 年 11 月，參加省衛生廳舉辦的「山西省經典理論提高班」，透過一年的學習，提高了自己的中醫古典理論水準。1993 年 3 月，在山西省中醫藥研究院進修學習一年，師承我省著名中醫蕭漢璽主任醫師，受益匪淺。1995 年 7 月，在晉中市第二人民醫院進修，有豐富了自己的西醫理論水準和技術水準。

透過幾年的不懈努力，在臨床工作中能熟練運用辨證論治、理法方藥等，對臨床常見病、多發病及部分疑難病症均有明顯療效，尤其對消化系統疾病和呼吸系統疾病有自己獨特的一套治療方法，臨床療效甚佳。

在繁忙的臨床工作中，先後撰寫醫學論文有《辛開苦降法的臨床運用》、《急性心衰從痰論治》、《萎縮性胃炎的辨證與治療》等數篇。

二、學術思想

（一）因人而異，貴在變法

人有稟賦厚薄，體質強弱，陰陽偏頗之異，對致病因素的反應亦不同，即使同一致病因素而引起的疾病，其處方用藥亦因個體情況不同而有所差異。因此，在臨床治療疾病的過程中，不可拘泥於一方一藥，而當因人而異，貴在變法。

以潰瘍病為例，面色暗黃，消瘦，無力型體質的患者，多為脾胃虛寒型，常用香砂六君子湯和良附丸加減；素體陰虧，五心煩熱，消瘦者，多為胃陰不足型，常用葉氏養胃丸配芍藥甘草湯加減；形體豐滿，面色黧黑，嗜食肥膩者，多為濕熱鬱蒸型，常用陳平湯與左金丸加減。證型雖定，亦應隨氣候、情志、飲食、病情轉化而證變、法變、方亦變。

（二）重視整體觀和整體治療

以胃痛為例，胃痛是以胃脘部發生疼痛為主的一種疾病，這一症狀在消化系統中有，在心血管疾病中亦有，不少臟腑病變過程中均可出現胃痛。

從臨床觀察，以臟腑立論，胃痛除自身病變，大多與肝、脾、腎三臟關係密切。從病因上講與精神刺激、情緒不暢、飲食失節、勞累受寒有關。從辨證上講，分肝氣犯胃、濕熱鬱蒸、胃陰不足、血瘀等。雖名目繁多，病因多端，但歸納起來，多與肝、脾、腎關係密切。

如中宮不足，中氣下陷之胃痛，在審證求因上，就不能看成孤立的病變，而是整體功能失調的表現之一。從病機上講，中宮不足，肝氣疏泄太過，土敗木賊，肝氣恃己之強，凌侮戕害脾土，脾陽受傷，脾虛運化升降無權，再加腎陽不足，不能溫煦脾陽，水穀不能腐熟，因虛而致，氣血失調，脈絡失養，導致胃痛。在辨證治療上，就應協調臟腑功能，從調整整體功能出發，採用抑肝、扶脾、升陽、溫腎、助中運的整體療法。

三、經驗介紹

（一）補中芍藥湯

【方藥】黨參、炙黃耆、白朮、山藥、當歸、白芍、柴胡、升麻、木香、砂仁、桂皮、乾薑、炙甘草、神麴、枳殼。

本方調陰陽，和肝脾，溫脾腎，適用於胃痛，面色暗黃而黧黑，畏寒納呆，食後有墜脹感，冬季、或食生冷、或疲勞加重，大便不成形，小便清白，舌質淡，少苔，脈沉細弱。

（二）香砂良附飲

【方藥】木香、砂仁、白朮、枳殼、半夏、陳皮、茯苓、山藥、薏苡仁、黨參、香附、高良薑、甘草。

本方溫脾健胃散寒，適用於胃脘隱痛，喜溫喜按，空腹痛至，得食痛減，泛清水，神倦便溏，小便清長，舌淡胖，有齒痕，苔薄白，脈沉細。

四、臨證醫案

（一）胃下垂

張××，男，56歲，農民。胃痛十餘年，面色暗黃而黧黑，畏寒納呆，食後有墜脹感，冬季、或食生冷、或疲勞後加重，大便不成形，小便清白，舌質淡，少苔，脈沉細弱。（自述長期服用胃痛藥不效，痛甚則大量服用止痛藥，後經X線鋇餐造影確診為胃下垂5公分）。

辨證為脾胃虛寒，故當以調陰陽、和肝脾、溫脾腎為治，方用補中芍藥湯：潞黨參45克、炙黃耆30克、炒白朮30克、山藥30克、當歸9克、白芍9克、枳殼15克、柴胡6克、升麻6克、木香4克、砂仁9克、雞內金12克、桂皮6克、乾薑9克、炙甘草6克、神麴15克，開始每日一劑，分兩次服用，經服十餘劑後，患者無任何不適，即改為每日一劑，一次服用，又隨症加減續服二十餘劑，諸證悉減。

X線鋇餐造影為胃下垂3公分，較治療前恢復2公分，隨症加減堅持服藥六十餘劑，再次鋇餐造影恢復正常。現隨訪十餘年未發。

喬通湖

一、個人簡介

喬通湖（1965 年生－），山西介休人，大學本科學歷，副主任中醫師。1985 年 7 月畢業於大同醫學專科學校中醫專業；2005 年 7 月畢業於甘肅中醫學院（函授本科）。現任介休中醫院院長。為中華中醫藥學會心病專業委員會委員、全國中西結合糖尿病學會會員、晉中中醫學會第四屆理事會副理事長，介休市政協委員。多年來一直堅持臨床工作，從醫二十餘年，理論基礎紮實，副通中西，擅長對消渴病（糖尿病）及併發症的治療，曾於 1992 年隨中國中醫科學院廣安門醫院林蘭研究員進修糖尿病臨床學習一年。積累了豐富的經驗，提出「益氣養陰治療消渴病，益氣活血治療併發症」的觀點。主持研製的「降糖活血膠囊」已經通過山西省食品藥品管理局審批作為院內製劑投入臨床使用，療效顯著。

曾多次參加全國中西結合糖尿病學術研討會。有《糖尿病併發症的中西治療近況》、《糖尿病性胃麻痺臨床經驗》、《消渴丸治療氣陰兩虛型糖尿病臨床研究報告》、《老年糖尿病治療之淺見》、《降糖活血膠囊治療糖尿病 180 例臨床觀察》等十多篇論文在國內雜誌發表。參與並撰編多部醫書，在《中醫心病治法大全》一書中任編委；在《冠心病臨床對藥研究》中任副主編；在《非藥物療法治療中醫心病》一書中任主編。多次被省、晉中市、介休市衛生系統評為「先進工作者」。2005 年度被晉中市勞動競賽委員會記「二等功」。

二、學術思想

（一）循古訓，探機理，消渴「脾氣虛」為發病之要

糖尿病是一種常見內分泌代謝疾病，屬中醫「消渴病」範疇。本人多年來致力糖尿病的研究，悉心研讀古典醫籍，追尋古訓，探求淵源，不厭其煩。並積極吸取近年來糖尿病研究領域的新進展，結合自己的臨床經驗，形成自己的學術思想，認為糖尿病「脾氣不足」是發病之關鍵，又因脾虛致諸證叢生，波及他臟。

《素問．氣厥論》中有「肺消者飲一溲二，死不治」的描述，說明多飲多尿病人預後不佳。

《靈樞．五變篇》曰：「余聞百病之始生也，皆生於風雨賽暑，外循毫毛而入腠理」，「五臟皆柔弱者善病消癉」，「怒則氣上……血脈不行，轉而為熱，熱則消肌膚，故為消癉」，這說明先天不足五臟柔弱，外感六淫，七情過度淤血內停，都可致消渴。

《金匱要略．方論》中有專篇論消渴，「渴欲飲水」、「某人苦渴」、「男子消渴，小便反多，以飲一斗，小便一斗，腎氣丸主之」。指出了消渴病症狀及方藥。

晉唐之後《諸病源候論．消渴候》曰：「先消渴者，渴不止，小便多。」在對消渴病的概念上有突破。在宋代已出現「三消」概念。

《太平聖惠方．三消論》：「一則飲水多……消渴也；二則吃食多……消中也；三則飲水隨飲便下……消腎也。」

金元時期，各流派漸多，在病機上有強調「燥熱」者，有贊成「陰虛燥熱」者，有強調「陰虛」者。治療上，有主張「補腎瀉火」者、有主張「清熱生津」者、有主張「清熱潤燥」者，以及「補氣」及「滋陰」者。

到了明代後，對消渴的辨證日趨完善，特別是張錫純《醫學衷中參西錄》認為「消渴即西醫所謂糖尿病」，並認為病機是大氣下消，創玉液湯，方中黃蓍、山藥、知母、花粉、五味子等藥為後世醫家治消渴必用之藥。

本人在總結古人治療經驗同時，根據現代糖尿病發病特點，認為現代人生活方式及環境同古人不同：現代文明的發展，腦力活動增多，體力活動逐漸少；飲食以高熱量、高營養為多，形成體形肥胖，再加上生活節奏加快，精神壓力加大，好多人處於亞健康狀態。

在門診問詢中，有乏力症狀的占本病 90%以上，並常伴自汗，形體消瘦或虛胖，脈弱無力等，屬中醫「脾氣虛」。脾虛則運化無力，上不能輸布津液則口乾多飲；中焦不能化血生精，為其所用，則食而不飢；下焦氣化無力，則尿多、尿頻。

（二）重辨證施治，調整體陰陽，七情致病不可忽視

辨證施治是中醫學的基本特點，是理、法、方、藥在臨床過程中的具體應用。辨證是取效的前提，必須做到「準」；施治取效的基礎，要注意「活」。

在對「消渴病」病因病機上，中醫認為發病是多方面、綜合性的，多先由肺、脾、胃、腎病，然後涉及其他臟腑，氣血津液、陰陽，而後產生淤血、痰濁等多種病理產物，發生多系統變證，臨床上表現多樣，變化複雜。因而在辨證時不可拘泥，而要從整體觀念出發，採用多種辨證手法，採取多種治療手段，才能有好的效果。

比如：傳統的「三消」分治，還有六經辨證，臟腑辨證，氣血津液辨證，以及後來各家的從肺論治、從肝論治、從腎論治、燥熱論治、淤血論治、痰濁論治等方法，各有所長。因而在對消渴病辨證時，要將以上辨證融會貫通，採取調整整體陰陽、氣血臟腑、辨證合參方法，以中醫臨證為主，靈活辨證，準確用藥。根據病人不同體質，不同病因病機，不同臨床表現，不同發展階段，找出其主證所在，整體調理，以達治療目的。

另外，消渴病是多臟腑、多器官受累，症狀表現複雜的全身性疾病。在治療過程中，許多患者發病前有不同程度的情志方面的創傷，而發病後又多憂心忡忡或焦躁不安，甚則出現恐懼、顧慮現象。

中醫從古到今十分重視「七情」致病，《靈樞・五變》：「思慮傷脾，脾不能為胃行其津液，而為消渴。」

《素問·口問》中說：「二陽之病發心脾。」消渴病為陰虛之體，思慮日久，心脾俱損，心神失養，成肝鬱化火，或虛火上擾，諸臟氣化失常，則生消渴或加重原發病。因而在治療過程中，必須強調「七情」的調理，心理方面治療，才能達到較好目的。

三、經驗介紹

本人自擬方，理法合理適用，針對性強，可隨證加減，臨床療效甚佳。

（一）益氣養陰方

炙黃蓍、太子參、黃精、生地、葛根、元參、荔枝核。

若渴甚伴口乾咽燥，加生石膏、知母、桑葉以清泄肺熱；若大便燥結，多食易飢，如紅少津，加枳實、厚朴、生大黃以通腑瀉熱；若便溏腹瀉，加山藥、雞內金、薏米以健脾止瀉。若尿頻、量多，腰膝酸軟，加山萸肉、生地、枸杞子以補肝腎清虛熱。

本方具有健脾益氣，養陰清熱之功效。在臨床針對氣陰兩虛型消渴病，療效肯定，據統計本型病人占 80%，可隨證加減。

（二）降糖活血方

生黃蓍、太子參、水蛭、黃精、荔枝核、丹參、生地。

若下肢浮腫，用濟生腎氣丸加減；納困腹脹，加雞內金、陳皮；全身浮腫，加五皮飲；淤血明顯，加桃仁、紅花、坤草、牛膝；腎病晚期加澤瀉、雲苓、熟大黃、肉桂、桃仁以補腎活血行水。胃腸功能紊亂，嘔噁明顯加竹茹、旋覆花；心悸，加炒棗仁；胸痺明顯，加川芎、全瓜蔞、黃連以活血化痰開鬱；視物昏花，加女貞子、菊花、三七粉、丹皮以補肝腎，益精養血明目；血痺、肢體麻木，加地龍、雞血藤、牛膝、全蠍以活血通絡，養陰榮筋。

本方具有益氣養陰，活血通脈之功能，多用於臨床消渴病日久，氣血虧虛，肝腎不足，久病致淤，脈絡淤阻之證。用於消渴病併發症的預防和治療。

四、臨證醫案

（一）消渴病（西醫診斷：2 型糖尿病）

王××，男，55 歲，2003 年 6 月 10 日初診。患糖尿病 6 年，一直口服糖適平，每日三次，每次 30m 克。二甲雙胍每日三次，每次 0.5 克，維持治療。空腹血糖仍波動在 9.2 ～ 12.5mmol/L 之間。現見形體消瘦，乏力氣短，動輒汗出，腰膝酸軟，失眠心煩，口乾不欲飲，小便頻數，大便溏薄，舌苔薄白，脈沉細數。診斷為消渴病，屬脾氣虧虛，腎陰不足。治宜益氣養陰，清降生火，用益氣養陰方加減。

【處方】生黃蓍 15 克、太子參 15 克、生地 30 克、黃精 15 克、葛根 15 克、生龍骨 15 克（先煎）桑寄生 10 克、山萸肉 15 克、生薏米 15 克、生牡礪 15 克（先煎）、五倍子 9 克，水煎服，一日一劑，連服 14 劑。

【二診】患者自覺乏力，口乾諸症減輕，查空腹血糖 6.7mmol/L。症狀改善，囑西藥降糖藥減服一次，上方加靈芝草 15 克，再服 14 劑。

【三診】患者體力大增，空腹血糖 6.0mmol/L，囑停用中午西藥，二診方改每晚服一煎，連服 3 週。並囑節飲食，怡情志。半年後隨訪，空腹血糖正常，身體狀態良好。

【按】本例患者，久病及腎，耗傷氣陰，致氣短乏力，動輒汗出；陰虛內熱故心煩、口乾、失眠欠安；腎虛則腰膝酸軟；氣化無力則尿頻。苔薄白，脈沉細數，為氣陰兩虛之證。本人認為消渴病以脾氣虛為多，治療以健脾益氣，滋腎養陰為主，故投以自擬益氣養陰方。重用生黃蓍、太子參、生地補氣養陰；配黃精、山萸肉健脾滋肝、腎陰；葛根、薏米升清降濁止瀉；桑寄生補火生土健脾，以普中求陰，助生津液；生山藥、生牡蠣、五倍子收澀，以斂其虛。

（二）消渴病併發血痺（西醫診斷：2 型糖尿病合併周圍神經病變）

劉××，女，65 歲，2004 年 11 月 8 日初診。確診糖尿病 6 年，常服用消渴丸、二甲雙胍等藥，空腹血糖波動在 9.8 － 12.3mmol/L。近一年來漸感手足麻、發涼，時有針刺性疼病，遂來就診。刻診見。口乾渴、倦怠促力、四肢麻木、發涼、針刺樣疼痛，夜不能寐，雙下肢酸重無力，舌質暗紅，苔白膩，脈細澀。查體：手足呈襪套樣感覺障礙，雙膝及跟腱反射減弱，空腹血糖 11.2mmol/L。診為消渴病併發血痺。屬氣陰兩虛，痰淤阻絡。囑降糖藥繼服，予降糖活血方加減：

【處方】生黃蓍 15 克、太子參 15 克、黃精 15 克、荔枝核 15 克、丹參 15 克、水蛭粉 5 克、生地 15 克、白芥子 9 克、蜈蚣 2 條、白芍 15 克、炒棗仁 30 克，每日一劑，水煎服，連服 14 劑。

【二診】病痛及麻木明顯減輕，夜能間斷入睡。在原方基礎上加重炙黃蓍 50 克，另加桑枝 30 克、川芎 10 克。繼服 30 劑。

【三診】症基本消除，襪套樣感覺消失，腱反射恢復，空腹血糖 7.3mmol/L，改為口服院內制劑降糖活血膠囊，長期服用，隨訪半年，病情穩定。

【按】本例患者為久病，耗傷氣陰，形成淤血，痰濁，並阻於脈絡，氣血不暢，筋脈失養而致。主要病理改變為淤血阻絡，脈絡不通，筋脈失榮。屬中醫「消渴」、「血痺」範疇，現代醫學屬糖尿病併發周圍神經病變，其發病率占糖尿病患者的 50 － 90%。

本例病人以氣陰兩虛為主，痰淤阻脈絡為標，而以氣血不暢為本。治療以益氣活血，祛痰通絡為原則。方中：黃蓍、太子參、生地益氣養陰以治本；川芎、丹參活血化淤通絡；白芍養陰榮筋；黃精、荔枝核養陰補肝清熱；白芥子、水蛭、蜈蚣祛痰、搜風通絡止痛。複診後自覺症狀改善，藥病相符，故重用黃蓍 50 克，另加桑枝、川芎，以使諸藥達四肢末梢，增強益氣活血祛淤之功。諸症消失後，改服降糖活血膠囊，鞏固療效。

（三）消渴病併發胸痺（西醫診斷：糖尿病合併冠心病、高血脂症）

李××，男，65 歲，1999 年 10 月 8 日確診為消渴病，已 8 年餘。近一月來時感胸悶氣短，心悸胸痛，故前來就診。見口乾苦，胸憋氣短，動則加重，時有胸脹心悸，偶有疼痛，乏力自汗，心煩失眠，舌暗，有淤斑，苔黃厚膩，脈弦。查：空腹血糖 12.5mmol/L，TC：7.8mmol/L，TG：2.5mmol/L，血流變指標示高黏狀態。心電圖示：ST － T 改變，冠脈供血不足。

為消渴病併發胸脾，屬氣陰兩虛，痰淤阻絡。治以益氣養陰，活血通絡。方用自擬降糖活血方加減：

【處方】黃蓍 30 克、太子參 15 克、生地 15 克、丹參 30 克、水蛭 9 克、黃精 15 克、川芎 15 克、全瓜蔞 15 克、枳實 10 克、桃仁 12 克、生山楂 15 克，水煎服，日一劑，連服 14 劑。

【二診】諸症明顯減輕，仍覺氣短，心悸，睡眠欠安。上方加重太子參至 20 克、棗仁 30 克，繼續服 14 劑，臨床症狀基本消除，再服 14 劑後複查：空腹血糖 7.0mmol/L，TC、TG 及血流變指標正常，心電圖正常。囑繼服降糖活血膠囊三個月。

隨訪半年，病情穩定，胸痺未發。

【按】消渴病併發胸痺，屬西醫學糖尿病性心臟病，其死亡率占糖尿病病死總數 70 － 80%，成為威脅糖尿病人的首要因素。

《諸病源候論》中有「消渴重，心中病」的記載。本例病人消渴日久，耗傷氣陰，復因七情、飲食、勞倦等因素，使氣陰虧虛，淤血痰濁交阻心脈而發病。治療當以益氣養陰，活血化淤，祛痰通絡為大法。方中黃蓍、太子參補氣健脾；生地、黃精清熱養陰補腎；丹參、川芎活血化淤，行氣通脈；水蛭、桃仁活血通絡止痛；瓜蔞、枳實滌痰散結，開鬱理氣。諸藥合用，標本兼顧。服藥 14 劑後，諸症減輕，仍有氣虛之象，故加大太子參用量以健脾益氣，並用棗仁以安神定志，後症消失，故以降糖活血膠囊以鞏固療效，防止復發。

五、醫論醫話

（一）「治病必本於本」

經云：「治病必求於本」。本人認為這是臨床取效的關鍵，是臨床治病之指導思想，是中醫療效之基礎所在。病證寒熱虛實錯雜在臨床上多見，因而在臨證時要善於辨別，謹於分析，仔細觀察，才能抓住本質，識破表象，取得療效。

如口腔潰瘍患者，常常伴有咽部充血，故臨床多以火熱論治，用清熱解毒之劑，久不癒而易復發。實則腎經循咽，為虛火而致，改用引火歸元法，用六味地黃丸加肉桂，使腎水得滋，虛火得降，病自消除。

（二）「胃氣為本」

《素問．五臟別論》曰：「胃者水穀之海，六腑之大源也。」《素問．平人氣象論》「胃氣為本。」在臨床治療中，不論病重病輕，只要「胃氣」尚存，病人就有希望。若無「胃氣」，病即使輕也可致亡。因而「胃氣」在治療中要貫穿治療全程，「顧脾護胃」是使患者康復之關鍵。

凡是燥熱傷胃之品，如半夏、厚朴、紫蘇等慎用；滋膩之品，如麥冬、熟地要配以砂仁、陳皮；用補氣養血之品時要酌加神麴、山楂等；用苦寒藥如龍膽草、蒲公英、苦參之類要防止傷胃陰。

特別注意痊癒後，切忌暴飲暴食，過食油膩之品，處處以「胃氣為本」，方可事半功倍。

（三）中西配合，各取其長，綜合治療

人們常說，「中醫辨證，西醫辨病」。在臨診時，認為要注重辨證與辨病的相結合。辨證是認識解決疾病某一階段的主要矛盾，而辨病是認識疾病全過程的基本矛盾。二者有機結合，才能合理的治療疾病。在治療消渴病時，要掌握宏觀與微視相結合，除用望、聞、問、切四診合參辨證外，還要查血糖、糖血血紅蛋白、尿糖、尿蛋白、酮體、血脂、血流變等指標的變化，搞清楚中醫辨證的「證」與糖尿病某些客觀指標的關係。

如血液的高黏、高凝狀態說明有淤血的存在；再如臨診時「三消」症狀消失後，按中醫辨證，消渴已癒，但查血糖等指標仍高，這時要考慮脾腎虧虛，淤血阻滯的病理過程存在，進行辨證治療才能達效。

另外治療方面，要注意中西藥二者相結合。西藥治療糖尿病附糖作用快，持續時間短，症狀改善遲，對合併症治療不理想，且有一定副作用，而中藥屬起效慢，但降糖

作用持久，能調節機體各種機能，具有明顯改善症狀及防治併發症作用。

在臨床上常有頑固性高血糖者，需採用小劑量口服西藥，再配合中藥辨證治療的方法，可大大提高療效；還有各種慢性併發症發生，西藥尚無有效辦法時，配合中藥辨證治療，可明顯緩解症狀，但應注意在應用中藥時，不能把有降糖作用中藥機械地羅列出來，而應辨證用藥，方能奏效。

參考文獻

(1) 林蘭。1995。中西結合糖尿病雜誌。北京：中國醫藥科技出版社，3 ～ 11

(2) 尹文輝等。2002。糖尿病臨床經驗。濟南。山東科技出版社，13 ～ 84

(3) 沈紹功等。2001。中國百年百名中醫臨床家叢書。北京。中國中醫藥出版社，135 ～ 138

許金秀

一、個人簡介

許金秀，女，生於 1957 年，本科學歷，副主任中醫師。現為山西晉中中醫院皮膚科主任，山西省中醫藥學會皮膚科專業委員會理事。1978 年考入晉中衛校中醫班，1981 年畢業分配在晉中中醫院工作至今一直從事臨床工作。1984 年在山西省第一附屬醫院中醫外科，皮膚科進修學習。1987 年在省人民醫院皮膚科進修學習，後在北京中醫院皮膚科及天津皮膚病醫院進修學習。1994 年於山西省中醫學院中醫本科畢業。2005 年被山西中醫學院聘為副教授。

在行醫三十餘年中，治學嚴謹，務求於實，勇於探索，大膽創新，辛勤輯錄治療各種疑難雜病的經驗，先後在內科、針灸科、皮膚科工作，積極開展新技術，新項目工作，積累了較豐富的臨床經驗，撰寫有「中西醫結合治療扁平苔蘚 38 例」，「補腎法治療慢性結腸炎的臨床體會」，「化淤消痰飲治療囊腫性痤瘡療效觀察」。「加味桃紅四物湯治療黃褐斑療效觀察」，「穴位丹參注射液治療濕疹臨床觀察」，「白髮與脫髮的中西藥防治」，「中藥治療銀屑病」，「馬齒莧合劑治療帶狀疱疹臨床觀察」，「針藥並用治療脫髮臨床觀察」等十餘篇論文，在省內外醫學雜誌刊登。曾在山西中醫學術會議、山西省皮膚科年會、全國皮膚科論文交流會上宣讀論文並獲得優秀論文獎。

臨證擅長治療皮膚科疑難病症，精通針灸療法，臨證中針藥並重，力倡中西醫結合，熟讀中醫經典著作，勤求古訓，博採眾長，不拘泥古方，臨床療效顯著，獨具匠心。

二、學術思想

（一）審證求因，審因防治

臨床上沒有無原因的症候，任何症候都是再某種原因的影響和作用下患者機體所產生的一種病態反映。皮膚病的治療必須研究病因的性質和致病特點，同時探討各種致病因素所致病症的臨床表現，以便更好的指導臨床診斷和預防疾病。

據臨床試驗體會，把皮膚病的病因歸納為外部因素和內部因素兩大類，內部因素包括：外風，外寒、暑，外濕，外燥，外火（熱），諸外感六淫和蟲毒；內部因素包括七情內傷，飲食所傷，勞逸失常，痰飲，淤血，稟性不耐和稟賦不足等幾個方面。總之是以四診整體察病，從外知內，以揣測人體內在的陰陽，氣血，臟腑，經絡的變化規律，作出相應的防治措施，以圖治癒疾病恢復健康。

（二）抓住中心，辨清病症，內治外治結合

皮膚病雖發於外，而其病理變化多涉及內。應遵循

「治外必本諸內，治內亦即治外」的原則，根據患者的體質、病因、自覺症狀和皮損形態不同，分別採用內治、外治或內外同時並用的治療方法，而精神刺激、生活節奏不合理，加之飲食不節，起居不適，寒溫不適等因素，都能使人之元氣耗傷，尤其傷及脾胃受病。則人體所需之陰氣、陽氣、陰精、營血等必先受到損害，所謂「內傷脾胃，百病由生」，常見的皮膚病多屬於雜病的範圍，且與臟腑的關係很密切。

所以，我們在治療疾病時，不但要重視局部治療而更要重視全身治療，在多種症候表現中，抓住中心，辨清病症確立施治取得滿意療效。

根據辨證結果和皮膚病的特點採用：扶正培本養血潤膚止癢法，活血破淤軟堅內消法及溫經散寒養血通絡法，健脾除濕利水法，以及清熱解毒殺蟲，補腎強筋壯骨，調和陰陽外益氣血，舒肝理氣和解等內治法。並結合外治法用中藥濕敷，軟膏外塗，藥捻（又稱藥線），從而起到化腐提毒，收斂傷口，回陽生肌等作用。再有用棉紙，棉花，紅線等裹藥面或蘸藥製成線狀，適合把藥直接用到瘡口上，及傷面深得部位，提高療效，《外科精義》記載：「夫溻法者，宣通行表發散邪氣使瘡內消也。蓋湯水有藥滌之動……此謂疏導腠理，通調血脈，使無疑滯也。」「夫瘡腫之生於外者，內熱毒之氣蘊結於內也，蓋腫於外，有生頭者，有慢腫者，有皮薄者，有皮厚者，有毒氣渾者，有毒氣淺者，有宜用溫藥貼者，有宜用涼藥貼者，有可以乾換其藥者，有可以濕換其藥者，深淺不同，用藥有忌，是以不可不辨也。」

這些都說明外用藥的治療也要辨證施治。在臨床實踐中外用藥治療皮膚病如使用恰當則可縮短療程，提高療效，否則不但效果不好，甚至發生惹激而使病情加重。因此一定要根據皮損的部位，範圍，性質以及患者反映得耐受情況辨證施治，合理選擇有針對性的藥物如劑型，並指導患者用藥方法和注意事項，達到更好效果，不然就適得其反。

以上法則初步概括皮膚病的治法，它們之間不是孤立的，不能生搬硬套，要根據辨證原則靈活應用才獲奏效。

三、經驗介紹

皮膚病學淵源已久，早在西元十四世紀得甲骨文即有「疥」「疕」的記載，在古代的外科專著中對皮膚病記載甚多，如《外科精義》《外科正宗》《醫宗金鑒・外科心法》《瘍醫大全》等書籍中都有記載皮膚病的豐富內容，根據臨床工作實踐中證明，皮膚病不但多見，而且危重者非鮮，治療許多皮膚病中有些體會，深刻認識到皮膚病雖發於外而多源於內，因此對皮膚病不能單獨看作皮膚病局部的問題，應當認為是整體的一部分，皮膚病實有單獨分治，專題研究得必要，下面就臨床工作中點滴經驗體會從以下三方面簡單介紹：

（一）整體辨證，靈活施治

慢性蕁麻疹治驗：

趙某，女，46 歲，個體職業，2003 年 3 月 4 日初診。患者全身起風團伴瘙癢五年餘，曾多方求治內服過皮質激素、H1，H2，受體拮抗劑和中藥，還進行過自血療法等，效果不顯著。幾乎每天發病，一般遇熱時加劇，素有月經不調，子宮肌瘤史，經期伴有心煩，口渴，平時腰酸困，時有手足心汗出，動則氣促，常有咳嗽，咳劇則感氣少不足以息，診見：身形較胖，全身散在抓痕血痂，皮膚粗糙肥厚，臉，頸，胸，背可見多處疹塊，皮疹色呈淡紅色，皮膚劃痕陽性，舌淡紅，少苔，脈細，診為：慢性蕁麻疹，症屬肺腎不足，治當以補腎斂肺，以麥味地黃湯加減，處方：生地黃、山茱萸、生山藥、白茯苓、牡丹皮、澤瀉、麥冬、烏梅、白蒺藜、五味子、甘草等，水煎服，每日一劑。足三里穴用灸法，每日一次。

服藥七劑，皮膚瘙癢明顯減輕，繼續 15 劑後已經很少出現風團，月經較前好轉，再治療一個月，臨床痊癒。三個月複查，未見復發。

本例為肺腎不足，故以補腎斂肺之法治之，麥味地黃湯取其滋陰補腎，烏梅斂肺，白蒺藜祛風止癢，甘草調和諸藥，更加灸足三里溫補脾胃，諸藥相和，而收祛疾健體之功。

中醫多認為蕁麻疹的發病與素體稟賦不足，加之風寒濕熱諸邪侵犯肌膚有關，一般急性蕁麻疹多為實證，慢性則多為虛證，虛證多以氣血不足，血虛受風，心脾兩虛等論治，而我們在臨證中仔細琢磨，以補腎法治腎虛、蕁麻疹往往收到意想不到的效果，治療皮膚病切不可守一方治一病，而失中醫之根本。

醫家往往一見到皮膚瘙癢就以祛表疏風，涼血，清熱散寒之劑，每每緣木求魚，無甚療效，主要原因是診病不宜辨證論治。皮膚病雖然以皮損外在表現但總有內在之因素，臟腑氣血變化之因，不審證求因，何以能治病？

多年臨床治療，慢性蕁麻疹有如下體會：很多慢性蕁麻疹的患者伴有免疫功能低下，現代醫學，藥理學研究證實，益腎藥在調節免疫功能方面有著重要作用，可調節下丘腦——垂——體腎上腺皮質軸的功能水準，使 DNA，RNA 合成率恢復正常，提高機體免疫力，可調節機體內環境，中醫學認為腎陰腎陽必須相對平衡協調，在對立統一的基礎上相互作用，以維持機體的正常活動。頑固性皮膚病與臟腑病變有著密切關係，且多損及腎陰腎陽，如能恰當運用補腎法往往使沉疴得癒，在這一點上，中西醫觀點不謀而合。

另外，對於頑固的慢性蕁麻疹可結合重鎮的固表之品生龍骨、生牡蠣、烏梅、山楂、酸棗仁、五味子等。為減少復發，臨床治癒後應繼續鞏固服藥一段時間，對徹底治癒是有益的。

（二）標本兼治，內治外治結合

1. 帶狀疱疹治驗：

帶狀疱疹是病毒感染所引起的一種常見的急性疱疹性皮膚病，俗稱「纏腰龍」因其好發於胸腰部，中國醫學稱為「纏腰火丹」「蛇丹」其他如顏面，下肢也可發生，「稱為蛇串瘡」，本病常急性發作，因劇烈疼痛使其患者痛苦異常，治療本病時雖然也循常法，但也有自己的體會，本人認為，此病的發生可因情志內傷以致肝膽火盛，或因脾濕鬱久，濕熱內蘊，外受毒邪而誘發。

毒邪化火與肝火濕熱博結，阻遏經絡，氣血不通，不通則痛，故見灼熱疼痛，毒熱蘊於血分則發紅斑，濕熱凝聚不得疏泄則起水疱，因此肝膽熱盛，脾濕內蘊為本病得實質。皮膚發生水疱，劇烈刺痛，為其症狀的主要特徵。

在辨證施治上清熱利濕解毒以治其因，化瘀通絡理氣以治其果。在分析時要權衡濕熱之中濕重還是熱重；毒熱之中熱重還是毒重。在治療過程中要抓住各個階段的發展變化，因為有時表現為熱解而濕未清，有時表現為濕化而有毒熱未解者不同。

【內服藥方】

熱盛者：瀉肝膽實火，清熱利濕解毒。

【處方】龍膽草、連翹、生地黃、澤瀉、車前子、馬齒莧、黃芩、梔子、丹皮、通草、生甘草，方中龍膽草、黃芩清肝膽之火；連翹、梔子、馬齒莧、生甘草清熱解毒，生地黃、丹皮涼血活血，通草、車前子、澤瀉清熱利濕。伴有高燒者可加生石膏，疼痛明顯者加鬱金、元胡、丹參、乳香、沒藥；皮膚潮紅，疼痛明顯者加大黃以清熱破淤，並有釜底抽薪之妙；內有食積，濕滯者加枳殼，後期癢感明顯者加白蘚皮，發於面部得加菊花，發於腰部的加桑寄生、杜仲，發於上肢加薑黃，發於下肢者加牛膝，以引經。

濕盛者，清熱燥濕，理氣和中。

【處方】蒼朮、厚朴、陳皮、炒白朮、豬苓、黃柏、枳殼、澤瀉、赤苓、滑石、生甘草，方中蒼白朮、豬苓、赤苓健脾燥濕，陳皮、厚朴、枳殼理氣和中助水濕運化；黃柏、滑石、甘草清熱利濕，水泡消熱後遺留局部神經痛者是因餘毒未清，經絡阻遏，氣血鬱滯所致，痛盛者加大黃、鬼箭羽、乳香、沒藥、元胡、伸筋草以活血化淤止痛。

【外用藥】外治法中根據皮損的不同情況，採用不同劑型和藥物，初期起粟疹累累，焮腫灼熱，以清熱解毒，消腫，止痛之軟膏外敷；濕熱偏盛者，糜爛，侵淫時，則以解毒，祛濕之馬齒莧合劑水煎濕敷，也可用柏葉散，雄黃解毒散，外敷等等。

以放散蓄熱，解毒收乾，皮損趨於乾燥而近癒之際，選用祛濕解毒而無刺激的油粉劑外敷，如香油調化毒散或者甘草油以保護新生皮膚。

2. 鵝掌風治驗

【內服方】當歸、生熟地、生白芍、黃芩、荊芥、秦艽、土茯苓、白蘚皮、雞血藤、生甘草，水煎服。

【外治方】土槿皮、苦參、百部、土茯苓、荊芥、桃仁、地骨皮、枯礬，陳醋 1000 克，適量加水，煎 15 分鐘，先薰後洗，一日兩次，每次三十分鐘，十天為一療程。

【按語】本病因胃經有濕熱，火爍肺經，肺主皮毛，血燥生風，風毒外襲，凝滯肌膚，時毒未盡，濕熱生蟲，天長日久，氣血暗耗，而血不能營養肌膚而致。

故本病治則要點以養血潤燥，祛風除濕，殺蟲解毒為主，血虛，血燥嚴重者可配合祛風潤燥湯，只要病人耐心配合，堅持用藥，皆可獲得良好效果。

（三）常用方簡介

1. 濕疹湯

【處方】冬瓜皮、冬瓜子、赤小豆、黃柏、蒼朮、金銀花、連翹、苡米仁、白茯苓、滑石、生甘草。水煎服，每日一劑。

【方解】方中冬瓜皮、冬瓜子、赤小豆、苡米仁、白茯苓、滑石利濕，金銀花、連翹、生甘草清熱解毒，蒼朮、黃柏燥濕，共奏利濕清熱解毒之功效。

【外洗方】地膚子、地骨皮、苦參、蛇床子、蒼朮、白鮮皮。煎水洗局部，每日一劑洗 2 次，每次 20 分鐘，內外兼治提高療效。

【主治】濕疹。

【適應症】濕疹，瘙癢，糜爛，流黃水。

【功效】利濕，清熱解毒。

【按語】濕疹之發生乃體內濕邪太盛，化熱結毒所致，治病應以利濕為主，其次是以清熱解毒，濕利後則熱無所附，所以治療時利濕是關鍵。利濕之藥大多能通利小便，這樣使濕邪從小便排出，提高療效。

切忌只外用收斂性藥物，若用早了會使濕毒邪內收，從現象上看，雖局部濕疹好轉，但體內濕邪未出，往往轉移他處發作，有時濕毒內收後再次發作，病情反會加重，這樣療程會更長。所以治療此病必須因勢利導，以去濕邪外出為上策，濕疹雖為皮膚局部疾患，但亦必須從整體出發，全面考慮找出內在聯繫，從根本上著手治療。應以內服藥為主，療效才易鞏固。只有在體內濕邪將趨淨時，適當外用些收斂藥，才不致遏邪於內也。

【濕疹用藥規律】

(1) 滲出流黃水及清水時：應淡滲利濕，選用冬瓜皮、冬瓜仁、赤小豆、薏仁、白茯苓等。

(2) 紅腫熱痛感染化膿時：應清熱解毒，抗菌消腫，選用金銀花、連翹、蒲公英、紫花地丁、板藍根、紫草等。

(3) 瘙癢甚皮膚肥厚時，應活血燥濕，利濕止癢，選用桃仁、當歸、蒼朮、地膚子、白蘚皮、蛇床子等。

2. 蕁麻診湯

蕁麻診是一種過敏性皮膚病，就是一般人說的風疹塊、鬼風疙瘩，一般分為：急性、慢性兩大類。本病的發生多因七情內傷，機體陰陽失調，營衛失和，衛外不固復感風邪而誘發，或因過飲高粱厚味，腥風暈動之品，脾胃滯熱再感風邪而發。

【處方】荊防薄荷湯：荊芥、薄荷、防風、蟬衣、僵蠶、金銀花、牛蒡子、牡丹皮、生地黃、黃芩、生甘草。

【主治】急性蕁麻診，血管神經性水腫。

【功用】疏風解表，清熱止癢。

【按語】本方對急性蕁麻診極其有效，以荊芥、防風、薄荷、蟬衣為主藥，以荊芥辛苦而溫，芳香而散，氣味輕揚入氣分驅散風邪；防風其氣不輕揚能散已於骨肉之風，故在表的風邪用防風必用荊芥，薄荷清輕涼散，善解風熱之邪，又能疏表透疹解毒；蟬衣涼善風熱，開宣肺竅，其氣清虛，善於透發，以上四味主藥清熱疏風散表的作用較強；牛蒡子疏散風熱解表透疹，僵蠶祛風散結，協助上四味主藥以透達表熱之邪；金銀花、黃芩解毒清肺熱，以泄皮毛之邪氣。

牡丹皮、生地理血和血，調和諸藥。若見惡寒重發熱輕風團皮損偏白者屬於風寒者，本方去薄荷，重用荊芥加生薑也可使用。若見吐瀉腹痛等胃腸症狀時，可以加些和胃消食藥。

【蕁麻診的用藥規律】

(1) 皮膚發熱：丘疹突出皮膚表面時選用生地、牡丹皮、白茅根、赤芍、小薊清熱涼血。

(2) 瘙癢難忍：選用荊芥、防風、蟬衣、僵蠶、桃仁、紅花、當歸活血止癢。

(3) 大便乾結：選用大黃、瓜蔞仁、番瀉葉清熱通便。

(4) 小便短赤：選白茅根、山梔子、竹葉清熱利尿。

(5) 蟲積腹痛：選焦檳榔、使君子等驅蟲。

(6) 伴消化不良：選焦山楂、炒穀麥芽、雞內金和胃消食。

(7) 氣血虛易過敏（過敏體質）：黃蓍、白朮、當歸、白芍、何首烏補氣養血增強體質以抗過敏。

3. 涼血五根湯

【處方】白茅根、瓜蔞根、茜草根、紫草根、板藍根。

【主治】多形紅斑（血風瘡）丹毒初期，紫癜，結節性紅斑（瓜藤纏）及一切紅斑類皮膚病初期。偏於下肢者。

【功效】涼血活血，解毒化斑。

【按語】本方以白茅根、茜草根、紫草根涼血活血為主，佐以瓜蔞根養陰生津，板藍根清熱解毒。適用於血熱發斑，熱毒理絡所引起的皮膚病，因為根性下沉，所以本方病灶在下肢者為宜。

4. 面部色素沉著方

【處方】當歸、生地各、川芎、赤芍、白芍、紫丹參、丹皮、澤蘭葉、益母草、鬱金、陳皮、香附、白芷。水煎服，每日一劑。

【方解】本方為四物湯加丹參、丹皮、澤蘭葉、益母草、鬱金活血，陳皮、香附理氣，白芷引經，上達面部，其性表散，能走皮膚，協助活血理氣藥，改善局部血液循環，使沉著色素逐漸消除。

四、；臨證醫案

（一）斑禿一例

姚某，女，27 歲，個體，1999 年 8 月 17 日。

【主述】產後兩月開始脫髮，現已有兩年，大部分已脫落，留餘少量頭髮。

【現病史】生產兩月後發現頭部有一小塊頭髮脫落，後由指蓋大小發展成為大片脫落，皮膚光亮，偶癢，不脫皮，自己用多種中西藥均不見效，現眉毛也開始脫落，食慾不振，二便一般，月經後錯，夜寐不安，多夢。

【檢查】頭髮及眉毛約三分之二已脫落，頭皮光亮，舌質淡紅，舌苔薄白而滑，脈緩弱無力。

【診斷】斑禿，中醫辨證，肝腎不足，血虛脫髮。

【立法】滋補肝腎，養血生髮。

【方藥】熟地黃、生地黃、何首烏、首烏藤、生黃耆、川芎、白芍、明天麻、冬蟲夏草、旱連草、桑椹子、木瓜。

服上方一月後，飲食稍增，月經正常，睡眠稍安定，頭皮部分可見少許新生的撬毛，原殘存的撬毛變粗變硬，未再繼續脫髮。

繼續服兩個月，頭部已有新的頭髮長出，原有的頭髮變黑變硬，飲食調，夜寐安，精神已較愉快。又囑其，原方做成膠囊，服一月後，頭髮大部分恢復正常，眉毛已長出，臨床已基本治癒。

【體會】斑禿，中醫稱之為「油風」，表現為毛髮成片脫落，頭皮色白而光亮，有時有癢感或無任何知覺症狀，多因陰血不足、肝腎虛虧、心腎不交、血虛不能潤養肌膚、腠理不固，風邪乘虛而入，髮為血之餘，風盛血燥，髮失所養，則脫落。血為肝所藏，腎主藏精，而其華在髮。本病治則在滋補肝腎，養血祛風。

本例患者屬於肝腎陰虛，心腎不交，氣血不和所引起的脫髮。方中：熟地黃、生地黃、何首烏、白芍、冬蟲夏草、旱連草養血滋補肝腎，生黃蓍、川芎益氣固表活絡，明天麻散風鎮靜是治本為主的法則。用生薑汁局部外擦，梅花針打刺，加上局部按摩均有療效。必須使患者樹立信心，注意精神調養，提高療效。

（二）過敏性紫癜

王某，女，5 歲，家住郊區鄉鎮，2002 年 9 月 18 日初診。

家長代述：四肢出現點片狀紫癜，伴腹痛，膝關節腫痛。

患兒於 10 天前因患感冒頭痛，在當地衛生所服藥，用藥不詳。服藥後不久，四肢出現點片狀紫斑，尤以下肢為甚，同時伴有腹痛，膝關節腫痛，在某醫院驗血，白血球 1.0×10^{9}/L，淋巴 24％，嗜中性 76％，血小板 2.0×10^{12}/L 萬，經西藥治療不效，紫斑逐日加重，來我處就診。

【檢查】雙下肢紫癜呈對稱性分佈，色紅，大小不等，小者粟粒，大者斑塊面積為 2×1.6cm，有癢感，且伴腹痛及關節腫痛，舌尖紅苔花剝，脈數 120 次/min。

【診斷】過敏性紫癜。

【辨證】熱毒內陷，血熱妄行。

【治則】清熱解毒，涼血化斑。

【處方】金銀花、連翹、紫花地丁、生地、丹皮、赤芍、白芍、仙鶴草、白茅根、小薊、藕節、山梔子、竹葉、生甘草。5 付水煎服，一日一劑。

9 月 24 日二診，四肢部紫癜，大部分消失，足踝部仍有紫癜，色暗紅，腹痛，脈搏 108 次/min，藥症相符，熱毒均有所減，效不更方，首方加減：金銀花、連翹、紫色地丁、板藍根、生地、白茅根、白芍、仙鶴草、小薊、藕節、蘇梗、陳皮、山梔子、竹葉、生甘草。

9 月 29 日三診，紫癜症狀基本消失，無癢感，唯足踝部仍未完全消退，大便兩次，夾雜未消化食物，於上方加炒扁豆、炒山藥、白茯苓各量，以健脾助消化，五劑，水煎服。後經隨訪，患兒服上藥後，病痊癒至今未復發。

【體會】本例患兒係藥物過敏所致，診斷為過敏性紫癜，是一種變態反應性疾病，主要累及毛細血管發生出血症狀，胃腸道，關節及腎臟均可受累。中國醫學認為：此屬血症的範疇。

《張氏醫通》有：「衄血種種，各有所從，不獨出於鼻者，為衄也。」根據「治病求本」的道理，治出血不重在治止血而在治其出血之因。由於患兒有大小不等黯紅斑塊，舌尖紅苔花剝，脈數 120 次/min。症屬熱毒內陷血分，迫血妄行所致，故病之始終以涼血解毒化斑而獲效。

方中以金銀花、連翹、紫地丁清解血中熱毒；生地、丹皮、赤白芍，清熱涼血消斑，仙鶴草、小薊、茅根涼血止血；藕節、佐川、山梔子、竹葉導熱，從小便排出；甘草清熱解毒，調和諸藥。全方共奏清熱解毒、涼血化斑之功，故紫癜消退，諸症全除。又因氣為血之帥，血隨氣行，二診時在方中又加了蘇梗、陳皮理氣健脾之品。從而促進了全方止血化淤消斑之功效。

劉小英

一、個人簡介

劉小英，女，出生於 1960 年 6 月，山西壽陽人。中醫本科畢業。主任醫師。自幼喜愛中國醫學，先後就讀於山西醫學院，山西中醫學院中醫專業。曾在中國中醫研究院廣安門醫院進修學習。在山西省晉中市第二人民醫院中醫科工作。中國中醫藥學會會員，中西醫結合學會會員，山西省中醫藥學會婦科專業委員會常務委員，晉中市中醫學會第四屆理事會理事，晉中市中醫藥學會婦科專業委員會委員，被聘為山西中醫學院特聘教授。

參加編著《基層中醫臨證必讀大系——婦科分冊》、《女病外治良方妙法》、《男病外治良方妙法》等中醫書籍，均由國家級出版社出版。撰寫學術論文 40 餘篇，均發表於國家級、省級刊物或參加全國性學術交流。

從事中醫臨床工作 30 餘年，擅長治療中醫婦科、內、兒科疾病。尤擅長用中醫、中西醫結合及外治的方法對婦科疾病如月經不調、痛經、帶下、胎前產後疾病、子宮小肌瘤、卵巢囊腫、男女不孕不育、習慣性流產等多種婦科疾病治療並有很好的療效。對兒科疾病發熱、咳嗽、食積、厭食、泄瀉等的治療有獨到之處。同時對多種內、外科疾病的治療也有較好的療效。

科研項目：參加並主持省級科研項目「消囊灌腸靈」治療卵巢囊腫的臨床與實驗研究工作的臨床研究工作。透過臨床應用解決了非手術治療卵巢囊腫的難題。本項目由省科委組織的專家鑒定，評定為「國內領先，國際先進水準」並獲晉中市科技進步二等獎。

二、學術思想

（一）治病強調辨證施治，尤注重臟腑辨證

辨證施治為中醫之精髓，臨床施治必求辨證準確，以證施治，才能浮鼓相應，取得較好的療效。臨床治療疾病時，力求詳審病情，辨明疾病的病因、病理、病位；屬性屬陰、屬陽；疾病虛實所在；寒熱屬性；臟腑所居；推其證候，以證侯指導治法，以法統方，參其標本而施藥。切不可見病即施方藥，不辨其證，每有虛虛實實之憂。

曾見一醫治療黃疸，一味用苦寒祛濕之劑，服用月餘，導致患者脾胃功能受損，飲食大減，形體消瘦，面色萎黃。其病初為陽黃之證，並有脾胃功能不足，治當清熱利濕兼顧護脾胃。醫者不辨久用苦寒傷及脾胃，中焦運化失常，遂轉為虛證，致病遷延難癒。所以，臨床治療必得詳辨病情的證候，因證施治方能取得良好的治療效果。

（二）用藥強調顧護脾胃

脾胃為後天之本，氣血生化之源，水穀精微需脾胃運轉才能得以充養人體。治療的藥物亦需要脾胃的運化才能

起到治療作用。治病尤要重視保護脾胃，只有中焦運轉正常，水穀精微，以及藥物才能得以運化吸收發揮其治療作用，臨床用藥切不可攻伐、苦寒、滋膩太過，影響中焦運行，必致病情纏綿難癒。

如上所述黃疸患者：醫者治方苦寒太過，終至脾胃功能衰敗，病情轉為慢性遷延性肝炎，經久不癒。又如乳汁不足患者，若有脾胃虛弱，中焦停滯，不運脾胃而只顧滋補，脾胃運化不行，生化不足，終難使乳汁化生。正如李中鋅《頤生微論‧化源論》指出「不取化源而逐病求療，譬猶草木將萎，枝葉綣攣，不知顧其根蒂，灌其本源，而僅僅潤其枝葉，雖欲不槁，焉可得也。」

現代人們飲食結構、生活條件、生活習慣的變化，飲食失調損傷脾胃亦成為發病的關鍵因素。如糖尿病、高血脂、痛風等與飲食直接相關，冠心病、腦血栓、高血壓等亦多與飲食息息相關。故而重視調理脾胃是治療疾病的治本之道。

（三）治小兒尤重消穀通腑

小兒不識饑飽，每因過食，或感寒熱，以至乳食停滯而成疾，治方要注重消食氣、通腑氣。現在生活充裕，許多家長常常給小兒加強飲食，每致小兒飲食停滯，加之感邪而發病。

特別是發熱的患兒，每因腑氣不通，鬱而生熱，治療時要在祛邪的同時消其食滯，通其腑氣，鬱熱邪氣就透過瀉下從腸道排出，其熱自解。

小兒疾病，無論是外感時病，還是內傷雜病，治療時都要注意有無夾雜飲食停滯，若有則當在辨證治療的同時注意消食通滯。

（四）止血不忘祛淤，淤去新血才能滋生

治療血證，特別是治療婦科崩漏之法，臨床不可見血止血。必當塞流之時辨其有無淤血停留。若血液淤結，損傷脈道，血不循經而溢出，也可致出血不止。此時若單純止血則血難以遏止。有淤者應用活血止血法去淤血，淤血得以清除，新生之血才得以安居，淤不去，則純用止血而血不得止。若出血量多又伴有淤血內停，亦當在止血同時配合活血治法。待淤血去除，再結合辨證應用益氣止血、清熱止血等方法治療。

三、經驗介紹

1. 加減杏蘇散止咳：

【方藥】杏仁、紫蘇、半夏、橘紅、茯苓、前胡、白前、桔梗、炒枳殼、炙紫苑、炙冬花、甘草、生薑等。

【加減】痰多者加浙貝母，兼喘加三子養親湯，兼食滯者加焦三仙，大便乾燥加炒萊菔子，發熱加柴胡，隨證加減。

【功效】宣肺散寒，潤肺止咳。用於風寒咳嗽，涼燥咳嗽。

【用法】每日一劑，煎兩煎，每煎煮 15 分鐘，早晚分兩次服用。或分多次頻服。

我區早晚溫差較大且氣候乾燥，調攝不慎每易感受風寒，風寒犯肺，肺氣失宣則咳，氣候乾燥則多燥咳。本方

以杏蘇散加減而成，可散風寒之邪，又可潤燥宣肺止咳。杏仁可潤肺止咳、紫蘇宣肺散寒、半夏、橘紅、茯苓健脾化痰、前胡、白前二者配合一升一降，使肺的宣發、肅降功能恢復，加蜜炙紫苑、炙冬花潤肺止咳。臨床治療效果良好。

2. 升降散加減退熱：

【方藥】僵蠶、蟬蛻、片薑黃、大黃、柴胡。

【加減】風寒發熱加荊芥、防風、川芎，身疼痛加羌獨活。風熱發熱加銀花、連翹、牛子、竹葉、薄荷、蘆根。邪入氣分加石膏、知母。食積發熱加焦三仙、陳皮、炒萊菔子、炒枳殼。暑熱夾濕加六一散、藿香、佩蘭等。素脾胃虛弱者注意減少大黃用量。

【功效】解三焦之鬱熱，祛邪退熱。

【用法】每日一劑，煎兩煎，早晚分兩次服用。或分多次頻服。

升降散為清代醫家楊栗山所創，載於《傷寒溫疫條辨》一書中，主治「溫病……表裏三焦大熱、其症不可名狀者」。方中以僵蠶清熱解鬱、除濕化痰，蟬衣祛風勝濕、滌熱解毒，薑黃行氣散鬱，大黃泄熱排毒。 楊氏認為方中「僵蠶、蟬蛻升陽中之清陽，薑黃、大黃降陰中之濁陰」，「一升一降，內外通和，而雜氣之流毒頓消矣……名升降，亦雙解之義」。藥雖四味，配伍合理，深合《內經》風淫、熱淫、濕淫所勝，治以辛涼、鹹寒、苦辛，佐以甘緩、淡泄之義，且寒溫並用，升降同施，有通裏達表、升清降濁、調達氣血、宣鬱散火、驅風勝濕等作用，故可用治內傷外感之多種病症。

不論是外感邪氣化熱還是內傷雜病的某些階段，均可疏理氣機、調節升降，氣機升降恢復正常，其病自癒。升降散雖為溫疫而設，然其應用已超出溫疫範疇。臨床可用於外感、雜病的治療。

3. 加減藿香散止瀉：

【方藥】藿香、紫蘇、陳皮、白朮、茯苓、車前子、厚朴、半夏、甘草、生薑等。

【加減】風寒瀉加蔻仁、防風，有熱加黃連，濕重加滑石、蒼朮，水瀉加大白朮、車前子用量，食積加焦三仙、雞內金。

【用法】每日一劑，煎兩煎，早晚分兩次服用。

本方主要用於外感邪氣而致的腹瀉，以藿香正氣散加減化裁而來。方中藿香、紫蘇芳香化濕，白朮、茯苓、陳皮健脾滲濕，厚朴行氣，半夏和胃止嘔、甘草、生薑調中和胃。方中重用白朮以健脾滲濕，車前子利水，乃利小便實大便之意。臨應用療效極佳。

4. 化痰祛濕消卵巢囊腫：

【方藥】海藻、昆布、生牡蠣、鱉甲、浙貝母、土白朮、茯苓、澤瀉、車前子、滑石、當歸、赤芍、桂枝等。

【加減】腹痛加元胡、香附，伴附件炎症加敗醬草、紅藤。

【功效】化痰祛濕、軟堅化結。

【用法】每日一劑，煎兩煎，早晚分兩次保留灌腸。口服亦可。

本方用於治療婦科卵巢囊腫，超音波顯示囊腫為無回聲暗區，包膜完整。方中海藻、昆布味鹹可化痰軟堅，牡蠣、鱉甲軟堅化結，浙貝母化痰軟堅，土白朮、茯苓健脾利濕，澤瀉、滑石、車前子利水化濕以消囊腫之水，當歸、赤芍活血和血，桂枝通陽化水。各藥合用可化痰結、除濕氣、消症塊。本藥應用保留灌腸的方法，使藥物的有效成分不不經過消化道被消化酶所破壞，保護了藥物的有效成分，提高了病變部位的血藥濃度，較口服效果好。臨床治療卵巢囊腫有效率達 96.7%。

臨床治療的同時我們又進行了實驗研究，發現卵巢囊腫的病人自由基水準較正常人高，經過中藥灌腸治療治癒後，自由基水準又回到正常人水準。說明卵巢囊腫的發生，自由基的增高是其病理變化的一個關鍵因素。

四、臨證醫案

（一）小兒咳嗽

陳某，男，3 歲。主因咳嗽，發熱二日住院治療。入院時咳嗽較甚，痰多色白，體溫 39℃，不欲飲食，大便乾。血常規化驗白細胞 7.9×10^{12}/L，中性粒細胞 76%，診斷為支氣管肺炎，給予抗生素治療三日，並用宣肺止咳之劑口服，咳減發熱不退。

遂邀余會診：視患兒咳嗽時發，有痰，時流濁涕，體溫午後達 39℃，不欲飲食，大便二日未行，舌苔白滿布稍厚，指紋色紫在氣關。

【辨證】風寒襲肺，食滯內停。

【治法】宣肺散寒，化滯通腑。

【方藥】杏仁 5 克、紫蘇 4 克、半夏 4 克、橘紅 3

克、柴胡 8 克、前胡 8 克、白前 6 克、桔梗 3 克、炒枳殼 3 克、炙紫苑 6 克、炙冬花 5 克、焦三仙 5 克、炒萊菔子 10 克，甘草 3 克、生薑 1 片。

【服法】每日一劑，日兩服。

服用一劑後便通熱退，三劑後咳止。

此患兒屬外感風寒，內有飲食停滯。初用宣肺止咳之劑而不用消食通腑，邪熱難去，痰食難消。故而熱不退，咳不止。後用宣肺散寒，化滯通腑之劑，使之大便通暢，邪熱隨之而瀉，痰食亦瀉，熱退咳亦止，其病自癒。

臨床治療小兒之病，辨證治療時尤其要重視夾痰，夾食之證。因痰食即是疾病之病理產物也是導致疾病之病因。故而祛痰消食在治療疾病的過程中是一個重要環節。臨床治療小兒疾病時尤其要注意。

（二）氣虛發熱

蔚某，女，72 歲。主因發熱 7 日入院。之前曾用多種抗生素治療。入院後經多方檢查未明發熱原因，前醫又用中藥白虎湯，清營湯等治療其熱不退。余診之脈虛而大，頭痛，身微惡寒，體溫在 38º ～ 39ºC 間，言語無力，飲食不思，精神疲乏，口渴不欲飲，舌淡紅，苔白。

【辨證】氣虛發熱。

【治法】甘溫除熱，益氣升陽。

【方藥】投以補中益氣湯加減：黃蓍 30 克，黨參 15 克，升麻 6 克，柴胡 6 克，陳皮 8 克，土白朮 15 克，當歸 10 克，蔓荊子 10 克，炙甘草 6 克，生薑 3 片。

【服法】水煎服，每日一劑。

服藥一劑後熱減，兩劑熱退，三劑後精神漸復。遂出院回家調養，又以上方加減服用週餘身體恢復健康。

患者年老，素體弱氣血不足，病前曾操勞，致其氣虛下陷，陰火上乘，遂致發熱。其證雖見口渴，並非熱象，乃氣虛不能氣化升騰津液所致。頭痛為氣虛不能榮上，身微惡寒是氣虛不能顧護於外。醫見發熱，皆以清氣、清營之劑療之，更損陽氣，熱非但不退，反氣虛更甚，更顯一派氣虛之象。臨床辨證治療時，當以脈證合參，勿犯虛虛實實之戒。

（三）卵巢囊腫

李某，女，29 歲。主因發現卵巢囊腫 2 月餘求治。患者曾因左、右卵巢囊腫先後做過兩次手術，此次又發現右側卵巢囊腫大小約 8×7CM，超音波下呈無回聲暗區，因懼於手術遂求治於中醫。

查患者精神尚好，飲食亦可，述小腹時感憋脹，偶感疼痛，小腹部可觸及包塊。婦科檢查左附件區可觸及大小約 9CM 的囊性腫物，質軟，壓痛不明顯。舌質暗紅，苔白，脈沉緩。辨證屬於痰濕內結，氣血阻滯。治療以化痰祛濕、行氣活血，軟堅化結為法。

【方藥】海藻 15 克、昆布 15 克、生牡蠣 25 克（先煎）、鱉甲 12 克（先煎）、浙貝母 12 克、土白朮 15 克、茯苓 15 克、澤瀉 10 克、車前子 15 克（包）、滑石 10 克（包）、當歸 15 克、赤芍 12 克、桂枝 10 克、三棱 10 克、莪朮 9 克。

【用法】上藥每日一劑，煎兩煎共取汁 300ML，每次

150ML，分早晚保留灌腸。

並配合中藥離子導入局部治療，每日一次。連續用藥兩週，超音波複查囊腫為 6×4CM 大小。效不更法，繼用上法灌腸治療，停用離子導入。復用兩週，超音波顯示囊腫減為 3×2CM。之後又連續用藥一月，囊腫完全消失。囑注意情志及飲食調養。隨訪一年未復發。

卵巢囊腫現代醫學未明確病因，治療採用手術方法。中醫可歸屬於「症瘕」、「積聚」的範疇。此患者卵巢囊腫反覆發作，手術治療兩次。據脈證辨證屬於痰濕內結，病久又有氣血鬱滯。治療在化痰祛濕、軟堅化結的同時加大行氣活血之力，其囊腫自可消失。

以上所述是我從醫 30 來年的點滴體會，由多年的臨床實踐我體會到，要做個合格的中醫要做到：

一是要博覽眾書，無論是中醫經典，還是現代醫療經驗。從中可攝取精華，提高自己的知識水準。

二是要結合現代醫學知識，應用其診斷標準，治癒標準來檢驗治療疾病的療效。同時中西醫結合治療可提高治療效果。

三是辨證的同時要靈活掌握治療方法，標本兼顧，因時、因地、因人制宜。

四是應用綜合治療，內外治療相結合，可明顯提高治療效果。

五是要做到精於思、勤於筆，不斷總結所學知識及臨床所得，才能提高。

閆開年

一、個人簡介

閆開年（1946－ ），山西介休人，自幼勤奮好學，15 歲在城關公社醫院參加工作，隨師學醫。苦讀《內經》、《難經》、《傷寒・雜病論》、《金匱要略》等書，藥性湯頭、脈訣更是熟讀如流。

1979 年獲得了中醫士職稱；1981 年在山西省中醫理論班進修學習中醫經典著作，一年中，使我更系統地充實了中醫的理論知識；1989 年獲得了中醫師職稱；同年 9 月，獲得了主治中醫師任職資格。擔任過介休市第三屆政協委員，至今已退休。

二、學術思想

（一）臨證顧護正氣是關鍵

「邪之所湊，其之必虛，正氣存內，邪不可干」，重點突出了人體的正氣是預防疾病的天然屏障。《素問・上古天真論》曰：「虛邪賊風，避之有時，恬惔虛無，真氣從之，精神內守，病當從來。」說明了外因是變化的條件，內因是變化的根據。

一個人患病的關鍵是要看你的正氣如何，所以在臨證時，時時要顧護正氣。清代明醫葉天士曰：「留得一份津液，就有一份生機。」故在臨床上見到實證、熱證、或虛中挾實證、或本虛標實證，就亂用苦寒瀉下或攻伐之品，一味地追求祛邪，雖然症狀稍解，但正氣已衰，皮之不存，毛將安附矣，故為醫者，應當慎重。

（二）任重整體觀念

「整體觀念，辨證施治」是中醫的獨特理論。臨證是首先要辨清表、裏、寒、熱、虛、實，進一步用六經辨、衛氣營血辨、氣血津液辨，臟腑辨、三焦辨，初步確定疾病的部位，邪氣的深淺，疾病的性質，正邪的盛衰，這樣才能為施治奠定了基礎。

因為要做一名稱職的中醫，就應該按中醫的診斷理論，再結合現代醫學，這樣才能對疾病作出全面完整的診斷。如臨證時，見症開方，頭痛醫頭，腳痛醫腳，只能收到功倍事半的效果。

（三）同病異治，異病同治

同病異治，異病同治，這是中醫在治療疾病時的一種手段。一方治多病，一病用多方，這是筆者在臨證時慣用的法則，因為中醫治病，就應該是「審因論治」。

比如：咳嗽一證，但有寒、熱、虛、實、燥、痰、濕等，故在論治進就用不同的方劑和法則，不可拘泥。相反，有出血、咳嗽、胃痛、尿赤，但都因為熱邪所致，故可用一方一法論治。

三、經驗介紹

（一）固沖補腎五子湯

熟地、山藥、山萸肉、人參、白朮、升麻、巴戟天、肉蓯蓉、女貞子、覆盆子、沙苑子、菟絲子、黃蓍、炙甘草、枸杞子。

若因寒者，加炮薑、肉桂、艾葉、丹皮、吳茱萸；

若因熱者，加梔子、知母、黃芩、丹皮；

若因氣虛者，重用黃蓍、人參；

若因氣滯者，加佛手、木香、香附、柴胡；

若因淤者加桃仁、紅花、澤蘭葉、坤草；

若因痰者加半夏、膽星、茯苓；

若因血虛者加桂元肉、當歸、製首烏；

若因挾濕者加薏仁、通草、防己、萆薢。

本方主治婦女經、帶、崩、漏之證，它主要以固衝任，補腎氣，扶正為主的一個方子。臨證時，只要辨清虛、實、寒、熱、挾淤、挾痰、氣滯、濕熱等，對月經病、帶下病、崩漏等症隨方加減，無不奏效。

（二）新加六味飲

熟地、山藥、山萸肉、丹皮、茯苓、澤瀉、仙靈脾、芡實、金櫻子、桑螵蛸、巴戟天、肉蓯蓉、鎖陽。

有尿蛋白時加黃蓍、枸杞子、菟絲子、蓮子、沙苑子；

有潛血者加茜草、仙鶴草、阿膠、白芨、大小薊；

有水腫甚者加赤小豆、玉米鬚、豬苓、防己、薏仁；

有血虛全身無力者加人參、當歸、首烏、桂元肉；

有高血壓時加牡蠣、鱉甲、天冬、生白芍、杜仲。

本方治慢性腎炎（屬中醫水腫範疇），本方立意主要是根據：腎藏精、脾主升清；腎為先天之本為真陰、真陽所寄之所；脾為後天之本，為氣血營衛生化之源。封藏不固，精微外泄再加六淫侵襲，陰陽失調，故本方經本人在臨床使用多年療效滿意。

四、臨證醫案

（一）水腫

患者：郭××，女，48 歲，工人，2005 年 6 月 18 日初診。

【主訴】持續性尿蛋白兩年有餘。患者在兩年前因感冒後發現面部腫脹，繼而雙下肢水腫，全身無力伴噁心頭暈。在某某醫院就診，經化驗尿常規，尿蛋白 +++，潛血 ++，白細胞 ++，血壓 150/100mmHg，尿素氮、肌酐在正常範圍。按急性腎炎處治，一週後，面部腫脹消失，精神好轉，噁心頭暈減輕，尿蛋白 ++，潛血 +，血壓 150/100 mmHg。隨後轉入中醫科治療，先後去太原、北京等醫院服中藥治療，但尿蛋白一直未消持續在（++），延余診治。

經本人診治，望面色㿠白，眼眶黯黑，精神尚可，在行經期有全身不適，易感冒症狀，食慾時好時差，手足心有灼熱感，腎功能正常，尿常規、尿蛋白 ++，舌質淡紅，苔白膩，脈象六脈俱虛，兩尺尤甚。按病程日久，腎陰陽俱虛，封藏不固，脾虛不運，水穀精微外泄，所以用新加六味飲：

熟地 12 克、山藥 15 克、山萸肉 12 克、丹皮 9 克、茯苓 12 克、澤瀉 9 克、菟絲子 12 克、枸杞子 12 克、沙苑子 10 克、五味子 10 克、女貞子 10 克、覆盆子 9 克、巴戟天 10 克、肉蓯蓉 12 克、黨參 15 克、黃蓍 30 克、蓮子 12 克、芡實 12 克、桑螵蛸 9 克、玉米鬚 10 克、赤小豆 12 克、丹參 12 克、紅花 6 克、七劑，水煎服。

服七劑後，化驗尿蛋白（+），雙下肢水腫明顯減輕，尿頻減少，效不更方，繼續服七劑；再化驗尿蛋白（+ －）精神好轉，食慾增進，面色紅潤，原方去丹參，紅花，加仙靈脾，金櫻子，擊鼓再進七劑；再次化驗尿蛋白（－），其他全部正常，血壓 140/90 mmHg。

再繼續服用金匱腎氣丸兩月，隨訪兩年尿常規檢查均已正常，其他一切如常。

（二）滑胎（習慣性流產）

患者：聶××，女，28 歲，農民。2004 年 1 月初診，患者婚後三年，無明顯誘因，自然流產三胎，每到懷孕早期（約 50 天左右）出現陰道流血，小腹墜脹，每以用黃體酮、維生素 E、促絨毛性腺激素保胎無效，延余診治。

經本人診治，望面部黯斑，形體消瘦，精神萎靡。經期提前，食慾不振，夜間盜汗，五心煩熱，舌淡苔白，脈象為細虛、尺脈尤甚。

男方檢查精液常規各項指標均正常。

按：本患者屢孕屢墮，體質纖細是由天癸不充，復損腎氣，導致中氣虧損，衝任不固，化源匱乏，以致不能攝養胎氣，而形成滑胎，宜在未孕之前進行調理，用補腎固衝丸（《中醫學新編》），一日三次，一次 6 克，堅持服用兩月後，發現懷孕，即用泰山磐石安胎飲加減。

人參 9 克、白朮 12 克、黃蓍 30 克、川斷 12 克、砂仁 9 克、鹿角膠 12 克、熟地 9 克、當歸 9 克、川芎 9 克、炒白芍 9 克、山萸肉 12 克、巴戟天 12 克、肉蓯蓉 10 克、菟絲子 12 克、沙苑子 10 克、杜仲 10 克。連服十四劑，胎兒平穩，停藥後於 2005 年 1 月喜得雙女。

李連旭

一、個人簡介

李連旭，男，1953 年 4 月生，大專學歷，副主任醫師。1975 年參加工作，在左權縣人民醫院工作，從事骨科專業。先後在北京、太原進修學習深造，在骨科專業方面有一定造詣，是深受老百姓喜愛信賴的醫生。從小酷愛中醫，30 多年醫學實踐中從未放鬆對中醫的學習應用鑽研。在中西醫結合治療骨傷科疾患中，經常用中藥內服外用治療顱腦損傷、胸脅損傷、肋骨骨折、血胸、腹部損傷、骨盆骨折、外傷性腸麻痺、脊椎骨折合併截癱以及各部位軟組織損傷。

擅用中西醫結合治療一些疑難雜症。如骨關節病、頸、肩、腰腿痛、類風濕病、心腦血管病、腫瘤等。積累了較為豐富的實踐經驗，先後在國際會議、國家級、省級雜誌發表論文 20 餘篇。近年來對張仲景、張景岳、張錫純、王清任四位名醫的學術思想深入鑽研、躬身實踐、勤於總結，在理論實踐方面又有了新的認識，新的提高。

二、學術思想

中國醫學，是我們先人在與疾病作對抗的長期過程中。歷經賢人志士積累的豐富的實踐經驗。筆者在 30 多年的工作之餘、閱讀了一些中醫典籍，其中我情有獨鍾的四位先師：張仲景《傷寒論》、張景岳《景岳全書》、張錫純《醫學衷中參西錄》、王清任《醫林改錯》對我影響較大，對他們的學術思想從認識、實踐、再認識、再實踐的過程中獲得了一些體會，他們的醫德、醫心、醫善、醫行影響了我。張仲景被後人尊稱為「醫聖」，他的《傷寒論》被稱為「聖經」，他創製的桂枝湯、小柴胡湯被稱為「聖方」。張景岳的《景岳全書》被後人譽為一座「寶山」，自古至今都有人在挖掘這座「寶山」。張錫純的《醫學衷中參西錄》是一個「寶庫」，是他一生臨床實踐經驗的結晶，後人是取之不盡、用之不竭的。王清任的《醫林改錯》是一塊「寶石」，活血化淤這塊閃閃發光的「寶石」必將更加璀璨奪目。

我對他們的仰慕之情、崇敬之心難以用言語表述。

（一）對張仲景學術思想的認識與實踐體會

張仲景是我國東漢末年的一位傑出醫學家，以自己的聰明智慧創造性地寫出了千古不朽之作《傷寒論》，他用自己的心血鑄成的《傷寒論》一字千金，開創了中國醫學六經辨證的先河，六經辨證是其學說思想的的精華和靈魂。1800 年前一位醫學家的專著能掀起全國乃至世界 100 多個國家的研究熱。

就近代國內外研究其學說的人數之多、論文數目之多、涉及範圍之廣，在中國醫學史上是罕見的，一部《傷寒論》能如此感動人類、影響社會，能在如此大跨度的時間、空間中流芳千古，這不能不說是一個奇蹟。

學中醫為什麼《傷寒論》是必讀的典籍呢？多數先輩認為：《傷寒論》最有系統便於學習，《傷寒論》最實用，有理論，有經驗。學懂了《傷寒論》，進一步可再讀內經，也有利於學習理解唐宋以後的各家學說。

由此可見，學好《傷寒論》，就為學習中醫學打下了堅實的基礎。為做好臨床工作心中有了一部《傷寒論》，便卓卓然有餘裕了。

傷寒金匱組方的特點是藥味少而精，效專力宏，配伍非常嚴密，又非常靈活，可謂嚴而不死、活而不亂，有出神入化的微妙之處。仲景對其研究之深，達到了見微知著的境地，其療效長盛不衰，充分體現了其生命力，充分體現了其科學內涵。如傷寒論開宗名義第一方，桂枝湯即是辛甘酸配伍的代表方，既有化陽成為功能的一面，又有化陰成為物質的一面。其立法組方著眼於振奮脾胃之氣，以達祛邪的目的。經歷代醫家研究，應用於外感、內傷、婦、外等屬營衛失調的許多病都有奇效，被認為是調節陰陽平衡的「聖方」。

又如小柴胡湯在仲景方中是一個療效顯著，使用範圍極為廣泛的名方，後人對此評價很高，並在此方的基礎上演繹出了不少的有效方劑，治療範圍直至今天仍然在繼續擴大中，被譽為和解少陽肝膽，推動開闔樞之聖方。

（二）對張景岳學術思想的認識與實踐體會

《景岳全書》是張氏最主要、最有代表性的力作，是其生平學術經驗的全部總結和集中薈萃，具有很高的理論和實踐價值。是一部非常全面、非常系統、名符其實的中醫學的全書，是我國醫學史上不可多得的醫學巨著，他以年逾古稀的高齡，傾注畢生的心血，孜孜不倦地致力於學術探討與經驗總結。

這種一絲不苟的治學態度與頑強不息的驚人毅力，感人之深，令人敬佩，堪稱後人之楷模。他給後人留下了極為寶貴的財富，是取之不盡，用之不竭的。

1. 充實和發展了陰陽理論和命門學說：

提出了「善補陽者，必於陰中求陽，則陽得陰助而生化無窮；善補陰者，必於陽中求陰，則陰得陽升而泉源不竭。」並提出了「陽非有餘，陰亦不足」的著名論點。反覆強調陽氣的重要性，謂「天之大寶，只此一丸紅日；人之大寶，只此一息真陽」，這一著名觀點，成為其立論的指導思想和獨具特色的學術特點。

反映在治療上，張氏擅用溫補。所以，成為溫補學派的傑出代表。

2. 開創了八綱辨證之先河：

他曾一針見血的指出：「凡診病施治，必須先審陰陽，乃為醫道之綱領，醫道雖繁而可以一言而蔽之者陰陽而已。」並告誡人們：在辨證中，首別陰陽總綱後，還必須審察疾病之「六變」，即表裏寒熱虛實，這是辨證的關鍵。只有審察六變，才能對疾病瞭若指掌。

3. 筆者在臨床實踐中，應用張氏玉女煎（生石膏，熟地，麥冬，知母，牛膝）治療水虧火盛，少陰不足，陽明有餘之煩熱乾渴，頭痛牙痛，失血等病機的現代疾病如牙周炎、牙周變性、齒齦萎縮、復發性口腔潰瘍、鼻出血、三叉神經痛數10例，取得了較好的臨床效果。

【典型病例】李某，女，65歲，牙痛一週，冷熱刺激尤甚，局部紅腫。口腔科醫生診斷為根尖炎，治療需鑽孔，將根尖神經失活後行充填術，患者懼怕手術，要求用中藥治療，用玉女煎加生地、黃柏，服兩付疼痛減大半，共服四付痊癒。隨訪七年再未牙痛。以後用此方多例，效果顯著。

4. 根據張氏「凡脾胃不足，及虛弱失調之人，多有積聚之病」，並提出「養正積自除」的觀點，多年來治療一些腫瘤晚期及術後放、化療後的患者，用其名方大補元煎（人參，山藥，熟地，當歸，杜仲，山萸肉，枸杞子，炙甘草），為主加減補氣養血，健脾益腎，扶正固本，使一些晚期肝癌、胃癌患者減輕了痛苦，延長了生存期，取得了一定的療效。

【典型病例】張某，男，65歲，胃痛半年多，以饑餓痛為主，有時喝水可緩解，時有噯氣、打嗝，舌苔黃膩、邊緣紫暗。胃鏡檢查可見小彎側延及後壁黏膜約6×8公分潰爛灶，周邊凹凸不平，質地硬、彈性差。

【病檢】低分化腺癌，患者懼怕手術要求中藥治療。用優福定化療配合中藥，根據張氏「養正積自除，與噎膈反胃當以脾腎論治」的理論，抓住健脾益腎之大法，以大補元煎與旋覆代赭湯隨症加減，堅持服藥三個月，服50付，自覺精神佳、飲食好、二便正常、胃痛消失。

【胃鏡複查】原病灶由6×8公分變為結節狀糜爛。收到意外療效，患者甚喜，現已半年仍在繼續觀察治療中。

（三）對張錫純學術思想的認識與實踐體會

《醫學衷中參西錄》是張錫純先師一生臨床經驗的總結，內容豐富，獨樹一幟。

他一生深研經典，博採眾長，師古不泥，勇於創新，衷中參西，潛心醫學 40 餘年。其學說影響遍及大江南北，遠播東南亞，被後世譽為「軒岐之功臣，醫林之楷模」，自擬方劑 160 餘首，用藥十分精當，療效十分明顯，醫家十分常用，後世十分讚賞。

（四）調攝治法在臨床上有著重要的指導意義

筆者讀張氏書三十餘年，對先師創立的調攝治法印象深刻，受益非淺在臨床上有著重要的指導意義。

1. 在治療脾胃疾病方面，巧於調補，平衡陰陽為要，博採李東垣善「補脾升陽」，葉天氏善「滋養胃陰」兩大名家之長，將扶脾陽、益胃陰，調升降同時並進，創製了多個代表方劑。如資生湯（生山藥，元參，白朮，生雞內金，牛子）剛柔相濟，燥潤兼施，在重視調補陰陽的同時，又注意脾胃的氣機升降，既用補脾升陷之品，又用平胃降逆之品，與症相合，用之效良。

2. 擅長治療肝病，注重調暢氣機，創新治肝八法。先師治肝的學術思想深邃精闢，有獨到之處，對氣的運動升降出入四種基本運動形式，應用到出神入化，淋漓盡致的境界。其根據調暢氣機立法，自擬治肝之方多首，最具代表性的鎮肝熄風湯，臨床常用，療效卓著。

3. 先師鎮肝熄風湯由 12 味藥組成（懷牛膝，生赭石，生龍骨，生牡蠣，生龜板，生白芍，元參，天冬，川楝子，生麥芽，茵陳，甘草）。其功用鎮肝熄風，滋陰潛陽，臨床辨證用於肝腎陰虧，肝陽上亢之高血壓病，腦動脈硬化，以及中風前、卒中期、中風後。只要屬於肝陽化風的病理機制者，筆者多年應用此方，有觀察記錄較完整的 33 例患者，療效在 90%以上，收到了效如桴鼓的療效。

4. 張氏的名方活絡效靈丹，現代研究證實，具有較強的活血行氣止痛作用。筆者臨床廣泛用於各種氣血凝滯所引起的疼痛性疾病，隨症加減，用於肩周炎、頸椎病、腰椎增生脊柱炎、椎間盤突出症。典型病例：活絡效靈丹合黃蓍桂枝五物湯加減治療肩周炎 8 例，服 6 付，肩痛明顯減輕，繼服 18-20 付，疼痛消失，諸症全除。

（五）對王清任學術思想的認識與實踐體會

王清任是我國清代偉大的醫學科學家，他硬是孜孜不倦地奮鬥了 42 年，把畢生最突出的經驗載入《醫林改錯》一書中，一本不足一百頁的醫林改錯，確在中國醫學中佔有重要的一席之地。雖然王氏對解剖學的投入已經到了如癡如迷的程度，但我認為其在治療學上的貢獻比之解剖學的貢獻更大。

1. 他所創製的補陽還五湯是一張特別著名的效方，開創了益氣活血法治療半身不遂的新途徑。筆者屢用此方治中風後遺症手足不遂者，有較完整記錄及隨訪者 40 例均有顯著療效，並在此方基礎上根據久病入絡的理論隨症加入蟲類藥，自擬五蟲湯（全蠍，蜈蚣，土元，炮山甲，水蛭）確實有屢用屢效之功。

【典型病例】陳某，男，62 歲，一年前腦梗塞，經住院治療後，左半身不遂，舌強語塞，活動靠人攙扶而就診，面紅體胖，脈弦大，舌質暗紫，苔黃膩，辨證屬氣虛痰淤，用該方 5 付，精神漸振，患肢較前有力，不需攙扶，已能在平路行走，又服 6 付，左足趾一年不能自主活動，可主動活動，患者甚喜，以後每週服 3 付，堅持服用 4 個月，左側不遂恢復近正常。

2. 應用膈下逐淤湯配苓桂朮甘湯或炙甘草湯配苓桂朮甘湯治療風心病並慢性心功能衰竭效果滿意。

【典型病例】劉某，男，79 歲，風心病並慢性心功能不全，心下痞、心悸、氣短、雙下肢腫脹、雙足皮膚色澤暗褐、脈結代、舌質淡、口唇紫疳，重時夜不能平臥，間斷服用膈下逐淤湯合苓桂朮甘湯半年，明顯改善臨床症狀。如遇勞累感冒時夜間不可平臥，服上方一付即可平臥。此間曾用炙甘草湯合苓桂朮甘湯服兩付方可平臥，服該方還改善了患者精神狀態、食慾好、睡眠好、二便暢快、下肢腫脹消退、皮膚色澤粗糙、苔蘚樣變均明顯改善。療效的神奇足以證明中醫藥的博大精深。

3. 在骨傷科臨床中常用通竅活血湯治療外傷性顱內血腫，顱腦損傷及其後遺症。常用血府逐淤湯治療胸脅損傷、肋骨骨折、血胸。用少腹逐淤湯治療下腹損傷、骨盆骨折、外傷性腸麻痹。用身痛逐淤湯治療肩周炎、痛風、骨質增生、風濕性或類風濕性關節炎。補陽還五湯治療缺血性肌攣縮、腰間盤突出症、脊椎骨折合併截癱。

骨傷科有「損傷一證，專從血論」之說，《內經》《傷寒論》均把活血祛淤作為治療傷患的原則。筆者根據王氏創立的方劑，辨明瘀血不同部位而應用之收到很好的療效，王氏立法重氣血，辨證重淤血，治療擅活血，是其學術思想的精華。

王氏用自己一生的奮鬥創造出龐大系列的高品質的活血化淤名方。試想如果沒有精深的理論基礎，紮實的臨床功底，長期的臨床實踐，正確的思維方法，嚴謹的治學態度和豐厚的文化底蘊，是不可能做到的，也是斷然做不好的。《醫林改錯》創造性地為中國醫學寫下了光輝的一章，「活血化淤」是一塊閃閃發光的寶石。

我愛讀《醫林改錯》，我愛王清任氏，這位滿腹經綸的偉大醫學科學家值得我們永遠學習和紀念。

三、經驗介紹

（一）大黃附子湯的運用

在 30 多年的臨床實踐中心應用仲師相反相成法，寒溫並用的大黃附子湯在辨證論治的基礎上隨症加用，治療多種痛症療效顯著。

1. 治痢腹痛裏急方

大黃、附子、細辛、丹參、白芍、杏仁、桔梗、當歸、地榆、炮薑、馬齒莧。

2. 瘡瘍紅腫疼痛

大黃、附子、細辛、丹參、銀花、連翹、地丁、蚤休、山甲、皂刺、甘草、蒲公英、天花粉。

3. 胃脘痛

大黃、附子、細辛、丹參、香附、木香、桔梗、枳殼、高良薑。

4. 復發性口腔潰瘍而疼痛較重者

大黃、附子、細辛、丹參、生地、麥冬、蒲公英、天花粉。

5. 尿路灼熱澀痛

大黃、附子、細辛、丹參、生地、竹葉、麥冬、桔梗、銀花、石葦。

6. 乳房腫痛

大黃、附子、細辛、丹參、柴胡、橘葉、枳殼、香附、王不留行、夏枯草。

7. 帶狀皰疹

大黃、附子、細辛、丹參、生地、大青葉、龍膽草、天花粉、板藍根、蒲公英。

8. 睾丸腫痛

大黃、附子、細辛、丹參、木香、元胡、烏藥、荔枝核、金鈴子、小茴香。

寒溫併用有相互制約、相互依賴、相互滲透、相互促進、陰陽兼顧的作用，充分體現了陰中求陽，陽中求陰之理論。寒溫併用可起到激化作用，可起到寒熱相濟、和調陰陽、破陰寒血凝，有雄猛攻邪之力，既是溫下之良藥，又有鎮痛之功，具有走而不守、通則不痛的特性。總之寒溫併用，蘊寓無窮奧妙，值得深入研究。

（二）附子在臨床中的應用

《傷寒論》一書應用附子遍及六經病各篇章，仲師是應用附子較早且最靈活者。附子是中醫學用藥物中極重要之藥物，其主治非常廣泛。一切陽虛症、一切寒症、一切痛症（以寒為主）均必用，風、水、飲、痰、濕、氣滯、血淤證均當用。氣虛、血虛可用，善用者，無論寒熱溫清表裏補瀉之劑，皆可應用之。

筆者臨床細心觀察，謹慎應用附子多年治療疼痛性疾患，諸如頸、肩、腰腿痛、髖、膝關節骨性關節炎、風濕、類風濕等收到良好的效果。在記錄較完整的一組 46 組病例中辨證論治屬陰寒痺痛者，有完整病例的記錄共 46 例病例中，均用到了附方。

基礎方：獨活、防風、細辛、川芎、當歸、生地、川斷、白芍、桂枝、茯苓、杜仲、牛膝、人參、黃蓍、桑寄生。

在辨證基礎上加用炮附子有非常好的療效，有效率在 90%以上。

四、臨證醫案

郭××，女，54 歲，右膝骨性關節炎，病痛重，活動受限。服中藥 6 付，複診疼痛減輕大半，服 24 付，基本臨床治癒。

王××，女，43 歲，雙膝骨性關節炎，疼痛活動障礙，上下樓需人扶助，服中藥 6 付，疼病減輕，上下樓複診不用人扶。

韓××，男，41 歲，左髖關節骨性關節炎，間隙變窄，股骨頭囊性變，曾在外院骨牽引三週，準備全髖置換，後會診認為年齡輕而出院。服中藥 10 付，疼痛去半，收意外效果。

程××，男，65歲，增生性脊柱炎，腰椎管狹窄症，服藥15付有顯著效果。

附子被明代名醫張景岳稱為藥中四維之一，現代名醫顏德馨曾說，要想成為一個名醫必須學會用附子，可見附子無論在古代、現代名醫心目中的地位。特別是仲師在傷寒、金匱兩書中對用附子之適應證、用法、規律、配伍、用量及煮法、服法有詳盡應用之舉例及說明，願更多同仁結合現代研究成果，再作深入探索。

李鴻賢

一、個人簡介

李鴻賢，男，1963 年 5 月出生。1998 年被聘為副主任醫師、高級講師，2003 年任晉中市中醫學會副秘書長。1986 年 7 月畢業於山西醫學院中醫大學班。大學畢業後，在晉中市衛生學校、晉中市第二人民醫院從事教學與臨床工作。

1991 年至 1992 年在中國中醫研究院廣安門醫院師從林蘭、馮興華等名師進修學習糖尿病、消化系疾病的中西醫結合治療。

1996 年至 1997 年在山西醫科大學跨世紀醫學學科帶頭人班學習，2009 年 3 月，又參加了為期兩年的「山西省優秀中醫臨床人才培訓班」的學習。

李鴻賢基礎理論紮實，臨床經驗豐富，中西結合，擅長治療糖尿病、消化系疾病、中老年疾病等。

二、學術思想

（一）提出中醫的醫學模式

中醫是一門古老而現代的醫學科學，深奧而晦澀，一般人難以真正理解，沒有一定的「悟性」是不會掌握的。尤其是在商品經濟迅速發展的時代，人們的思想浮躁，急功近利，注重表面的物質生活，輕視思想的修養，更是對中醫缺乏正確的認識，因此，中醫受到冷落也是道理中的事情。

真正的科學是經得起人民、歷史、實踐的考驗的，中醫就是這樣，經歷了幾千年的風雨滌蕩、寒暑消磨，至今還大放異彩，其生命力是什麼？

我認為，最主要是它的醫學模式非常符合醫學發展的規律。

大家知道，現代醫學的模式是生物—心理—社會醫學模式，所以，現代醫學的發展始終圍繞著這個模式轉，但現在的問題是由於現代醫學分支太多，過於細化，所以在實際中不能很好地把這個醫學模式很好地結合起來，也就是說，這個模式內部結合還比較鬆散，不能有機地統一起來，尤其是對醫務人員的個人修養要求，還遠遠沒有達到這個模式的要求。

早在上世紀八十年代中期，李老師就在認真學習中醫，深入思考現代醫學的基礎上，提出了中醫的模式是「生物—心理—社會—自然」的醫學模式。從中醫的奠基理論《黃帝內經》始，到兩千多年後的今天，從中醫理論到中醫實踐看，如果在運用中醫的過程中不能貫穿這個醫學模式，那就不可能對中醫有較深的理解，也不能很好地運用中醫治療疾病。

這個模式的精髓是整體觀念，這個模式的工具是辨證論治。用這個模式看中醫，中醫是那麼的親切，那麼的人性，那麼死心塌地地為人類防病治病服務。

中醫模式首先為中醫的「未病學」研究奠定了基礎，提供了思路。中醫模式也為中醫臨床診斷找到了依據。從根本上來說，疾病的發生，不單是生物的因素：如細菌、病毒、致病微生物在作怪，而更多的恰恰是心理、社會、自然的因素對人的生理、病理影響的較多、較大。這些因素也是最終的歸結。當然，這並不是忽視生物因素對人體生理、病理的作用。

（二）中老年疾病的治療理論依據

中老年疾病是現代醫學的一個提法，它包括許多中老年常見的疾病，如：高血壓、高血脂症、高血糖、動肪硬化、冠心病、腦血管病變、糖尿病、膽囊炎、膽結石等代謝性疾病，也包括骨質疏鬆引起的骨質增生、腰腿痛等疾病，還有肥胖、腫瘤，或是婦科疾病，免疫性疾病如乾燥綜合徵等。

這些病分佈在不同的學科裏，但都是出現在中老年人身上的病，所以，它們肯定有共性的病變基礎。

為什麼中老年人容易出現這些病呢？主要是與年齡有關。年齡越大，生理功能自然就降低，抵抗力就較差，就容易出現各種各樣的病變。在中醫來講，就是「虛」。主要是「氣虛」。

在「虛」的基礎上，人體最主要的氣血循環受到影響，或血流緩慢，或血流受阻，或發生淤滯，嚴重影響了人體正常功能的發揮。所以由「虛」而致「淤」就不難理解，「淤」在何處，主要是「血淤」。

總之，「氣虛血淤」不僅是中老年人發病的基礎，也是人體衰老的根本原因。抓住這一環節，去認識中老年疾病，去治療中老年疾病，大多會收到良好的效果。

「氣虛」不僅導致「血淤」，而且還會引起「濕滯」、「飲停」、「痰積」，而引起各種各樣的病變。如老年性癡呆等。

「氣虛」可見陽氣虛、氣陰虛、氣血虛，也可見到肺氣虛、心氣虛、脾氣虛、腎氣虛、肝氣虛等。在臨床工作中精心辨證，抓住矛盾的主要方面治療，一般會收到較好的臨床療效。

（三）廿一世紀健康新理念

一個中心：以健康為中心。

二大追求：合理膳食、心態平衡。

三個要點：瀟灑一點、糊塗一點、自然一點。

四大快樂：知足常樂、自得其樂、助人為樂、苦中求樂。

五個最好：最好的醫生是自己、最好的藥物是時間、最好的運動是步行、最好的情緒是寧靜、最好的禮物是親情。

六大法寶：合理膳食、心態平衡、適量運動、戒菸限酒、生活規律、勞逸結合。

總結：合理膳食是基礎，心態平衡是關鍵，適量運動來調節，三大環節保平安。

養生不難堅持難，培養習慣成自然，養生要從年輕始，學會養生自稱仙。

三、經驗介紹

（一）遷延性感冒的治療

臨床中經常見到一些感冒患者，十天、半月感冒不癒，甚至綿延一個多月不好。仔細詢問該類患者，大多有以下情況：

1. 亂用感冒藥，一感冒就吃藥，經常吃感冒藥，什麼速效感冒膠囊、新康泰克、感冒通、感康等，西藥、中藥見什麼吃什麼，感冒始終不癒。

2. 年齡大，身體較虛。

3. 衣著太多，甚怕著涼受風。

4. 失治、誤治。

臨床表現主要有：

1. 感冒纏綿不癒；

2. 惡風發熱；

3. 或往來寒熱；

4. 或口苦；

5. 脈象虛浮、或浮數、或浮弦、或浮緩等。

選用方藥：以玉屏風散、桂枝湯、小柴胡湯加減化裁。

黃蓍30克、炒白朮10克、防風10克、桂枝12克、赤白芍各15克、柴胡10克、黃芩10克、人參10克（另燉）、半夏10克、甘草6克、生薑三片、大棗5枚為引。水煎服，一日一劑，分二次溫服，服後避風。共服3～5劑。

另：在治療時必須停服其他感冒藥，並根據季節不同，可加減不同的藥物治療。

【典型病例】

苗××，男，51 歲，山西太谷縣北付井村人。1995 年 3 月就診。自述感冒已二十餘天，服用七、八種感冒藥，輸液治療五天，看醫生已經 4 位，病情仍未減輕。經辨證服用上述方藥 5 劑，病情痊癒。以後，凡遇感冒即找李醫師治療，無不見效。

（二）胃病的治療

中醫認為：胃病是指發生在胃脘部的疾病，包括現代醫學所謂的胃、十二指腸以及賁門、幽門部的疾患。具體病症包括急慢性胃、十二指腸炎、消化性潰瘍、胃痙攣、胃下垂、胃輕癱等。

中醫內科疾病如胃痛、嘔吐、呃逆、嘈雜、痞證、食慾不振等病證屬於這一範疇。

治療胃病主要思路是：整體把握，悉心辨證，用藥靈活，思路開闊。

1. 診治基礎：

(1) 解剖的相關性：消化系統從口腔、食管、胃、十二指腸、小腸、大腸、肛門在解剖上緊密相連，是一個完整的管腔組織，它們在解剖上有很大的相關性，尤其是相鄰的組織，這是胃腸進行協調功能活動的物質基礎，也是在診療過程中值得重視的一個問題，在診斷、治療時一定要考慮這個整體性。同時，也要考慮肝、膽、胰等功能活動對胃腸道的影響。

(2) 生理的順應性：在中樞神經系統的直接或間接影響下，消化系統的運動、分泌功能都受自主神經系統——腸神經系統的支配，而下丘腦是自主神經的皮層下中樞，也是聯絡中樞神經系統與低位神經系統的重要中間環節。因此，胃病易受精神、情志因素的影響。

(3) 治療的整體性：基於消化系統在解剖、生理的整體協調性，所以在診治疾病過程中，一定要重視分析胃腸道的整體功能狀況，以做出正確的診斷、治療。同時，在治療過程中，一定要注意維持胃腸道功能的整體協調性。

2. 診斷：

(1) 現代醫學明確診斷。現代醫學有了纖維胃鏡、腸鏡等，可以做直觀的、病理學的檢查，必要時應做相應檢查，但不提倡把胃鏡、腸鏡檢查作為常規檢查。

(2) 中醫病、證結合。在診治胃腸道疾病時，一定要注重辨病與辨證相結合。中醫臨床辨證是根本，治療是關鍵。有許多老胃病，虛實寒熱錯雜其間，痰瘀食穢積滯難除，非有經驗者，非辨證精當者難以根除。一般的胃腸疾病，提倡用中醫中藥治療。

3. 治療關鍵：

(1) 分清急緩。急性胃病多實證，實在寒、熱、食、痰、氣。寒在飲食生冷、氣候寒冷；熱在嗜食辛辣、寒鬱化熱、肝胃鬱熱、食滯化熱、三焦有熱、起居失調致熱等。飲食不節、過饑、過飽、嗜食肥甘厚味、嗜食辛辣、飲食偏嗜、鬱怒傷肝等皆可導致食、痰、氣鬱滯不化，積於胃中，而變生各種胃病。緩性胃病以虛證為多，虛在反覆發作，虛在年老體弱，虛在素體虛弱、稟賦薄弱，虛在失治、誤治、治療不當。在臨床工作中要一一辨清。

(2) 部位上下。胃病部位偏上多熱證，部位偏下多寒證。部位偏上宜輕宣藥，薄荷、連翹之屬是也，部位偏下宜質重藥，黃連、石膏之屬是也。

(3) 以降為補。胃氣以降為順，順則胃氣暢，順則穀氣消，順則少胃病，因此在治療時，一定要注意順、注意降。經常選用半夏、黃連、厚朴等藥，方用瀉心湯之類。

(4) 以通為用。治療胃病，一定要注意「通」法的運用。從辨證入手，看胃腸道「進口」「出口」是否通暢，從細處辨，看胃的「上口」與「下口」是否通暢，只要有不通處，就要通，只要不太通，還要通，總之，通之之法貫穿始終。通時根據情況選用通氣、通食、通熱、通寒、通濕、通瘀、通積等法。常用行氣、消食、清熱、散寒、祛濕、化瘀、導滯等藥物進行治療。

(5) 以和為貴。治療胃病貴在「和」。和胃可降逆，和胃可護胃，和胃可祛邪。和胃一是要注意保護胃氣，中醫講：「有胃氣則生，無胃氣則死」，胃氣的強弱對人體的健康至關重要，在治療疾病時一定要顧護胃氣。二是胃在六腑中佔有非常重要的地位，它不僅與食管、十二指腸相連，而且與肝、膽、胰等都密切相關，因此，和胃對於維持這些臟器的正常功能也非常重要。三是在治療用藥時一定要注意溫和，不要過寒、過熱，也不能攻邪太急、太盛，防止邪氣不除，反傷胃氣。

(6) 補中有通。慢性胃病，甚至有些急性胃病，在運用補劑時，一定要注意通，不能大補、純補。胃本身就是一個開放的臟器，所以補時要慢補，要緩補，要補中有通。通主要是通氣、消食導滯、清熱、散寒。所以，在治療胃病時許多情況都要加一些理氣藥、消食導滯藥。

(7) 寒熱錯雜。胃病寒證居多，寒熱錯雜者更多。寒的表現在於全身陽虛致寒、過食生冷致寒、氣候寒冷、濫用藥物致寒、慢性胃病致寒。症狀：胃寒喜熱飲、熱食，得熱則舒、遇寒則不適或疼痛，甚至吐酸水，或伴腹痛、泄瀉，舌淡苔白，脈沉緊或弦緊。熱的症狀是：噁心、嘔吐、燒心泛酸，或口臭、口乾喜飲，或喜冷飲，或牙齦腫痛，或大便乾燥，小便黃赤，舌紅苔黃，脈弦數或滑數。以上症狀混雜相見，即可辨為寒熱錯雜。有時遵仲景之法「但見一症便是」。

(8) 虛實夾雜。慢性胃病，以虛為主，虛實夾雜。治療時以補為主，但必須考慮通導、消導，補時以補氣、助陽、滋陰益胃為主。

(9) 重視脾胃關係。脾為臟，胃為腑，脾胃互為表裏，在經絡上相互絡屬。脾為陰，胃為陽，陰陽互根互用，協調平衡。脾喜燥而惡濕，胃喜潤而惡燥，相反相成；脾氣主升，胃氣主降，一升一降，一主一次，相輔相成。脾胃功能協調則胃腸功能正常，消化吸收健康；脾胃功能失調，則消化吸收出現障礙。臨床常見的有：胃強脾弱、脾強胃弱、脾胃不協調。飲食注意少（量少）、溫（食溫）、軟（軟食）、動（食後稍動）、定（飲食有節）、化（及時消化、飲食易化）。

(10) 特殊證型：臨床常有一些胃病，看似簡單，治療起來卻相當困難，或者服藥不效，或者起初有效，服幾劑藥以後又無效，除了患者本人心理因素外，更多地要考慮辨證是否精當，用藥是否合理，藥量是否到位，服藥時間、方法是否合適。更要除外肝膽、胰腺疾患造成的胃病。如膽胃不和、肺胃同病、肝熱胃寒等。

4. 其他問題

(1) 季節問題。夏秋季胃病易犯或加重。因此，人在夏秋季要特別對胃給以關照，少食冷飲等，注意因熱趁涼，注意春夏養陽。

(2) 劑量問題。由於胃病輕重緩急差別較大，加之個體耐受力不同，因此，治療胃病的用藥劑量差別較大，有些慢性胃病需要小劑量調養，有些胃病頑症需要大劑量攻疴，大劑量溫養，但一定要因人施藥，因症施量，治療胃病的用量值得研究，同行說：中醫不傳之秘在於藥量，由此可見，藥量在治療疾病中是非常需要研究的一個問題。

(3) 中西醫結合問題。現代醫學認為胃病主要是胃炎或消化性潰瘍。其中幽門螺旋桿菌是罪魁禍首。無菌則無炎，無炎則無酸，無酸則無潰。因此現代醫學採用三聯療法（抗生素、抑酸、黏膜保護劑）治療消化性潰瘍，現代醫學治潰瘍療效確切，但易復發。中醫治療胃炎胃潰瘍，花錢少、週期短、療效好，並且從本治療，因此，值得推廣。尤其是對於常見胃病的治療，中藥治療更加細緻、到位，較徹底。

(4)「進口」與「出口」問題。所謂「進口」，就是食慾、食納，即吃飯是否正常。「出口」就是排便是否順暢。這兩個關口不僅反映胃腸道的情況，對於全身的健康也是非常重要的，問病必須問及這兩個關口，治療胃病主要是調節胃腸道的功能，不能不加詢問，頭痛醫頭，腳痛醫腳，對症治療。比如說，有些青少年，自訴不想吃飯、噁心欲吐，表面上是胃的問題，很可能是患者的大便幾天不通所致，如果你給些幫助消化的藥，說明你是庸醫。在治病時，一定要時時體現中醫的整體觀。再比如有些看起來是胃病，實際上是肝、膽、胰引起的疾病，臨床工作一定要加以注意。

(5) 注重理氣。胃病的發生，一為飲食不節所致；一為肝胃不和所致；一為胃虛致病，非外邪侵襲即為內傷所致。因此，在辨證治療胃病時，要注重舒肝、理氣。舒肝常用四逆散、柴胡疏肝散、逍遙散、舒肝丸等。理氣在於和胃，因食積、痰滯、熱壅、寒凝、血淤等引起的胃病，都有不同程度的氣滯，因此，和胃貴在理氣，行胃中氣滯。

5. 驗方與病例

【驗方】治療上消化道潰瘍方。

【方藥】人參 10 克（有時用炙黃蓍 30 克）、炒白朮 10 克、雲苓 15 克、半夏 10 克、陳皮 10 克、木香 10 克、砂仁 10 克（搗）、柴胡 10 克、枳殼 10 克、赤白芍各 15 克（白芍有時用 30 克）、黃連 3～12 克、吳萸 6～10 克、川朴 10 克、大黃 3～10 克、炒內金 15 克、神麴 10 克、炙甘草 6～10 克　吐酸加煅瓦楞子、烏賊骨、浙貝母等。水煎服，15 劑～25 劑。

【病例】李某，男，46 歲。主訴：胃痛近三十年。自述十七、八歲時就開始患胃病，時輕時重，遍服各種胃藥，當地縣醫院診為胃潰瘍、十二指腸潰瘍。（曾做過多次胃鏡）

現症：胃痛不舒，有時燒心，吐酸，形體消瘦，精神疲倦，舌淡苔白，脈弦細無力。

服上藥 5 劑後，感覺症狀減輕，繼服 18 劑後，自覺胃中舒暢，食慾轉好，有精神，體重增加，面色好轉。二個月後，再做胃鏡檢查證實潰瘍痊癒。

（三）、糖尿病的治療

糖尿病按現代醫學分為 I 型糖尿病、II 型糖尿病、妊娠糖尿病、其他類型糖尿病。治療強調「四駕馬車」並駕齊驅，即飲食控制、糖尿病教育、口服藥物治療、胰島素治療。

中醫一般分為早期、中期、後期進行辨證，或按有無併發症進行辨證治療。早期一般為燥熱傷津，中期一般為氣陰不足，後期多併發症，一般辨為氣虛血淤。燥熱傷津又有肺津不足、胃津受損之別，病變部位主要在上焦，病變臟器主要在肺、胃。中期氣陰不足，併發症較輕，氣虛與陰虛並存。既有脾、肺、腎的氣虛，又有心、胃、腎的陰虛，甚或還有痰濕阻滯、淤血內停、氣滯陽虛之型。後期為併發症期，證型較為複雜，但主要還是氣虛血瘀。

根據前人的經驗，結合自己在臨床的摸索，總結二方，療效較好，介紹如下：

1. 無併發症期

黃蓍 30 克、黃精 15 克、葛根 30 克、石斛 30 克、天花粉 15 克、黃連 6～10 克、炒梔子 10 克、蒼朮 30 克、黃柏 10 克、知母 10 克、桑白皮 10～30 克、炒薏苡仁 30 克、陳皮 10 克、竹葉 10 克。

無併發症主要以益氣養陰、清熱生津為法，但在治療時，不可清熱太過，傷及陽氣。因為此熱從表面看是「實熱」，從根本上講是「虛熱」，臨床可靈活加減化裁。

2. 有併發症期

黃耆 30 克、黃精 20 克、葛根 30 克、石斛 30 克、天花粉 20 克、赤芍 15 克、丹參 30 克、桃仁 10 克、紅花 10 克、雞血藤 30 克、半夏 10 克、陳皮 10 克、雲苓 15 克、炒薏苡仁 30 克、蒼朮 30 克、神麴 15 克。

視網膜病變加桑葉、菊花、炒決明子；頭重腳輕加天麻、鉤藤；下肢無力加懷牛膝、川續斷；手足麻木加木瓜、路路通。

併發症主要見併發末梢神經炎、糖尿病視網膜病變、糖尿病足壞疽、併發冠心病、腦血管病變、糖尿病腎病等。雖病變部位不同，但實質上都是大、中、小血管的病變所引起。所以，以益氣養陰、活血通絡、健脾祛痰為法治療。

四、臨證醫案

消渴病

吳××，男，74 歲。太谷城關人。1998 年 5 月 23 日就診。患糖尿病已 22 年。現飲食控制好，並服用美吡噠、糖適平等藥控制。空腹血糖 7.8mmol/L。自述手足麻木 3 年，時輕時重。近半月來，晚上睡覺後右腳第二、三趾末端疼痛，經常疼痛甚至徹夜難眠。查：足部膚色正常，足趾溫度較低，足背動脈搏動較弱，舌色較暗，脈象細澀。

初步診斷為：糖尿病併發末梢神經炎、糖尿病早期足病。辨證為氣虛陽弱、陰虛血滯。治療以益氣養陰、溫陽通脈為法。方藥如下：

黃蓍 30 克、黃精 15 克、葛根 30 克、麥冬 15 克、熟地 20 克、赤白芍各 30 克、當歸 15 克、丹參 30 克、桃仁 10 克、紅花 10 克、雞血藤 30 克、炒薏苡仁 30 克、蒼朮 30 克、木瓜 15 克、懷牛膝 30 克、桂枝 10 克、艾葉 10 克、生薑 10 克。

服上藥五劑，症情減輕，又間斷服上方十五劑，腳趾不痛，手足麻木亦減輕。

李建英

一、個人簡介

李建英，女，1957 年生，山西左權縣人，主治中醫師，大專學歷，先後畢業於山西省中醫學校、山西省中醫學院中醫專業。從事中醫工作二十七年，期間曾在左權縣中醫學校任教三年，廣覽中醫各科書籍，教研結合，為今後的工作奠定了堅實的理論基礎。在國家級、省級醫學雜誌發表專業學術論文十餘篇，「半夏白朮天麻湯治療甲狀腺囊腫」發表於《山西中醫》雜誌；「中藥直腸滴注在婦科疾病中的應用」發表於《中醫雜誌》。多次參加全國、省級的學術研討會和專業培訓班。

頗愛研讀經典，博採眾家學術思想，師古而不拘泥，效方而不抄襲，臨床善於接受現代醫學新技術、新療法，善於中西醫結合，擅長針藥結合，擅長古方今用，擅長中醫藥與現代診療技術相結合。論致病因素上，對「痰」的認識獨特，常用白芥子治病收奇效。在治療脾胃病方面，倡導以胃氣和降為順在先，常用旋覆代赭湯、半夏瀉心湯等。對腦血管病之半身不遂、口眼歪斜的治療，多針多法，靈活施治，見解獨特，療效確切。經絡、關節、肌肉等病變，常主張內外合治。

二十多年來以精湛的醫術送給患者一個又一個「明媚春天」，而廣大群眾又以「為人謙和，針藥精湛」的厚愛予以回報。

二、學術思想

（一）博覽群經　悟徹於玄

《類證治裁》曰：「學者研經，旁及諸家，泛覽沉酣，深造自得，久之源流條貫，自然胸有主宰，弟學不博，無以通其變；思不精，無以燭其微。唯博者，故腕妙於應，而生面必開；唯精者，故悟徹於玄，而重關直闢」。博覽群書，深入細研各家學說之旨要，尤其是四大經典，是為醫立命之根本。《內經》是中醫理論之基礎，《傷寒論》之六經為百病而立法，葉天士《外感溫熱篇》之衛氣營血辨證，吳鞠通《溫病條辨》創溫病三焦辨證法則，《金匱要略》更是方書之祖、醫方之經，治療雜病的典範。

臨證論治，整體觀念，慎審內外，因時因人因地制宜，四診合參，辨別陰陽，審度虛實，惦清正邪，棄偽存真，方歸其證。遣方用藥，隨證施治，效仲景方之「經」與「精」，襲古方之理，按法立方，據證用藥，緩則治本，急則治標。忌死板硬套。加減變化，靈活自然，添證添藥，易證易藥，隨機應變，標本兼治。反對濫、多、重，調平為順，補益勿滯，攻伐忌過，中病即止。

（二）臨證選法　靈活施宜

中醫中藥源遠流長，針的應用可追溯到遠古的石器時代，中藥之用法除湯、丸、散、膏、丹、酒、茶、露外，燙、熨、薰、洗、灸等療法之記載也屢見不鮮。而臨床病證，繁紛複雜，怪症異證，無所不現。有見於經載，有查無所據，單一依靠內服藥物，則恐有鞭長莫及，力不達所。所以一病而多方治之，不拘一格，或內外合治，或去繁就簡，或選其適宜，抄其近徑，或因勢利導，力達病所，力挽沉疴。這也是我行醫二十餘年的特色之一，如：

針與藥合用：中藥內服或外用，加針灸治療中風、面癱、痹症等常見病、多發病。

針與灸合用：治療寒、濕、瘀、風等引起的氣機痹阻，經脈氣血運行不暢，或臟腑機能失調等病證。

中藥內外合用：內服中藥和中藥濕敷、洗、薰、貼等，治療內外婦兒各科常見病、多發病。

多針合用：疾病的不同發展時期，採用不同的針具治療和使用不同的針法，或同時應用 1 － 3 種針具進行治療。

多途徑給藥：根據病位的深淺或部位的不同，可以採用口服藥以外的給藥途徑，如皮膚給藥、藥浴、薰蒸、直腸、鼻飼、穴位注射、貼敷、注射等。

（三）中西匯通　實效結合

中西貫通，取長補短，以中為本，以西為用。正如張錫純所講：「師古不泥古，參西不背中。」中醫學歷史悠久，理論獨特，為中華民族繁衍昌盛做出了卓越貢獻，西方文化的流入而以醫學為先。二者的理論體系不同，對疾病過程和生命現象的觀察和認識角度不同，中醫學突出「整體觀念，辨證施治」，西醫則以病理解剖學結構變化客觀診斷見長，各自遵循著富有自身特色的診療模式。目前，中西醫結合在研究探索中，尤其是在理論上和診斷上「病」與「證」等研究方面尚未達成共識，但可以在疾病的發生發展過程和生命現象中科學地抓住內在的必然的聯繫，在治療中突出實效結合。

筆者擅長把中醫藥與現代診療技術相結合，治療常見病、多發病。如：利用腸道黏膜對水、中藥、電解質的良好吸收作用，採用中藥直腸滴注，治療腸道病變及鄰近器管疾病、胃腸道梗阻口服受限者、吞咽障礙及昏迷病人、腎功能不全等，可以使藥物不被胃酸破壞，不經肝臟解毒，吸收率高，藥效發揮快；根據神經學說、脊神經的分佈與支配，用夾脊穴治療有關病證；根據中藥西研指導，針對性用藥，如半夏瀉心湯對幽門螺旋桿菌的作用來治療胃炎、胃潰瘍；有降脂作用的石決明等在高血壓、高血脂症及腦血管病中的應用；高黏滯血症在辨證的基礎上加用三七參、紅花等；用中藥加入足浴器中治療腦梗塞、高血壓、腎病等等。

在臨床工作中，中西醫在治療上的實效結合，使中西醫的優勢互補，作用相互促進，效果突出，值得同道商榷。

三、經驗介紹

（一）白芥子的應用

1. 咳喘

小青龍湯加白芥子利氣豁痰，溫中散寒，水煎服，治療外感風寒，水飲內停之外感咳嗽、支氣管哮喘、支氣管炎、肺氣腫、肺心病等。

白芥子為主三伏天穴位貼敷治療慢性支氣管炎、哮喘、肺氣腫、肺心病、過敏性鼻炎等。

2. 骨質增生

【自擬方】桂枝 100 克、防風 30 克、紅花 30 克、川椒 30 克、加入白芥子 60 克，通絡止痛。

【用法】水煎適溫薰洗敷，治療骨質增生所致的足跟痛，頸腰椎病骨性關節炎等。

3. 囊性腫瘤、 結節、 腺瘤

半夏白朮天麻湯加白芥子 30 克，豁痰，通行經絡，利氣散結，消皮裏膜外之痰。水煎服，治療甲狀腺囊腫、腺瘤、結節性甲狀腺腫。

柴胡舒肝散加白芥子 30 克水煎服，治療乳腺增生呈塊片狀者。

【自擬方】扁蓄 30 克、黃柏 30 克、丹參 30 克、白芥子 60 克水煎直腸滴注，治療前列腺增生、前列腺炎等。

4. 積液類病

【自擬方】木瓜 60 克、桂枝 60 克，加入白芥子 60 克，豁痰、通絡、消腫，去皮裏膜外之痰，消除囊腔積液，水煎薰洗敷治療關節腔積液，滑膜炎等關節腫脹者。

【自擬方】敗醬草 30 克、苦參 30 克、丹參 30 克、黃柏 30 克、白芥子 60 克，水煎直腸滴注，治療盆腔炎等所致的盆腔積液。

【自擬方】全瓜蔞 30 克、葶藶子 15 克、薤白 15 克、白芥子 30 克，水煎服，治療胸膜腔積液。

5. 痹症

獨活寄生湯加白芥子 30 克，更益通絡止痛消腫之效，水煎服，治療風寒濕久痹，肝腎不足者。

防風湯加白芥子 30 克治療行痹。

黃蓍桂枝五物湯加白芥子 30 克治療寒痹。

薏苡仁湯、腎著湯加白芥子 30 克治療濕痹。

四妙散加白芥子 30 克治療熱痹。

6. 半身不遂

天麻鉤藤湯、鎮肝熄風湯加白芥子 30 克，祛風痰，通絡，水煎服治療肝陽上亢，肝風內動，脈絡瘀阻之半身不遂，語言不利者。

補陽還五湯加白芥子 30 克水煎服治療氣虛血淤，風痰阻絡之半身不遂，語言不利者。

7. 面癱

牽正散加白芥子 30 克，祛風痰，通絡，治療風痰阻絡之口眼歪斜。

【自擬方】白芥子 30 克，荊芥、防風各 10 克，艾葉 10 克，水煎適溫薰洗敷，治療口眼歪斜。

8. 噎膈、 嘔吐

半夏瀉心湯加入白芥子 30 克，利氣溫中，消痰涎，治療賁門失遲緩症、賁門癌、賁門炎所致的吞咽困難、嘔吐痰涎者。

9. 眩暈

半夏白朮天麻湯加白芥子 30 克，祛風豁痰，通絡，治療頸性眩暈，美尼爾氏綜合徵以及其他原因所致的腦供血不足之眩暈。

（二）夾脊穴應用

夾脊穴屬經外奇穴，與督脈和膀胱經相鄰，又與背俞穴相伴，針刺其穴，其經氣將影響和觸發周圍經脈及相關臟腑的經氣和功能。又因夾脊穴其特殊的解剖位置與分佈，縱貫全脊，淺則連接皮膚、肌肉、筋膜、血管，深則布有相伴的各對脊神經分支，因此，針刺夾脊穴內則能調解臟腑的功能，糾正交感神經和副交感神經的偏盛偏衰，調節其興奮性，治療失眠、胃炎、腸下垂、尿瀦留、大小便失控等病症。外則能調節局部肌肉、筋膜、血管、神經的興奮性和功能，改善局部炎症的滲出等，所以用來治療脊柱病及相關神經等病變其效尤佳。

另外，夾脊穴的取穴也可根據脊神經的支配區域和背俞穴的關係和脊柱局部的病變綜合選穴，其效顯著。

1. 頸夾脊穴

頸夾脊穴是指第 1 ～ 7 頸椎各棘突下旁開 0.5 寸之穴，臨床常用頸 3 ～ 5 夾脊穴，用來治療頸椎病、失眠、頸肌勞損、枕後神經痛、頑固性落枕等。

【針法】常規皮膚消毒，用 1.5 ～ 2 寸華佗牌不銹鋼毫針進行直刺，深度 0.5 ～ 1 寸，針尖偏向脊柱。針感：局部酸麻脹感，並向四周擴散，每次選 4 ～ 6 次，1 日 1 次，10 日 1 療程。

2. 胸夾脊穴

胸夾脊穴是指第 1 ～ 12 胸椎各棘突下旁開 0.5 寸之穴，共 24 穴。臨床常用病症有：胸椎骨質增生，肋間神經痛，強直性脊柱炎、胃腸功能紊亂、胃炎、胃潰瘍、胸椎壓縮性骨折所致的截癱等。

【針法】常規皮膚消毒，取 1.5 ～ 2.5 寸華佗牌不銹鋼毫針，針尖斜向脊柱方向，深度 0.7 ～ 1.5 寸。針感：局部酸麻憋脹，並向四周及病所擴散。每次選穴 4 ～ 8 穴，1 日 1 次，10 日 1 療程。

3.腰夾脊穴

腰夾脊穴指第 1 ～ 5 腰椎棘突下旁開 0.5 寸之穴，共 10 穴。臨床常用來治療腰椎間盤突出、腰椎骨質增生、腰椎骶化、腸下垂、尿瀦留、下肢痿痹、坐骨神經痛、腰椎損傷所致的截癱等。

【針法】常規皮膚消毒，取 2 ～ 2.5 寸華佗牌不銹鋼毫針，針尖斜向脊柱方向，深度 1.5 ～ 2 寸。針感：酸麻憋脹，在局部或向病所放射。每次選穴 4 ～ 8 穴，1 日 1 次，10 日 1 療程。

四、臨證病案

(一)小兒失語案

王某某，男，5 歲，於 1985 年 9 月就診。患兒於 7 月初曾因高燒，抽搐昏迷以「腦炎」住入某縣醫院，經西醫治療 1 週後，患兒神清，抽止，熱退，唯遺失語。又經歷治療三旬有餘，無效而出院。

診時見患兒神清形瘦，雙目少神，面黃不澤，四肢痿軟，行立震顫，坐呈僂弓，哭語皆疲，但飲湯水詢之以手示意，舌淡胖，苔白膩。證屬暑濕日久，脾腎雙虛，痰阻絡道，治宜扶正驅邪，化痰通絡。

旋用毫針針刺合谷（雙）、豐隆（雙）、廉泉，提插捻轉1分餘出針，針罷又詢，喉間似有「噢」「噢」之聲，隨處資壽解語湯加減3劑：羚羊角0.1克、羌活3克、防風3克、肉桂1克、附子0.5克、天麻4克、膽南星4克、竹瀝水2支、石菖蒲4克、熟地4克、白芍4克、生薑汁適量，甘草2克。日1劑，水煎服。3日後又診，始喊出「媽」「爸」等短語，但音顫且澀。診穴法如前，藥去羌活、防風，又服3劑藥後，言語恢復如初，諸證皆癒。3年後訪，身壯無疾，已入學，至今體智皆優。

按：患兒感受暑溫邪毒，經治雖邪已清，但脾腎已弱，痰阻絡道，虛邪尚存，故選資壽解語湯加減，配用合谷、豐隆、廉泉，達到脾腎雙助痰去絡通之效。

（二）突發性耳聾案

呂某，女，29歲，1996年3月初診。突發性耳聾半月餘。患者因外出長途乘車，返家後突然出現耳聾，急診於耳鼻喉科，診為突發性耳聾。經西藥治療後效果不顯，轉診於中醫。

診見：右耳聽力喪失，左耳聽力下降，伴耳內堵悶，耳鳴如潮，頭暈、頭痛，口苦，噁心欲吐，舌淡紅，苔薄，黃白相間，脈弦。中醫診斷：卒聾。證屬外感風邪，夾痰夾火，壅塞清竅。治以祛風豁痰，瀉火開竅，擬半夏白朮天麻湯加減。

【處方】半夏、天麻、橘紅、膽南星、蟬蛻、夏枯草各10克，白朮、茯苓、白芥子各30克，石菖蒲15克、川芎12克，每天1劑，水煎服。服四週，右耳聽力開始恢復，效不更方，又服10劑後雙耳聽力完全恢復。

【按】本例外感風邪，夾肝火痰濕，致少陽經氣閉阻；太陽之脈會於耳，太陽受邪，邪循經脈入耳，使耳之氣血受阻，閉塞不通，耳聾失聰。

諸多醫家對此證多從風、火、虛、鬱治之，未及「痰」之說。筆者認為，痰之有形，無處不到，頭竅除風火善侵外，亦受風邪夾痰為禍。故以半夏白朮天麻湯加防風、白芥子、膽南星加強祛風化痰之力；夏枯草清瀉肝膽實火，配石菖蒲、川芎開竅通閉，化淤通絡，故治之有效。

李克俊

一、個人簡介

李克俊，主治中醫師，男，48歲，1960年2月出生。畢業於山西中醫學院，現任山西省左權縣人民醫院中醫科主任，山西中醫學會會員、晉中分會會員。

他長期從事中醫內科、針灸、肝病、風濕、腦血管病的中醫治療等臨床工作。30餘年間，一直工作在臨床第一線，刻苦鑽研業務技術，有著紮實、全面的中醫、西醫理論基礎，對技術精益求精，不斷創新，特別擅長對疑難病人研究。1985年、1995年先後兩次到北京中醫醫院進修學習，受到了國家級肝病專家關幼波以及中國中醫針灸學會會長賀普仁的精心教誨。

他在長期的醫療實踐中，由於自己勤奮好學，加上名師指點，積累了豐富的臨床經驗。在《山西中醫》、《北京中醫》、《遼寧中醫》等地發表論文十餘篇，並先後應邀到北京、太原、陽泉等地參加全國性及省級學術研討會。曾多次被評為縣優秀黨員和先進工作者。

從事中醫工作三十餘年間，認為學習的成功不僅在於智慧，還在於毅力。平時他除了完成本職工作外，還盡力擠出時間學習，寫論文。下面是李先生數十年點滴學習方法和體會，僅與同道共勉。

二、學術思想

（一）勤學

邊閱讀，邊寫筆記是幫助我們領會和記憶醫學文獻內容的一種讀書方法。功夫不負有心人，知識來源於勤奮，要勤就不怕吃苦，就得有謙遜的態度，古羅馬作家大加圖說：「學問是苦根長出來的甜果。」中國也有句古語：「書山有路勤為徑，學海無涯苦作舟。」這些有益的格言，寓意何等深刻。勤讀勤寫，也就做到了眼到、口到、心到、手到，養成勤寫讀書筆記的良好習慣。

馬克斯以其偉大的革命實踐告訴人們：「在科學上沒有平坦的大道，只有不畏勞苦沿著陡峭山路攀登的人，才有希望達到光輝的頂點。」這些前輩名言，充分證明了「業精於勤，荒於嬉」的至深道理。

（二）深思

《論語・為政》說的好：「學而不思則罔，思而不學則殆。」讀書要思考，臨床也要思考。因為中國醫學是以宏觀的整體為對象，形象思維和演繹推理方法為指導而建立起來的完整的理論體系。深思苦想，是做學問，研究科學最不可缺少的一個重要環節。前人的成就，要學習和繼承，但如果止於此，那就永遠只能步前人的腳印，中醫學還有什麼理想提高呢？

我們只是學習而不善於思考，終得罔然所得，或能尋思而不善於學習，勢將使人疲殆不堪。從某種意義上講，思比學甚至是一種更為將艱苦的勞動，尤其是我們做醫的人，必須善於運用思維，才能提高醫療技術水準，才能發揚人梯精神，為解決中醫後繼乏人狀態而努力工作，同時也希望後學者奮發努力，青出於藍而勝於藍。

（三）精讀

我非常傾慕清代學家的淵博著作，曾經梁啟超說過「現在的學問面很廣，要看許多書籍，但時間有限，所以有的要精讀，有的一般流覽」。尤其在醫學方面，多在精的方面下工夫，其次是結合實際，學以致用，尤其是我們學中醫所擔負得任務是：「繼承發揚，整理提高」。

因此，我們首先要讀好《靈樞》、《素問》、《傷寒》、《金匱》幾部經典著作，它是漢代以前許多醫家的精髓、文獻的結晶，是中醫學理論的基礎。

（四）勤寫

革命前輩徐特立老先生曾對自己說「不動筆墨不看書」，我覺得可以作為我們每個有志於治學之人的訓誡。我們的老前輩任應秋先生曾講：「在讀書過程中，對一些論述、命題、定理、公式、警語、事例、數學、引文、例證、新的材料、新的觀點等進行摘抄，以及在讀書中分以綜合性筆記、綱要性筆記、心得性筆記」。

所以，我認為每讀一本書或者遇到幾種版本的書，內容相同，但講的深淺、重點以及作者的觀點不同，為了學習和研究的需要，必須勤寫、善記、寫一份筆記重點突出，便於記憶，收到功半事倍的效果。

三、經驗介紹

（一）關於認識中西醫結合的問題

我本人是純中醫專業學校畢業的，對中醫的理、法、方藥，以及辨證論治在臨床上應用是得心應手，但對一些疑難雜症，仍覺得很頭痛並且沒有系統的研究及解決的一整套方法，在臨床實踐中確實感到中醫治療急症還有一定的弊病，至一九八一年中央衛生部在北京召開了會議，透過全國中醫、西醫、中西醫結合三支力量都要大力發展，並將長期並存的方針之後，使我從一個長期從事中醫工作者，轉化為一個中西醫結合工作者，我承認中醫學確實包含了不少的至今還無法解釋的「迷信」成分，如同西方的醫學也難免不包含著「迷信」成分一樣，並無絕對的界限。這是人類對客觀世界，包括人的軀體和疾病認識過程中不可避免的現象。

著名科學家錢學森曾經指出：「生命科學是當前世界上普遍受到重視的一門科學，許多國家投入大量的人力、物力，進行各學科的綜合性研究」；他還建議「在對現有學科體系進行調整、組合的基礎上，建立起人體科學體系，將諸如人體特異功能、氣功、中醫理論等列入這個體系中，以及使這一研究工作逐步向更嚴密、更系統的方向發展。」（《文匯報》1980 年 7 月 18 日一版）

由於他是物理學家，而非中醫或西醫，因而他對中醫理論的推崇是客觀而引人注目的。因此，對我們這一代以至下一代，今後必須進一步端正對中醫學的認識，加強對中醫藥理論本身的研究，不僅要及時地繼承好當代中醫藥理論的研究成果，同時對現在和今後也有培養中醫藥結合的新醫藥理論專家。

近幾年來，有的中醫醫院，實際上西醫化了，這種極不正常的情況是國家中藥管理局加以糾正的。我認為中醫醫院，必須從領導到醫生、護士，從門診到住院部，從方藥到飲食，都突出中醫的特點，尤其是辨證論治的特點，必須進一步明確西醫辨病論治和中醫辨證論治相結合。雖然是一條可行的正確途徑，而且是發展我國新醫藥學的必由之路，但這並不能說是我國醫學科學發展的唯一途徑，除此之外，中醫和西醫兩大醫學體系還都可以分道行使、齊頭並進，各自保持自己的特色。事實上中醫、西醫、中西醫結合三支力量長期並存，對保障我國乃至全世界人類身體健康極為有利。

中西醫學術體系不同，但都是一個目的──治病救人，期間必有相通之處，不妨取它所長，為我所用，不必門戶之見，互相攻訐。

我認為醫學界西醫學中醫，中醫學西醫，中西醫各有所長，也各有縮短。透過學習，相互取長補短，使自己所學能夠借助他方的長處得以更好的整理和發揮。為人類解除病痛，延長壽命而不懈發憤努力。

（二）關於深入中醫藥研究

筆者近 30 年的臨床研究和我院中藥製劑有關人員近十年實踐共同臨床研製了「白芍胃康膠囊」受到了患者一

致好評，針對慢性萎縮性胃炎——胃黏膜萎縮——腸化——異性增生——胃癌，這一由量變到質變的多步驟癌變過程。國外有許多追蹤：由於胃黏膜異性增生和腸上皮化生而致癌變發生率可達 9 － 11%。因此，我們對於慢性胃炎伴有 ATP（CAG 胃腺異性增生）的治療已成為當務之急。目前，西醫對該病缺乏理想的治療方法，故「白芍胃康膠囊」為純中藥製劑，臨床上取得了較為滿意的效果。

四、臨證醫案

胃脘痛案

王某某，男性，59 歲，門診號：87 － 1121

患者為本院職工，於 1987 年 5 月 2 日來門診就診。主訴：胃灼燒樣疼痛 13 餘年，伴有饑餓感，時有噁心、噯氣、反胃、脘脹等不舒，曾兩年內先後做胃鏡檢查，提示胃竇炎，伴有中度 ATP，三年來曾先後用西藥雷尼替丁膠囊，加以喉頭健胃靈等十餘種藥物治療而效果欠佳。

來我院門診時，兩手護腹，痛苦面容，面色萎黃，舌質紅苔白脈細數而無力。給予「白芍胃康膠囊」，連服 3 個月，於 1987 年 8 月 12 日複查：胃鏡示竇部輕度炎症，病理活檢示胃黏膜基本正常。繼續口服 2 個療程後，除有時胃感不舒外，上述症狀全部消失。

李仁堯

一、個人簡介

李仁堯（1948 －　），四川儀隴縣人，十六歲在原籍從師學醫。1969 年入伍，從事衛生員、護士長、助理軍醫、軍醫、主治醫師、肛腸科主任工作，先後 12 次立功。就讀於上海中醫學院。1993 年他作為榆次市（現榆次區）政府引進的衛生專業技術人才轉業到了榆次市中醫院（現榆次區中醫院），任肛腸外科主任、主治醫師。從事肛腸病研究治療 40 餘年，收治全國 30 個省、市、自治區的肛腸病患者 8 萬多例。

他獨創的新療法、新術式治療肛腸病具有獨特療效。在李仁堯學術思想的引領下，榆次區中醫院肛腸科已被評為省中醫重點專科。山西省委、省政府、省衛生廳授予他省勞動模範、省愛崗敬業職業道德標兵、省趙雪芳式的白衣戰士標兵稱號。他撰寫的《蘇紅湯坐浴治療炎性外痔 1743 例療效觀察》、《口服健脾益氣並活血潰結湯灌腸治療慢性潰瘍性結腸炎 36 例》、《五味子白芨治療結核性肛瘻 26 例臨床觀察》等 23 篇論文，在全國肛腸學術會、全國專科專病學術會及山西省肛腸學術會議上宣讀發表，部分論文在國家級雜誌上公開發表。

二、學術思想

崇尚軒岐，八綱辨證

李仁堯治學嚴謹，理尚軒岐，八綱辨證，重視脾胃，整體調治。主張「治病必護脾胃」，認為在臟腑之中，脾胃對人體生理功能活動最重要，一旦脾胃受損，機體的正常活動以及人體吸收營養的功能都將受到影響，導致體質衰弱、抵抗力下降。《脾胃論》強調「內傷脾胃、百病由生」，以此理論指導臨床實踐，採取健運調理脾胃的治療法則，在臨床中治療脾胃病、慢性潰瘍性結腸炎、痔瘡、肛瘻等每獲良效。

「脾主運化、升清、汲取水穀精華，為氣血生化之源，後天之本」。「四季脾旺不受邪」，闡明了脾與人體防禦功能的重要性。

現代研究表明，脾虛則機體防禦功能下降，導致全身免疫功能失調，是健脾益氣方治療脾胃病、慢性潰瘍性結腸炎、痔瘡、肛瘻的理論依據。

《素問・陰陽應象大論》說：「治病必求於本。」脾氣虛弱是脾胃病、慢性潰瘍性結腸炎、痔瘡、肛瘻等疾病發病的病因。脾虛易生濕邪、濕邪黏滯最易傷脾、脾虛濕盛交互為患。健脾既可益氣又可祛濕。因此健脾益氣法實為治療脾胃病、慢性潰瘍性結腸炎、痔瘡、肛瘻等疾病的根本之法。脾為濕土，濕邪最易困脾，健脾益氣即扶脾胃本臟之氣，以防止濕邪侵襲而損傷脾胃之氣。

《脾胃論・脾胃虛實傳變論》說：「元氣之充足，皆由脾胃之氣無所傷，而後滋養元氣。若胃氣之本弱，飲食自倍，則脾胃之氣既傷，而元氣亦不能充，而諸病之由生也。」強調了脾胃之氣在防病治病過程中的重要性，充分體現了「未病先防，既病防變」，防患於未然的「治未病」思想。

李仁堯認為，肛腸病的病因有內因外因之分，無論內因、外因或相互雜至而致病，都與脾失健運密切相關。脾主運化，脾虛則運化無力，濕自內生，濕性重濁黏滯，易犯人體下部；濕阻氣機，障礙脾的運化，氣有餘則化熱，故肛腸疾病中因濕熱而成病者居多。

《醫學傳心錄》說：「痔疾者，濕熱之所屬也。」治之當健旺脾胃為要。以強化氣血生化之源，後天之本，提高抗病防禦功能。李仁堯常用健脾益氣方加減治療脾胃病、肛腸病，都取得了滿意的療效。

健脾益氣方由黨參、黃蓍、炒白朮、茯苓、薏苡仁、雞內金、山藥、扁豆、蓮子肉、大棗、炙甘草十一味藥組成，共湊補氣健脾、利濕之效，既補脾陽，又益脾陰。脾胃同治，陰陽並補，全方配伍精當，相輔相成。既針對病因病機又可改善患者的症狀和體質。

藥理研究表明，黨參具有增強網狀內皮細胞吞噬功能的作用。故能提高機體的抗病功能，實現「正氣存內、邪不可干」的目的。

李仁堯治療肛腸病臨證不離八綱辨證，辨證論治，注重健運脾胃、整體調治，巧妙施以內治與外治結合，發揮中醫藥優勢，不花錢或少花錢，用一味或幾味中草藥治癒多種肛腸病。如：

採用雞血藤、粳米煮粥治療脾胃虛弱性胃腸病、重症痔瘻術後癒合遲緩者，收到滿意效果。

採用馬齒莧煎液坐浴治療濕熱下注的炎性外痔。

採用生大黃、荊芥、紅花煎液坐浴治療混合痔腫痛等都獲得了較好的療效。

李仁堯認為治療肛腸病健運脾胃尤為重要。特別是需要手術治療的肛腸病。手術是一把雙刃劍，手術能除去病灶，也會損傷人體組織，耗傷人體氣血，導致人體免疫功能低下，直接影響創傷的癒合。

「組織創傷後的再生方式、癒合時間和修復程度及瘢痕大小等既與損傷程度和組織再生能力有關，也受到全身和局部條件及引起創傷的因素的影響。」故對肛裂、肛瘻、環狀脫垂混合痔、肛周膿腫等病在手術時應選擇微創術式治療，注重人體組織、氣血津液的保護。

只要不影響創口引流，應竭盡全力保護肛門直腸的組織結構，避免過多過深地切除肛門皮膚、括約肌和直腸黏膜。如他採用留足肛門皮膚橋、黏膜橋，進行痔上動脈結紮懸吊術，治療環狀脫垂痔獲得滿意的療效。

高位肛瘻是目前外科領域的難題，李仁堯從生理和病理的基礎上研究其治療的有效方法和術式。

採用閉管丹口服治療高位複雜性肛瘻，避免了手術的痛苦和可能帶來的合併症及後遺症；採取一次性手術徹底處理膿腔和內口，雙向引流術治療肛周膿腫，縮短了療程，減輕了患者的痛苦和經濟負擔；靈活應用國內外先進的治療經驗和術式，採取找準主道與內口，不破壞肛門括約肌處理內口、外口敞開、支管開窗、掛浮線、雙向引流術；瘻管剜除術；拖線帶藥蝕管術治療高位肛瘻、高位膿腫都取得了滿意的遠期療效。

避免了肛門變形、狹窄、漏氣漏便、肛門失禁等嚴重影響患者生活品質的合併症和後遺症出現。

他認為，無論是何種手術，都將損傷人體氣血，導致人體生理功能降低，不能在術後被動地等待癒合，應整體調理、健脾益胃，培元固本，促使手術創面癒合。「脾主肌肉」，只有加強健脾益胃，強化氣血生化之源，才能加速創口的修復癒合，強調了補益脾胃在肛腸病手術後的重要性。若脾胃功能低下，納食不振，則生化乏源，氣血不充，創傷難斂，直接影響創口的癒合。故而術後除對症治療外，還應及時健運脾胃。

脾胃健運則加強了生化氣血之源，人體正氣旺盛才能促進血液循環。「良好的局部血液循環既保證了所需的營養和氧，也有利於壞死物質的吸收、運輸和控制局部感染。反之，則影響組織細胞再生修復，延滯癒合」。只有氣血旺盛才能生肌長肉，才能及時修復創傷。

李仁堯常辨證應用四君子湯、八珍湯、健脾湯、歸脾湯、生陽益胃湯加減治療脾胃虛弱和老年患者術後創口癒合遲緩者，都取得了良好效果。

三、經驗介紹

李仁堯遣方用藥，無不在中醫理論指導下實施，擬方嚴謹，師古而不拘泥。

1. 健脾益氣湯：

黃耆、潞黨參、白朮、茯苓、元胡、赤芍、當歸、木香、炙甘草組成。

【用法】水煎成 250ml，飯前溫服，早晚各一次。

【加減】濕邪偏重加蒼朮、厚朴、陳皮、藿香、神麴、蔻仁；食納無味加荷葉、生穀芽、砂仁；脾虛夾濕加扁豆、山藥、蓮子、砂仁、薏苡仁；腹瀉重者加砂仁、訶子、石榴皮、防風炭、赤石脂、補骨脂、薏苡仁；脾腎陽虛、形寒肢冷、腰膝酸軟者加補骨脂、肉豆蔻、五味子、吳茱萸、乾薑、訶子、製附子、烏藥；濕熱泄瀉、瀉下急迫、瀉而不爽者加枳殼、敗醬草、黃連、黃芩、葛根、銀花、木通、車前子、檳榔、白頭翁、秦皮；脾腎兩虛、久瀉不止者加訶子、重用黃耆，附子理中湯合四神丸。

本方健脾益氣、調暢氣血，用於脾胃虛弱、氣血不足、氣機不暢的腹脹、腹痛和慢性泄瀉。

2. 活血潰結湯：

兒茶、元胡、丹參、蒲黃、血竭、魚腥草、生大黃、白芨。

【用法】煎液濃縮保留灌腸。

3. 蘇紅湯：

蘇木、紅花、當歸尾、川芎、黃柏、荊芥、苦參、生大黃、乳香、沒藥、紫花地丁、蒲公英、馬齒莧、芒硝。

本方活血化淤、消腫止痛，用於治療炎性外痔、混合痔、內痔脫出嵌頓、脫肛、外痔水腫、肛裂疼痛劇烈者。

【用法】水煎坐浴。

4. 消痔止血湯：

生黃耆 20 克、黨參 20 克、白朮 15 克、茯苓 10 克、丹皮 10 克、地骨皮 15 克、旱蓮草 20 克、生地 20 克、槐米（炒）15 克、側柏葉 10 克、紫珠草 15 克、黑地榆 15 克、白芷 12 克、枳殼 6 克、炙甘草 6 克。

【用法】水煎服，每日一劑。

【加減】素體強壯者，出血鮮紅減黃耆、黨參、白朮，加梔子、黃芩、生蒲黃；出血暗紅者加丹參、參三七；出血量多者加阿膠；心慌氣短者加遠志、龍眼肉；大便乾燥者減茯苓，加麻仁、麥冬、熟大黃、白芍；腹脹者加木香、枳殼、陳皮；腰膝酸軟者加川續斷、杜仲、製首烏；口渴咽乾者加麥冬、元參、知母、阿膠；失眠者加炒棗仁、磁石、夜交藤。

本方益氣養血、涼血止血，用於內痔出血、腸息肉出血，肛裂出血及直腸潰瘍出血等。

5. 祛腐生肌散：

青黛、珍珠、象皮、血餘炭、爐甘石、血竭、兒茶、輕粉、鍛石膏、冰片。

【本方功效】祛腐生肌，加速創面癒合。用於痔瘺術後創面癒合遲緩者。

【用法】研粉消毒布撒創面。

四、臨證醫案

1. 慢性潰瘍性結腸炎

王××，女，42 歲，幹部。主訴發作性黏液狀大便 2 年，近三個月加重，每日大便 4～6 次，帶有黏液膿血，伴有腹痛腹脹、腸鳴、納差、乏力，某醫院經纖維結腸鏡檢查診斷為潰瘍性結腸炎，用慶大黴素、水楊酸偶氮磺胺吡啶、氫化可的松治療，療效不佳入院。

查：左下腹壓痛（+），可觸及到長約 10cm 的縱行索狀包塊，大便鏡檢無異常，糞細菌培養無致病菌生長，X 線鋇劑結腸造影，降結腸乙狀結腸激惹徵明顯，黏膜粗亂，結腸袋消失，內窺鏡檢查可見距肛門 15 － 25cm 之間腸黏膜斑片狀潰瘍、充血、水腫，血管紋理不清。

患者大便時溏時瀉，水穀不化，進食油膩，則大便次數增多，瀉下膿血參雜稀便，食納不香，脘腹脹痛不適；面色萎黃，肢倦乏力，舌淡苔白，脈細弱。

【診斷】慢性潰瘍性結腸炎

【健脾益氣湯】黃蓍 30 克、潞黨參 20 克、炒白朮 15 克、茯苓 10 克、元胡 10 克、當歸 12 克、木香 8 克、赤芍 15 克、炙甘草 6 克。

【用法】水煎成 250ml 藥液，飯前溫服，早晚各一次。

【活血潰結湯】兒茶 12 克、元胡 10 克、丹參 15 克、蒲黃 15 克、血竭 5 克、魚腥草 20 克、白芨 20 克、生大黃 30 克。

【煎法及用法】除血竭研粉不煎外，餘藥水煎成 250ml，濃縮至 150ml，藥液保持 39℃，將血竭粉入藥液中並攪勻，用 100ml 無菌注射器吸入藥液 100ml，接上無菌導尿管，以 1‰ 新潔爾滅液棉球消毒肛門。將充分潤滑的導尿管插入肛門 20 ～ 25cm，緩注藥液後，囑病人靜臥，一般保留 4 ～ 6 小時，每天一次，14 天為一療程，間歇 4 天，不停口服藥。

經口服健脾益氣湯煎劑 3 天，肉眼見大便附有黏液，但無血參雜，病人自述腹痛腹脹減輕，食慾轉好，每日大便 3 次。

經治療 14 天後大便無血參雜，但仍有少量黏凍液夾雜，食慾好，精神轉好。共治療三個療程，大便成形，未見黏液及血性物，諸症消失，纖維結腸鏡複查潰瘍面癒合，臨床治癒出院，隨訪一年未復發。

【按】慢性潰瘍性結瘍炎的發生，中國醫學認為多與脾虛為本，濕邪留滯為標。脾胃乃後天之本，主受納水穀，運化精微。脾胃虛弱，運化無權，水穀不化，水反為濕，穀反為滯，濕蘊腸道，氣血凝滯，「不通則痛」故腹痛，清濁不分，合汙下注則病泄瀉、久瀉傷脾，氣血化源虧虛，病邪乘虛而入，損傷腸絡，血肉腐敗，故下瀉為黏液血便，形成腸道炎性潰瘍。

治療當以健脾運脾益胃，益氣活血為法。故用黃蓍、潞黨參、白朮、茯苓健脾益氣，現代藥理分析：黃蓍、黨參、白朮、茯苓具有增強人體免疫功能的作用。

元胡辛散溫通，有活血理氣之功效，使腸道氣行血和，「通則不痛」；赤芍、丹參、當歸活血養血，改善微循環血流，降低毛細血管通透性，使微血管周圍滲血減少或消失。以利創面修復；木香行氣止痛，促進胃腸蠕動及消化液的分泌，又可降低潰瘍的發病率。有利於增強消化系統的功能。白芨收斂止血，消腫生肌，《本草新編》謂之「止血神藥」，與活血祛瘀收斂止血的蒲黃合用，共湊加速潰瘍面癒合之功。兒茶、血竭止血定痛，斂瘡生肌，久不癒合的慢性潰瘍尤為相宜。

脾失健運，病變複雜，故虛實兼挾；寒熱互見，所以用生大黃、魚腥草清熱解毒，行瘀消癰。據報導：生大黃、魚腥草對金黃色葡萄球菌、大腸桿菌有強大的抗菌作用。有利消除病變部位的炎症，改善病變部位的循環，促進潰瘍癒合。

2. 結核性肛瘻

王××，男、40 歲，幹部。在外院行肛瘻手術，術後病理診斷為結核性肛瘻，經治療無效後轉入我院。當時可見肛緣手術創面分泌物較多，呈淡膿性，觸之疼痛輕微，創面組織蒼白，邊緣紫暗。

採用五味子煎液口服，白芨液沖洗創面，白芨粉布撒創面及竇道，以油紗條引流治療。

【處方】五味子 12 克、白芨 40 克。

【用法】五味子水煎後當茶飲，白芨研粉滅菌備用。另以白芨水煎坐浴及沖洗創口及竇道，再以白芨粉送入竇道和布撒創面，以油紗條引流，油紗填塞不宜過緊。

經治療 7 天後，可見創面肉芽生長呈淡紅色，分泌物明顯減少。共治療 33 天痊癒出院，隨訪三年未復發。

【按】白芨對人型結核桿菌有明顯的抑制作用。據研究報導，治療肺結核，單用白芨組在病灶吸收，空洞閉合及痰菌轉陰方面，均比單用抗結核西藥組較優越。

1993 年～1999 年，榆次市（現榆次區）中醫院共收治結核性肛瘻 26 例。入院後一次手術 25 例，二次手術 1 例，經口服五味子煎液、白芨液沖洗創面竇道加白芨粉換藥治療 26 例全部治癒。

治療時間為 19 ～ 46 天，平均 32.5 天，經 1 ～ 6 年隨訪，全部病例未見復發。對於抗結核類藥物過敏或治療過程中出現嚴重的肝功能損害者，療效滿意。

參考文獻

(1) 王本祥　2004　現代中藥藥理學與臨床　天津科技翻譯出版公司　1255

(2) 付小兵　王德文　現代創傷修復學　北京：人民軍醫出版社　1999. 30 ～ 31

(3) 陳治水等　新中醫雜誌　1986（10）40

(4) 王筠默　中藥藥理學　上海科技出版社　1990 76-77

(5) 上海中醫學院方藥教研室　中藥臨床手冊上海：人民出版社　1977

(6) 方文賢等　醫用中藥藥理學　北京：人民出版社　1998

李文斌

一、個人簡介

李文斌，漢族，大學專科，副主任中醫師。從事中醫、針灸臨床工作四十餘年，擅長針灸。現在晉中市榆次第一人民醫院工作，擔任針灸理療科主任和康復科主任20餘年，兼任山西省針灸協會常務理事，晉中中醫協會常務理事，山西省針刀協會第一屆理事，山西省抗癌協會會員。

1963年投師學醫，1965年在榆次衛校兼讀醫學的基礎理論，後又隨名中醫師臨症。學成後獨立行醫至今。主要治療內科雜症，婦科症，兼治皮膚病。為了提高診療技術水準先後在山西醫科大學第一附院進行針灸、針刺、麻醉專業，回院後開展「節育結紮管」，「疝修補術」，「甲狀腺瘤」和「子宮肌瘤切除手術」，獲得了滿意的效果。後來又在山西省衛生廳舉辦的西醫進修班學習西醫基礎理論和臨床診療技術。

上世紀80年代初，又參加山西省高級針灸研修班，學習了頭針療法和子午流注針法。結業後在省中醫研究所進修深造，學習「九針」和「對穴」的新療法等，由於上承先輩大典之精義，復蒙業師之心傳，益以同道之切磋，多交流、多討探，開闊了視野，拓寬了思路，從而使其理論和臨床專業水準更有所長進。1992 年乂取得了山西中醫學院中醫專業畢業證書。

臨證中，我採用中西醫結合和針灸治療腦血管病的半身不遂，偏盲、中風失語，頑固性面癱、頑固性失眠，外傷性截癱，以中草藥為主治療慢性肝炎，肝硬化腹水，慢性和萎縮性胃炎，胃下垂，胃潰瘍；頑固性呃逆，甲狀腺囊腫；用梅花針治療斑禿脫髮和普禿，神經性皮炎局部牛皮癬；用小針刀治網球肘、腱鞘囊腫；用鋒鉤針治療凍結肩；用針刺加穴位注射治療坐骨神經痛，針刺治療產後和手術後尿瀦留、糾正胎位。

1987 年，還治癒了一例姓馬男性頻臨死亡的廻盲部腫瘤；和治癒了一例老年姓張的女性，左肺中心型肺癌患者，隨訪七年仍健在。

近期用「石氏醒腦開竅法」治療腦性昏迷病人，還開展了針灸減肥等，都收到甚好的效果。 因此每天應診病人數十幾人次。數十年間接診病人多達二三十萬人次。帶培實習生和進修生數百名。

多年來謝絕吃請 100 餘次，拒收紅包 4 萬餘元，義務行醫數百餘次。現在仍堅持臨床第一線，如是者辛勤數十年、盡職盡責、任勞任怨，幸而無大愆，也未出現任何醫療事故，因此贏得了廣大患者的信賴，同事們的認可，領導的支持和肯定。患者贈送錦旗十數面，鏡匾數十塊，感謝信數公斤。

曾榮獲山西省社會主義勞動競賽委員會二等功獎章；山西省針灸按摩比武經驗交流大會一等獎；山西省衛生廳

頒發趙雪芳式白衣戰士稱號和獎章；多年獲晉中地區衛生系統先進工作者；榆次市委市政府勞動模範稱號；榆次職業道德「十大明星」和「十佳百優」優秀工作者稱號；榆次社會主義勞動競賽委員會「愛榆、興榆」三星職業道德標兵；榆次衛生系統多次授予優秀共產黨員；單位授予醫德五模範的稱號。山西電視臺、太原電視臺、山西工人報、晉中日報、榆次報曾給予多次報導和表揚。獲得了較高的社會聲譽和經濟效益。

多年的臨症治療中，對每一病症，無不一一登錄其全過程備載診籍。凡遇重點和疑難病症，即留意總結，積累經驗，所輯較完整的病歷資料，雖間有可取者加以整理，撰寫成心得體會和論文，曾先後發表論文十餘篇。

其中《委中穴的臨床應用》一文，於 1987 年 11 月 22 日，被邀請參加世界針灸聯合大會首次會議，並作了交流。此篇論文和《吊線穴為主治療頑固性面癱 200 例經驗介紹》譯成英文版刊登在《世界針灸》雜誌；針刺大陵穴治療頑固性失眠 100 例療效觀察；針刺上廉泉穴，通里穴治療腦外傷性失語 10 例，先後刊登在《中國針灸》；《中西醫結合治療肝硬化腹水療效觀察》；《中醫藥加化療治療肺癌 7 例臨床觀察》，《針刺加穴位注射治療坐骨神經痛 374 例療效觀察》分別刊登在《山西中醫》和《實用中西醫結合雜誌》上，受到讀者好評。

二、學術思想

中國醫學，是我國勞動人民長期與疾病作鬥爭的經驗總結。在這漫長的歲月裏，廣大醫務人員在醫療實踐中，積累了極為豐富的治療經驗。

認真研究和總結名老中醫的醫療經驗，是繼承和發揚中國醫學遺產的重要措施。中醫學博大精深，是中國醫學的瑰寶，我們要努力學習。

（一）鑽研「四大經典」

首要的是潛心研究，刻苦學習「四大經典著作」。在授業恩師的教誨下，熟讀《內經》、《傷寒論》、《金匱要略》、《溫病》，並研究探索深奧幽微的理論精髓學以致用。遇到疑難雜病，感到束手無策時，從「四大經典」中得到啟發，找出辦法，頑疾得以消除。

（二）明辨病因病機

治學要嚴謹，藥少力專，務求精當，辨證準確，刺穴少而精，問病細心而全面，切脈仔細品，三部九候謹思量。整體觀念強，假象不迷惑。

臨症中要善於在紛亂的複雜症候中明辨病因病機，分析標本緩急，治療得心應手。

（三）中西醫結合

臨症中應用中西醫結合，取長補短堅持兩條腿走路，互相學習，融會貫通，相得益彰。除頑疾才能出奇而制勝，中西醫結合雙贏發展，才能攀登世界醫學之巔頂。

（四）辨證施治

辨證論治是中醫學的一大特點。一個好的臨床醫生，根據症候的發生、發展、變化、預後與轉歸，疾病雖有千般萬化，最根本的一條就是辯證施治。

（五）應用中醫藥和非藥物治療

多年來應用中醫藥和非藥物治療特色，以廉價高效的治病手段，以個性化的辨證論治，求衡性的防治原則，人性化的治療方案，多樣化的防預手段，天然化的用藥取向，不厭其煩的解釋疏導和健康教育，態度和藹、對人熱忱，求精的醫技，為廣大的患者文明優質的服務，進一步博得了患者的信賴和愛戴。

（六）配合藥食治療

藥治食療相配合，除病縮時療效好。傳統醫學一脈相承，醫療之術豐富多彩。醫治疾病，多半以藥療為主，方劑之中亦寓有食餌之法。有單用藥物取勝，有純以食餌見長，有藥食並重的；有先施藥而後繼以食餌療法的，臨症巧施，各適其宜。總以病退而正不傷，體虛而速康復，為治病保健的準則。

如《素問・五常政大論》云「……穀肉果菜，食養盡之，無使過之傷其正也。」醫書上有關食餌方劑和藥食配合的方劑很多。如《傷寒論》載豬膚湯治咽痛症，陰虛而熱不甚者，潤躁清熱而無苦寒呆滯之嫌。《金匱要略》載當歸生薑羊肉湯治寒疝腹痛、肋痛裏急症，用溫肝補虛散寒養血之功。後世醫書有關食療法的記載更是舉不勝舉。

我在臨床中除運用傳統辨證藥物治療外，還會以藥食相配合，或單純與以食餌療法，常獲良效。例如：陳×，男，45 歲，病已半年，嘔吐頻頻，面黃肌瘦，毛髮不潤，肚如蛙腹；長時間無大便，水穀難進，略進則嘔，輸液停止則嘔，中西藥不能入。精神萎靡，臥床不起。邀我診治。用蘇夏蜜浸膏徐徐服之，一次 2 － 3 匙。兩日後嘔吐稍減輕，繼續服用浸膏加量，七天後嘔吐明顯好轉。暫不更方，旬日能喝稀米粥，大便已通。二十天後能吃流食或二黏粥，調理月餘嘔吐已止。身體漸豐而癒。時隔三年，舊病復發又服此膏，痼疾已除。

（七）運用針灸治療

在臨症中，我擅長於針灸治療諸多頑固性疾病，但有效的基本條件就是針灸治病務求氣至病所，即經絡所通，主治所在的原則。針刺之法效與不效，首先看是否得氣。得氣是有效的基本條件。

然而若僅得氣而達不到一定的刺激量（針刺量化），氣不達病所，或達病所量化不夠，仍然效果不佳。只有氣至病所，針感傳導到有病變所在部位，刺激量化要足，才能效如桴鼓。除此之外，針灸治病要求氣之聚散。疾病有氣聚、氣散之別。氣聚者如諸多疼痛刺之宜散。氣血流通、氣散疼痛立止。

治療時宜遠端取穴刺之，或三棱針點刺放血，均可使聚氣疏散。氣散者如虛脫、疲軟乏力、馳緩、臟腑下垂、崩漏下血、露睛等症，針灸之時，宜促其聚，亦重灸，或近端取穴刺之則氣散得以聚，而病可復也。尤以局部取穴為重，取人中、素髎、百會等穴進行針灸療效甚佳。

還有針刺手法、針刺部位的深淺，也是取效與否的重要條件。若在針刺前先按壓將要針刺的俞穴而患部的疼痛緩解時，其針刺效果甚佳。

針刺時先針至一定深度使其有酸、麻、脹、困抽動寒熱的感覺，然後捻轉使其針感向上下部位擴散，若能使針感到達患病部位，往往可以達到疼痛立刻停止的目的。留針 10 ～ 30 分鐘，並可在留針期間行針數次，以加強療效。實踐證明，這種方法不但可以減輕一般疼痛，而且可以制止針刺局部加劇的患者。

針灸選穴要得當，經絡為據不可偏

針灸治病，貴在精通經絡，經絡所通主治所在。所以針灸選穴，必須以經絡為依據。古書云：「寧失其穴，勿失其經」。醫者有以《四總要穴》而治全身病的，有以馬丹陽「天星十二穴」治全身疾病的，有以《五腧穴》而治全身疾病的，有用腕踝針、眼針、鼻針、手針、頭針等而治全身疾病的。凡此等穴「大多數以經絡為依據，固臨床喜循經取穴。

「四總穴」「天星十二穴」「五俞穴」「八脈交匯穴」等大都位於肘膝以下部位，四肢末端為十二經之根本，說明肘膝以下穴位的重要性。

其次，在具體選穴位力求精簡，往往取 4 ～ 5 個穴位，有時僅取 1 ～ 2 個穴位可獲良效。

1994 年，一男性患者患腦梗塞，雙目失明，即取雙側蠡溝穴刺之，得氣後，患者告訴有麻感沿腿內側上傳到少腹及兩肋，又捻轉數次，麻脹感沿兩肋到面部，最後達兩眼部，起針後兩眼有舒適感。12 天後兩眼有光感，繼續針灸此穴，每次行針 4 ～ 5 次，兩個療程後，兩眼得以復明。

（八）要做名醫

不做良相，願做良醫。這是一個好的臨床醫生的希望和追求。當今社會，是知識大爆炸的年代，科學在飛速的發展，中醫更應奮發圖強，潛心研究，要跟上時代的潮流，不斷的發展，不斷地開拓和創新。做一位名醫，帶一個名科，創建一所名院，為社會乃至全人類的身體健康長壽提供高效、優質的文明的中醫服務。

三、經驗介紹

（一）吊線穴為主治療頑固性面癱 200 例經驗介紹：

面癱是臨床上常見病，多發病，俗稱口眼歪斜病，或稱吊線風，西醫稱面神經麻痹。

（二）治療方法：

1. 取穴：

主穴：吊線穴—吊線穴為口腔內頰黏膜平行於牙齒的經絡線。

2. 配穴：

地倉透禾髎，地倉透頰車，如眼斜配陽白，攢竹透絲竹空，睛明穴。

3. 加減穴：

① 體弱者配足三里穴；② 頭痛者配風池穴，太陽

穴；③ 耳後疼痛者配翳風穴。

（三）具體操作

1. 對吊線穴的刺法：

酒精棉球常規消毒，用三棱針對準次線強刺出血，每隔 0.5 ～ 10 公分排列點刺數針，或用三棱針對吊線穴進行縱行劃割出血，微微出血即可，勿深。2 ～ 3 天一次。

2. 手法：

主要穴用瀉法，配穴用平補平瀉法，體弱者用補法。

3. 針刺後對於患側的面肌，眼瞼周圍，口角，眉頭眉梢，額頰部位，用手輕輕揉按、摩擦，務使局部皮膚發熱為度。

4. 療程：

隔日針刺一次，或隔二日一次，12 次為一療程。

四、臨證醫案

馬××，男性，31 歲。面癱。

【診見】右側口眼歪斜，右眼閉合不嚴，眼裂增大如韭葉，右鼻唇溝變淺，鼓腮不靈，右口角漏氣，皺眉、右額紋消失，示齒口角向左歪斜。舌質紅，苔薄白，兩脈浮略緊。診為右面癱（風寒型）。

【治法】解表祛風散塞牽正。主穴：吊線穴手法如上所述。配穴：取 4 ～ 5 穴，以上穴位交替使用。行針 30 ～ 40 分鐘，期間每十分鐘捻轉一次。

二診：口眼歪斜稍糾正。面部牽拉感減輕，尚有耳後疼痛加刺翳風穴。

三診：右眼能自行閉合，皺眉時額紋出現，鼻唇溝恢復耳後疼痛已止，仍以前法醫治。

六診：口眼歪基本糾正，面部活動自如，但感右側面部肌肉不如左側有力。上方加足之里，合谷均左側，共針八次，面癱痊癒，隨訪兩次未復發。

中國醫學認為，面部經脈循行與手足三陽經，三陰經及任督二脈有關，面癱初期，以陽經為主，日久牽涉陰經，治宜疏通經絡，祛風散寒，扶氣牽正，面癱日久效不佳者，取足三陰經穴和主穴，以活血通絡，健脾益氣養肌。兼有面肌抽動者，宜補腎柔肝，熄風止痙。臨床中辨證選穴，配方，可明顯提高療效，縮短療程。

李元忠

一、個人簡歷

李元忠，字高昇，山西平遙人，1955 年農曆 8 月出生於平遙縣南杜家莊一個普通農民家庭。他自幼聰穎好學，特別愛聽講故事、猜謎語。稍長則背誦詩歌《百句文》等啟蒙讀物。1963 年上學之後，雖然身體瘦弱但學習刻苦用功，成績在同伴中一直名列前茅。文革中（1966 ～ 1976）課本上的知識少的可憐，課外讀物又很難找得到，常常到十幾里外的親戚家借書，他特別喜愛歷史體裁的小說、札記。甚至三教九流、諸子百家都有所涉獵。讀書是他最大的嗜好，白天放學後幫家裏幹活，晚上小油燈下徹夜臥讀。

1974 年高中畢業後，因其母親體弱多病，當時農村又缺醫少藥，看到病中的親人難以得到及時有效的治療，非常痛心，決心學醫。1975 年 2 月經學校與村裏推薦到鄉衛生院舉辦的「赤腳醫生培訓班」學習，開始了他漫長的求學生涯。培訓結業後，由於成績優秀留鄉衛生院工作。在這期間受當地名老中醫廉鑒壽先生的影響，開始接觸學習中醫，背誦《湯頭歌訣》、《藥性賦》、《瀕湖脈訣》等。在臨床工作嘗試運用中醫中藥治療疾病，收到了良好的效果。從此喜愛上了中醫。1978 年恢復高考後，他憑借堅實的功底，以優異的成績考入山西省中醫學校中醫專業學習。在三年的時間裏，系統學習了中醫藥學理論。越學越覺的中國傳統醫學的博大精深，越深入越覺得中醫藥確實是一個偉大的寶庫。1981 年底到平遙縣商業職工醫院中醫科工作。1985 年縣中醫院成立後，調入中醫院工作。1986 年經單位推薦，參加全國成人統考，考入山西醫學院（山西醫科大前身）衛生管理系學習，系統學習了西醫和管理知識，1989 年畢業後再次回到中醫院工作。先後擔任了醫務科副主任、主任、業務副院長。1994 年晉升為主治中醫師。1993 年兼任中華中醫學會平遙分會秘書長，先後組織了全縣的中醫知識競賽、中醫技術比武等項學術活動，促進了平遙中醫藥的學術氛圍。2003 年「非典」期間組織召開了中醫座談會，研究探索防治「非典」的預案，為平遙的「防非」工作盡了一份力。2004 年以來多次召開名老中醫座談會，共同探討如何振興中醫事業，廣泛徵詢專家學者的意見，為領導提供決策依據。

2004 年被推選為晉中市中醫學會理事。2003 年以來，受邀到平遙縣衛校講授中醫基礎理論、中藥學等課程。2006 年、2007 年連續兩次到平遙老年大學講授「中醫養生保健」受到廣大學員的一致好評。在工作之餘收集資料，先後撰寫了「中藥治療乳腺增生 30 例臨床觀察」、「中西醫結合治療 2 型糖尿病療效分析」、「抓住機遇，努力實現中醫現代化」等十餘篇學術論文在省級刊物上發表。1989 年以來，多次被評為出席市縣的先進工作者、先進科技工作者。2003 年被晉中市勞動競賽委員會評為勞模，榮立一等功。

二、學術思想

（一）理論特色

經過長期對中國醫學精典《黃帝內經》、《傷寒論》、《金匱要略》、《難經》、《溫病學》以及各家學說的學習探索與現代醫學解剖、生理、病理、藥理等學科的對比研究。他認為：中西醫各有所長，兩者可以互相取長補短。中醫學是一門古老的經驗醫學，其核心思想是樸素的唯物論和自然辯證法。理論上重視：

一是整體觀念，不僅強調人體自身的統一性，而且認為人與自然環境密切關聯；

二是辨證論治，透過對病人的症狀，體徵的綜合分析，逐層推論，歸屬什麼證，而後立法，擬定方藥；

三是陰陽的對立統一，人體的生理、病理、診斷、治療、預後、轉歸都與陰陽的平衡有著密切的關係；

四是發展變化的觀點，任何疾病的過程都是在發展變化的，運動變化是絕對的，靜止狀態是相對的、有條件的。平衡也是發展變化中的動態平衡。並且強調「量變到質變」，如「熱極生寒」、「寒極生熱」；

五是實踐第一的觀點，中醫學的理論基礎來源於臨床實踐，中醫學的理論是從臨床經驗中總結歸納出來的。這不同於西方醫學，其理論來源於實驗室。中醫的診療標準是以臨床症狀與體徵為主要依據，症狀與體徵的改善或消失就是好轉與痊癒；

六是抓主要矛盾，在臨證時，患者的症狀往往紛繁複雜，有時還夾雜一些假象。他特別強調，醫者臨證時，一定要詳細診察、認真分析、總攬全局、抓準主要矛盾。主要問題解決了，其他問題就迎刃而解；

七是因時、因地、因人而宜，中醫在診療疾病時一定要注意季節的不同，地域的差別，個體之間差異，恰當的施用藥物，方能如絲入扣、一矢中的，取得較好的療效。

（二）繼承與創新

中醫學的發展既離不開對古人豐富經驗繼承，更離不開創新。他一貫認為：不要把中醫學看成是完美無缺的東西，中醫學是在不斷的創新與發展中逐步走向完善的。中醫的強大生命力恰在於它的創新與發展。首先應運用唯物辯證法，利用現代科技手段去發掘整理傳統醫學這個寶藏，努力「去偽存真」、「去粗取精」實現「古為今用」的目的。而不可抱殘守缺，一味地生搬硬套。這樣就必然會故步自封，扼殺了創新機制，變成僵死的東西。縱觀中醫發展史，從秦漢之際《黃帝內經》的問世，到東漢末年《傷寒雜病論》出現，中醫學從理論到臨床有了一個質的飛躍；從《傷寒論》到明清時期溫病學的形成，在治療外感熱病，特別是瘟疫方面有了大的突破。

他堅持認為：中醫學失去創新機制就像夜明珠失去光澤變成了一個玻璃球。

自從十九世紀西方醫學傳入中國以來，逐漸地滲透到國人的健康生活中來，中醫不僅要繼承發揚優秀的傳統醫藥學，而且應積極吸納西方醫藥學的一些長處，充分利用現代科技成果，實現「洋為中用」。不斷充實自己，才能不斷向前發發展。有的人反對用西藥，用輸液、輸血的方法，認為那樣就不是純粹的中醫。

他認為：是不是真正的中醫，關鍵在於能否堅持中醫的特色，能否把西醫的長處同化、吸納到自己的醫學體系中來。中西藥的分類只是一個習慣分法，中藥安息香、西洋參、番瀉葉等不都是從國外進來的嗎？同化吸收後，充實了中藥的品種。張仲景時代若有輸液的方法，老先生必然會採納，治療傷寒（外感熱病）的療效肯定會提高。

他認為：有些人看不起中醫，認為中醫不科學是一種無知；否認西醫的長處，排斥現代科技手段，同樣也是一種無知。這種無知是不利於中醫事業的發展的。中醫學只有揚長避短，吸納別人的長處才能在創新中發展，煥發出勃勃生機，走出國門造福於人類。

（三）循序漸進

在教與學習中醫的生涯中，他總結出：學習中醫要循序漸進。初學中醫者，往往感到摸不著頭緒，難以掌握其精髓。他分析原因有以下幾點：

其一，中醫學是一門傳承數千年的古老醫學，許多精典都是古代文言文，言簡意賅，其中還有很多現代已不常用的通假字，沒有過硬的古漢語基礎，很難讀得通、弄得懂；

其二，中醫學不同時代的各種典籍汗牛充棟。而各個時代名家輩出，由於其歷史背景的不同，學術觀點各異，呈現「百花齊放」、「百家爭鳴」的繁榮景象。比如金元四大家，劉完素認為：六氣皆能化火，臨床喜用寒涼之品；張從正認為：邪氣是致病的主要因素，臨證時善用汗、吐、下三法；李東垣認為：脾胃為後天之本，治療時側重於補益脾胃；朱丹溪認為：人體「陽常有餘」而「陰常不足」，臨床上喜用養陰清潤之品；而明代的張景岳又認為：「陽非有餘」，貫用補陽之法，創製了右歸飲等良方。對初涉者來說，不知所從。

其三，內容繁多，就方劑學來說，眾多的醫家創製了不計其數的方劑，初學者背誦了成千上萬首歌決，但到臨床真正常用到的沒有幾個。《瀕湖脈訣》講述了 28 種脈象，許多初學者背的滾瓜爛熟，可是往往「胸中了了，指下難明」，沒有幾個人能真正分得清、道得明。他結合自己教與學的經歷，特別強調學習中醫一定要循序漸進，由淺入深，立足基礎，逐步拓寬。他推薦《醫學傳心錄》是一本較好的中醫入門教材。方劑學方面只講了「二陳湯」、「平胃散」、「四君子湯」、「四物湯」、「小柴胡湯」五個基本的方劑。臨證時根據中醫、中藥學的理論，隨證加減可以化裁出許多方劑來，對應各種病證。脈學方面只講了：浮、沉、遲、數、虛、實等十種脈象，這樣對初學者來說，才能提綱挈領，便於掌握中醫學精髓，執簡馭繁達到事半功倍的效果。

三、臨床經驗

（一）腦血管病

腦血管病包括腦出血、腦梗塞、腦血栓形成等腦血管意外引發的疾病。屬中國醫學「中風」的範疇。一般分為中臟腑與中經絡兩類。

中經絡者，病情較輕，病位較淺。一般神志清楚，僅以口眼歪斜，語言不利，半身不遂為主要症狀；中臟腑者，病情較重，病位較深，主要表現為：突然昏倒，不省人事，早期常伴有頭痛、發熱，後期常有偏癱、失語等。中臟腑早期搶救治療以西醫為主，中醫藥為輔。中經絡及中臟腑後期的治療以中醫藥為主。

他認為：「中風」的病機主要是氣虛血滯、脈絡淤阻，治宜：益氣活血、祛瘀通絡，臨床上常選用補陽還五湯。基本方藥：生口蓍、歸尾、赤芍、地龍、桃仁、紅花。黃蓍的用量一般從 30 克 開始，療效不佳時逐漸加至 45 克，60 克，90 克，120 克。

由於當代人物質生活的提高，人體多超重，常伴有高血脂、高血壓、高血糖等，所以在歸尾、赤芍、地龍、桃仁、紅花的用量可適當增加，不必拘泥於原方劑量。

臨證時氣虛明顯者加焦朮、太子參以增補氣之力。若動脈硬化高血脂症時，可酌加川芎，牛膝以增其活血通絡之功。濕濁較重者加白蔻仁、蘇梗，理氣化濕。脾胃虛寒者加砂仁、陳皮、溫中散寒。陰虛火旺者加麥冬、五味子養陰清熱。

煎煮前先用涼水將藥浸泡 30 分鐘以上，再用文火煎煮 40 ～ 60 分鐘，每茬煎取 100 ～ 150ml，早晚空腹服，每日一劑。7 ～ 10 天為一療程。另外病情穩定之後可以選擇針灸、按摩等治療。後期康復應加強功能鍛鍊。一般 3 ～ 6 個療程即可收到良好的效果，越早治療效果越好。

（二）2型糖尿病

2 型糖尿病早期無明顯症狀，未能引起人們的重視，特別是在廣大農村，有的發病多年尚未知曉，沒有採取任何措施，直到出現了併發症白內障、冠心病、腦梗塞，才著了急。對於 2 型糖尿病用西藥治療，效果雖然快，但毒副作用較大，患者很難長期堅持下去。中醫藥在這方面有一定的優勢。尤其是對發現較早，症狀較輕，沒有明顯併發症的患者，經過系統治療，不僅可以改善症狀，減少併發症的發生，而且可以徹底治癒。

糖尿病屬中醫「消渴」的範疇，古代中醫根據「三多一少」的症狀將消渴分為「上消」以渴為主，「中消」以消穀善饑為主，「下消」以多尿為主。但 2 型糖尿病三多一少現象往往不明顯。他在臨床上一般將 2 型糖尿病分為以下幾型：

1. **肺腎陰虛**：臨床上以口渴多飲，口乾舌燥，五心煩熱，腰背酸困，小便次數多，大便乾燥，舌紅少苔，脈細數多見。治宜養陰清熱，方用六味地黃丸加減。

2. **氣陰兩虛**：臨床上以口渴或不渴，常伴有倦呆乏力，多汗，腰膝無力，大便秘結，舌紅苔白，脈細弱。治宜益氣養陰，方用當歸補血湯合六味地黃丸加減。

3. **脈絡淤阻**：臨床上，口不渴或渴而不欲飲，肌膚麻木，或有針刺樣疼痛，夜間尤甚，舌質暗紅，脈細澀，治宜活血化瘀，方用桃紅四物湯加減。

4. **陰陽兩虛**：臨床上常見飲多尿多，尿濁如脂，多伴有畏寒肢冷，神疲賴言，舌質淡苔白甚或水滑，脈沉細無力，治宜滋陰壯陽，方用金匱腎氣丸加減。

口渴甚者可酌加麥冬、花粉；煩熱盜汗者可酌加地骨皮，胡黃連；搔癢明顯者加地膚子，蒼朮；疼痛麻木明顯者加元胡、川牛膝等。

（三）肺心病

肺源性心臟病多由慢性支氣管炎發展而來。臨床上以咳嗽，氣短為主要症狀，時常伴有哮喘，痰多清稀，其特點是喜溫怕涼，秋冬季節加重，春夏季逐漸好轉。咳喘日久則演變為肺氣腫。其特點是呼長吸短、動則加劇、四肢不溫，甚則紫暗。進一步加重則發展為肺心病。除肺氣腫的主要表現外，尤可見顏面浮腫，唇甲青紫，嚴重時下肢水腫，患者不能平臥，夜間尤重。根據其發展不同的階段，分別給予治療：

1. 慢性支氣管炎：

「急則治標，緩則治本」。在急性發作期，臨床上以咳嗽，氣短，痰白清稀，常伴有哮喘、舌淡苔白，脈弦細無力。治宜：理氣化痰，止咳平喘。方用：白擬經驗方加減；在緩解期，患者咳喘不明顯，以氣短、乏力，為主要表現。治宜：用培土生金法，補益脾肺之氣，方用：香砂六君子湯加減。

2. 肺氣腫：

臨床上以咳嗽，氣短，痰稀白不易咳出，呼長吸短，四肢發涼，舌淡苔白，脈細弱。治宜：健脾理氣，燥濕化痰。方用：四君子湯合二陳湯加減。

3. 肺心病：

臨床上除肺氣腫的症狀之外，尤可見喘促不能平臥，唇甲紫暗，顏面浮腫，重者可見下肢水腫，動則氣喘加重。治宜：溫陽健脾，利濕化痰。方用：真武湯合二陳湯加減。

四、典型病例

（一）腦出血後遺症

患者劉××，女，54 歲，本縣城區農民。2004 年×月×日，因突發腦溢血在縣人民醫院搶救，並行顱內血腫抽吸術。後因病情不穩，轉晉中二院治療。住院半個月後，病情趨於穩定而回平遙。經朋友推薦，邀李先生診療。當時患者語言含混不清，右側肢體癱瘓，翻身尚需家屬扶助。Bp130/85mmHg，舌質暗紅，苔薄微黃，脈細數無力。（患者有甲亢病史）證屬：氣虛血滯，脈絡淤阻。治宜：益氣活血。

【方用】補陽還五湯加減：黃耆 45 克、歸尾 9 克、赤芍 15 克、地龍 12 克、桃仁 6 克、紅花 6 克、枳殼 10 克、雲苓 15 克、菖蒲 10 克、橘紅 10 克、甘草 5 克、絲瓜洛 12 克 為引。每日一劑，早晚空心服。

七日後複診，患者服藥後，症狀明顯好轉，語言雖然仍不清晰，但連比劃家人能明白其意，右側肢體已能活動，不用家人扶助可以翻轉身體，起坐仍需幫助，舌質轉紅，脈細數較前有力。上方黃著加至 60 克 繼續治療一週。

兩週後再診，患者語言基本清楚，肢體活動有力，不用人扶持能自行起坐，在家人的攙扶下可以下地走動，舌苔轉黃少津，上方減菖蒲，加麥冬 10 克 繼服三個月後患者痊癒，不僅能做日常家務，而且可以步行十餘里，一如常人。

（二）腦梗塞

患者尹××，男，57 歲，某企業會計。

2006 年×月×日，患者晨起時，突感左側肢體無力，不能自行起床、穿衣服。經鄉醫介紹邀李先生前去會診。當時患者血壓 135/90mmHg，神志清晰，語言尚可，無抽風等症狀，左側肢體無力，尤以上肢為重。心臟二尖瓣區可聞及Ⅲ級以上收縮期雜音，考慮為：腦梗塞（家屬告知患者有風心病史），舌質淡紅，苔白膩，脈細弱無力，有結代。證屬：中風證，氣虛血淤型，治宜：補氣活血，祛淤通絡，方用補陽還五湯加減：黃蓍 60 克、歸尾 15 克、赤芍 15 克、地龍 10 克、桃仁各 9 克、雲苓 15 克、白蔻仁 10 克、陳皮 10 克、甘草 10 克，每日一劑，早晚空心服。

七日後複診，療效不顯著，下肢恢復稍好，可以下地站立，上肢不明顯，隨將黃蓍加至 90 克，加桑枝 12 克服用方法同前。

兩週後再診，諸證明顯好轉，下肢自覺有力，可以借助手杖在室內行走，上肢有痛感，有時如蟻行，舌質紅，苔薄白，脈較前有力（仍有結代）食慾明顯好轉。上方去白蔻仁，加桂枝 10 克，黃蓍加至 120 克。繼服兩個月後，患者除左手稍無力，下肢走路踮外，基本痊癒，可以自行到鄰居家打麻將，囑其再服中藥三個月。其不願再服中藥（湯劑），而改服中成藥。

（三）糖尿病

患者胡××，男，53 歲，某鄉鎮企業中層領導。

2003 年×月間，因口渴而來院求診。自訴：近幾個月來，經常自覺口渴，喝水後一會兒就又乾，餘無不適。體格檢查未發現明顯異常，空腹血糖 8.6mmol/L，糖化血紅蛋白 8.8%，細問其日常嗜酒，勞累後腰酸困，小便次數多，舌質淡紅、少苔無津，脈細數。確診為：消渴證（2 型糖尿病），證屬肺腎陰虛型。治宜：養陰清熱。

【方用】六味地黃丸加減：生熟地各 15 克、山藥 24 克、山萸肉 12 克、雲苓 15 克、澤瀉 10 克、丹皮 10 克、花粉 10 克、麥冬 10 克、杜仲 10 克，每日一劑，早晚空心服。

另外要求患者①控制飲食，主食每日 6 兩 ，以雜糧為主，副食每天半斤奶，一個雞蛋，二兩瘦肉。多吃蔬菜，少吃油膩，禁菸酒②適當增加運動（上班騎自行車），生活起居規律。

一週後複診，患者口渴明顯減輕，小便次數減少，食後自覺腹脹滿，大便稀溏，上方去熟地加陳皮 9 克 服法同前。

繼服一月後，口渴已去，空腹血糖 6.4mmol/L，囑其繼服中藥，改為每兩日一劑，每晚睡前服一次。每月複查一次血糖。半年後患者諸證消失，空腹血糖維持在 5.2 ～ 6.1 mmol/L 之間，囑其暫停服中藥，每年春季服一個月中藥，平時只服同仁六味丸。

隨訪近兩三年來，病情一直穩定，諸證消退，未發現有任何併發症。

（四）肺心腦病

患者候××，男，70歲，某村農民。

2006年×月，患者因感受風寒而誘發咳喘（平素有肺心病），經當地醫生治療，效果不佳，而出現嗜睡狀態。邀李先生前去會診。患者面色灰暗，有輕度浮腫，唇甲紫暗，喉中有痰鳴，痰稀白不易咳出，嗜睡。血壓（8.62/9.31kpa），下肢水腫，四肢不溫，體溫38.5℃，肺部肋間隙增寬，叩診呈過清音，心濁音界縮小，肺部可聞及散在濕性囉音，舌質紫暗，苔白滑，脈弦滑無力，屬中醫咳嗽證，脾肺氣虛、痰濁壅滯型。治宜：健脾益氣，理氣化痰。

【方用】四君子湯合二陳湯加減：紅參9克（另燉）、焦朮12克、雲苓15克、蘇梗10克、陳皮10克、製南星6克、炒蘇子15克、白芥子9克、甘草6克，每日一劑，早晚空心服。

複診：治療三天之後，患者病情明顯好轉，精神轉佳，問答清楚，食慾仍差，痰變稠易咳出，面色轉紅，下肢水腫減輕，上方去白芥子，加白蔻仁9克、炒扁豆9克。

再診：又經過三天的治療之後，病人已能坐起，下地仍感下肢無力，繼續服用中藥，停用西藥輸液，改為口服，兩週後患者基本痊癒。

杜棠仁

一、個人簡介

杜棠仁，男，65 歲，主治中醫師，於 1957 年參加工作，1979 年經山西省衛生廳考試錄用為中醫師，1989 年晉升為主治中醫師，行醫 40 餘年，有豐富的臨床經驗，擅長中西藥結合治療各種疾病，對兒科呼吸、消化系疾病、內科脾胃病、心腦血管病有良好的療效，善於治療多種疑難雜病。

初中畢業後，隨師學醫（中醫），在工作中邊幹邊學，逐步掌握了農村常見病多發病的防治技術，在 1964 年自學考試中取得了優良的成績，受到縣衛生局領導的表揚獎勵，這樣更堅定了自己學習的信心，立志自學成才。1971 年到縣人民醫院進修學習 1 年半，對西醫西藥也產生了濃厚的興趣，感到中西醫結合對防治各種疾病優於單用一種方法，從此，對西醫學的各門課程系統自學，逐漸掌握了西醫的診療技術，於 1981 年～ 1982 年在晉中地區衛生學校中醫理論進修班學習 1 年，系統學習了中醫四大經典著作，使我的中醫理論基礎知識更加深厚，臨床實踐中運用經典方劑治療的療效好，見效快。運用中西藥結合治療多例疑難雜病更是有較好的療效。

二、學術思想

筆者在臨床實踐中，深有體會的是：經方組方嚴謹，效專力宏。只要對症，效如桴鼓，用《傷寒論》中的四逆散加以闡述，四逆散是張仲景所著《傷寒論》中的一個方劑，原條文指出本方重在宣達鬱滯。條文曰：「少陰病，四逆，其人或咳，或悸，或小便不利，或腹中痛，或泄痢下重者，四逆散主之。」總觀本條諸證，皆屬陽鬱於裏，氣機不能宣達，導致氣血鬱滯。

用本方透解鬱熱，疏肝理脾，推而廣之，本方適應範圍相當廣泛，在臨床處方中，有意無意地應用了本方，凡見肝氣鬱結，影響脾胃所致的熱厥、胸脇脹滿、脇肋疼痛、腹病瀉痢、月經不調等肝脾不和的症候，運用本方，無不有效，後世稱本方為調和肝脾（胃）之祖方。

本方由柴胡、枳實、白芍、炙甘草各等分組成。

柴胡：性微寒，味苦，入肝膽三焦經，該藥疏肝之鬱，升脾之陽，升清外達，疏肝鬱，清膽熱，透邪於外，鼓脾氣，以使清陽上升。

枳實：性微寒，味苦略酸，入脾胃二經，該藥平肝之逆，降胃之濁，利氣，開結，降逆，氣下則痰喘止，氣行則脹滿消，氣通則疼痛止，氣利則後重除。

白芍：性微寒，味苦酸，入肝脾肺三經，該藥斂肝之陰，通脾之絡，柔肝舒攣，肝為剛臟，其氣最為橫逆，逆則傷脾，脾受辱則失去運化之力，因而不能化生精以養五臟，肝失營養則橫逆更甚，因此柔肝之剛更為重要，白芍柔肝、斂陰、疏攣，配以甘草，甘緩和中，二藥合用正合內經所說的「肝苦急，急食甘以緩之，以酸泄之」之意。

本方臨床應用範圍廣泛，疏肝調脾諸方多從它演變而來，運用古方不能拘泥，因於病情差異酌情加減，方適合因證施藥的宗旨。

三、經驗介紹

（一）高燒昏迷導致雙目失明

患兒：郝××，女，四歲，榆社東凹人。一月前因患中毒性痢疾在榆社縣醫院住院，治療期間高燒昏迷近一週，經搶救熱退神清，但因高燒昏迷導致雙目失明，家人甚急，欲往太原診視，路經太谷縣陽邑村，投宿於親戚家，該親戚與為我鄰，邀予一視，見患兒神清，體質消瘦，營養欠佳，其母代述：午後仍有微熱，易出汗，食慾不振，陣陣哭鬧，常以手擊頭，時而煩躁，肢體顫動。經查：脈象弦細，舌質紅，少苔，舌面乏津，瞳孔等大等圓，視力全無，但瞳孔對光反射好。我欲試治之，脈證合參，辨證為高熱，傷津耗液，肝腎陰液受劫，五臟六腑之精不能上注於目而雙目失明，肝失所養，虛風內動，引起肢體顫動。治應滋養陰液，息風止痙。

【擬方】大定風珠加減：

麥冬 10 克、阿膠 10 克（燒化）、炒棗仁 10 克、生地 15 克、白芍 10 克、龜板 10 克、鱉甲 10 克、生牡蠣 10 克、蜈蚣 1 條（沖研）、雞子黃 1 枚（沖服）、連服 7 劑，配合針刺雙側睛明穴，配穴：足光明、風池、合谷，隔日一次，針 7 次，患兒夜間能安靜入睡，食慾好轉，兩週後一日早上，患兒突然哭鬧害怕，母問其因，患兒說看見狗害怕，其母甚為驚喜，又讓其看室內所置之大物件，均能一一說出，但對微小之物仍看不清楚，上法有效，繼續針刺服藥，月餘後視力恢復，肢體已不顫動，諸恙悉癒，至今隨訪別無他疾。

【體會】該患兒因高熱昏迷，引起皮質盲而失明，在治療中加用 V-B_1、V-B_{12} 注射液肌肉注射，能量合劑靜脈滴注，收到意想不到的效果，說明中西藥結合治療疾病，確實有獨到的療效。

（二）不典型破傷風治驗一例

患者：郭××，女，68 歲，陽邑村人。因頸部有緊束感，下頷部位發困而來就診，門診給予對症處理，病情未能控制，又加吞咽困難，頻頻吐稀涎，固體食物不能下嚥，飲水則嗆，轉縣醫院治療，食道癌待診，收治入院，住院一週，症狀沒有改善。因年邁又不見好轉，自動出院，回家準備後事，但其子女又抱一絲希望求治於我，見其體質極度衰弱，臥床不起，又加張口困難，據此一證，我恍然大悟，破傷風無疑（詳問病史，兩月前左手食指因割草曾受外傷，早已痊癒），即按破傷風治療：肌注安定 10m克，2 次/日，靜滴破傷風抗毒素 5 萬單位，青黴素 800 萬單位，連用三天，症狀大有改善，收到意外療效，連接治療七天，咽下困難好轉，吐稀涎減少，張口趨向自如，停用上藥，加服中藥：蜈蚣兩條（研沖）、全蠍 3 克（研沖）、薑蠶 10 克、蟬蛻 10 克、天竺黃 6 克、羌活 6 克、天麻 10 克，連服十劑以善其後，治療月餘，諸症皆癒，體質逐漸恢復，半年後可料理家務。

【體會】患破傷風後，以局部症狀為突出表現者，臨床偶有所見。筆者曾治一例以腹部肌肉陣陣抽動，而無其他表現的破傷風一例，而此例以食管痙攣，不能下嚥為主要症狀，實屬少見，為引起注意，開闊思路，減少漏診，特此介紹，略述管見供同道參考。

（三）骨結核疼痛難忍

患者：王××，男，70 歲，侯城鄉惠安村人。

患髖關節骨結核半年多，曾在縣醫院住院治療，因家庭經濟困難放棄治療，回家修養，但病情不能控制，日夜疼痛難忍，呼叫不休，痛不欲生，臥床不起，邀於診治，見患者年老體弱，極度消瘦，痛苦病容，右下肢屈曲不能伸展，動則髖關節處疼痛難忍，終致右下肢萎廢不用，肌肉萎縮，脈象纖細，舌紅少苔無津。辨證，係腎精匱乏，骨失所養，津傷液脫，筋失濡潤，血脈痹阻，不通則痛，中西藥結合給予治療，繼續用抗結核藥，鏈黴素 0.5 克，2 次/日肌注，雷米封 0.3 克，頓服，中藥用金匱腎氣丸加減，附子 6 克、肉桂 15 克、熟地 15 克、山萸肉 15 克，丹皮 10 克、雲苓 10 克、澤瀉 10 克、山藥 15 克、黃精 15 克、丹參 15 克、地龍 15 克、赤芍 10 克、紅花 5 克、金蠍 3 克（研沖）、蜈蚣兩條（研沖）。

上藥連服三十餘劑，疼痛緩解，停用鏈黴素。繼續服用雷米封，加用中藥：土鱉蟲一個、蜈蚣一條、全蠍 1 克，共研細麵放入雞蛋內蒸熟，1 枚/次，2 次/日，連服一百天，半年之頑疾從此而癒，病癒後曾給城供銷社看大門，至今八十有餘，騎車走路均不受影響。

【體會】此例說明中西醫結合治病的優越性，優勢互補，標本兼治，省錢能治大病，草藥能除頑疾。

（四）熱入血室的診治

熱入血室是婦女月經期、或經前後感受外邪，邪熱與血相互搏結而成的一種病變，《傷寒論》中曰：「血弱氣盡腠理開，邪氣因入與正氣相搏」，熱與血結合而發生熱入血室症。由於邪熱內陷的深淺不同，故熱入血室的表現症候也不同。有定時寒熱，其形如有胸脇下滿，狀如結胸者，有入夜神志昏糊，語如見鬼狀者等表現，筆者曾治一典型病例，介紹如下：

張××，女，32 歲，太谷郭里人。

定時寒熱十餘日，入夜神志昏糊，脇下痞滿為主，來我院就診，病情經過：感冒經前水適來，復感外邪，惡寒發熱頭痛，自服解熱藥，惡寒發熱不減，上午神情不熱，每到下午五點左右，則惡寒很甚，繼而高熱體溫 39.5℃，煩躁不安，時發譫語，陰道時下穢濁血塊，在家治療，經用消炎解熱藥等治療十餘日，諸症不減而來我院治療。

【檢查】神清合作，發熱面容，脈象浮弦有力，舌質紅，舌面乏津，辨證為熱與血結的熱入血室症，疏方小柴胡湯加減：柴胡 15 克、黃芩 12 克、半夏 10 克、甘草 10 克、白薇 10 克、連翹 15 克、赤芍 10 克、丹皮 10 克，停用西藥，在當天下午定時寒熱的先期服用，服用二劑後惡寒發熱大減，體溫 38.5 度、夜間安然入睡，未做譫語，第三天患者怕復感風寒而來人說明病情，要求開方，原方加桃仁、生地二付，隔日複診，寒熱不再發作，夜不譫語，仍有胸脇不舒、自汗頭暈、口苦、脈弦微、舌紅。

【處方】小柴胡湯加枳殼 10 克、太子參 15 克、玉竹 15 克、生地 15 克、生薑 3 片、大棗 3 枚，連服三劑，一週後隨訪，病已痊癒。

【體會】此一病例正值經期，復受風寒，血室空虛，表邪乘虛內陷血室，經曰：「至虛之處，則為受邪之地」血室受邪，肝膽疏泄不利，氣血不和，故見胸脇下滿，狀如結胸；血熱擾心，故入夜則神識昏糊譫語，如見鬼狀；正邪交爭，影響少陽，樞機不利，故見寒熱往來，像瘧疾一樣發作有時；氣分無邪，故白天神志明瞭；邪熱內陷入於血室，故不能攻下；邪不在表，故不能發汗。

熱入血室，其血必結，正邪交爭，樞機不利，以小柴胡湯和解之，以利少陽樞機。加桃仁、赤芍、丹皮、生地清熱涼血，活血化淤，藥症相合，故收效甚捷。

四、臨症醫案

病例一：杜女，35 歲，太谷縣陽邑人。

患者素有胃痛史，近日來因家庭糾紛發生口角，繼而引起胃脘脹痛連及兩脇、噯氣頻作、嘈雜吞酸、口苦心煩、大便不爽、舌紅苔薄黃、脈弦數，本病由於情志不暢、肝氣鬱結，失於調達、疏泄失職，橫逆犯胃，氣鬱則脹，不通則痛，故而引起胃脘脹痛。氣病多游走不定，故痛在二脇，氣上逆則噯氣，肝失疏泄，氣鬱化火，膽經鬱熱，故口苦、心煩、吞酸、胃失和降，故大便不爽，脈證合參，證屬肝胃不和，法宜疏肝解鬱、理氣止痛。

方用四逆散合金鈴子散，柴胡 10 克、枳實 10 克、白芍 15 克、甘草 6 克、元胡 10 克、川楝子 10 克、佛手 10 克二劑，藥後脹痛減輕，仍有吞酸嘈雜、大便不通，此乃肝鬱化熱，木來侮土，以前方加黃連 6 克、吳茱萸 6 克、炒菜菔子 15 克，藥後便通脹消，諸症悉減，以逍遙丸兩盒鞏固療效。

病例二：王××，男，35 歲，腹痛。

家中被盜，憂思惱怒，而致腹中脹悶，拘急而痛，有時滿腹攣痛，大便稀，便下不爽，得醫氣則腹痛稍減，食慾不振，精神倦怠，舌淡苔白，脈沉弦細。

本病由於情志不暢，肝失條達，致脾氣呆滯，運化無力，氣滯不通，而致腹中脹痛，氣下行為順，故醫氣脹減，證屬肝脾不和，氣滯不通，治以疏肝和脾，行氣止痛，方用四逆散加減：柴胡 10 克、枳實 15 克、白芍 15 克、甘草 15 克、砂仁 6 克、廣木香 10 克、厚朴 15 克、青皮 10 克、陳香櫞 15 克二劑，藥後再診諸症未減，又加便下黏液，有後重感，但無脈血，此乃肝氣鬱滯，氣熱下迫，上方加黃芩 10 克、葛根 15 克、萊服子 15 克，清腸熱，導滯氣，三診諸症減，仍有脹悶不舒，倦怠無力，食慾不振，此乃土受木剋，脾土運化無力，於前方去枳實、萊菔子，加四君子，三劑而痊癒。

病例三：精神分裂症

病患：石××，女，60 歲，太谷黃卦村人。

胸悶太息，精神恍惚，喃喃自語，語無倫次，表情淡漠，如此已二年有餘，其女陪同來診，追述，以往曾與鄰里爭吵，鬥毆未爭上風，而耿耿於懷，一連幾日臥床不起，而患上症，現診患者體弱消瘦，舌質淡紅，苔白膩，脈弦澀，由於憂愁思慮，所願不遂，導致肝氣鬱結，橫逆脾土，脾氣不運，氣鬱痰結，神明受擾，故出現精神異常現象，證屬肝鬱氣滯，痰濁內阻，蒙蔽神明，治以疏肝解鬱、化痰開竅。

方用四逆散合滌痰湯：柴胡 15 克、白芍 10 克、甘草 10 克、枳實 10 克、陳皮 10 克、半夏 10 克、雲苓 10 克、膽南星 6 克、石菖蒲 10 克、遠志 10 克、香附 10 克。

二診：喃喃自語明顯減少，胸痞減，飲食有增，白膩苔減少，脈象弦細，此係痰濁得化，竅欲漸開之兆。但仍精神恍惚，氣不足以息，上方加炒白朮 10 克、山藥 15 克、炒棗仁 15 克、合歡花 15 克，連服 20 餘劑，病情大有好轉，幾近常人，逍遙丸 5 盒鞏固療效。

五、醫論醫話

筆者近三年來用中西藥結合方法治療嬰幼兒腹瀉一百例，療效滿意報告如下：

（一）一般資料

一百例中，男性 54 例，女性 46 例，療程一至兩天者 30 例，二至四天者 45 例，五天以上者 14 例，十天以上者 11 例。臨床主要表現，稀水樣大便混有不消化的食物，有時呈綠色，混有黏液，大便日十餘次，伴有嘔吐者 30 例，伴發熱者 25 例，有中度脫水伴酸中毒者 7 例，嚴重脫水酸中毒者 3 例。

（二）治療方法

(1) 暫禁食 6 小時，餵以炒焦黃的小米熬的米湯（只餵湯不餵米）。

(2) 針刺長強穴，強刺激，留針 5 分鐘，伴嘔吐者加刺內關，發熱者加刺曲池、大椎，每日一次。

(3) 維生素 B_{12} 注射液 1ml，止瀉止注射（止瀉穴在臍下 1cm處）。

(4) 服中藥烏連草曲湯（自擬）：烏梅炭 10 克、黃連 2 克、甘草 3 克、炒神麴 10 克、炒山藥 10 克、煨訶子 6 克，水煎服，每日一劑，煎二次共 50ml，每服 15ml，日三服。

(5) 有脫水酸中毒者補液糾酸，有感染者加用慶大黴素。

（三）療效結果

100 例中，經治療一次痊癒者 10 例，治療兩次痊癒者 25 例，三次痊癒者 40 例，配合輸液糾正酸中毒治療四次而痊癒者 21 例，治療無效者 4 例，總有效率 96%。

（四）典型病例

患兒史××，女，2 歲，1993 年 2 月 10 日就診。發病三日，腹瀉每日十多次，蛋花樣稀水便，混有不消化食物，輕度脫水，採用上法治療兩次痊癒。

嬰幼兒腹瀉是農村常見病，本病如治療不當，纏綿難癒，影響患兒生長發育，上述療法簡便易行，花錢少，療效好，值得推廣應用。一孔之見，拋磚引玉，歡迎指正。

宋開夏

一、個人簡介

宋開夏（1952 年－　）山西介休人，自幼耕讀於鄉里，酷愛醫學，十八歲曾在原籍任鄉村醫生兩載餘，一九七三年考入山西省中醫學校中醫專業，畢業後由國家分配於介休市連福中心醫院工作，從事中醫、中西醫結合專業八載。一九八四年調入介休市中醫院工作，繼續從事中醫內科，中西醫結合研究治療中風病、心病、腎病、脾胃病等疑難雜症的臨床工作。其間在山西省衛生廳中醫經典著作提高班，南京中醫學院理論學習、臨床進修各一年。

在介休市中醫院工作期間先後任門診部主任、住院部主任、副院長、院黨支部書記、副主任醫師；並兼任國家中醫藥管理局醫政司胸痹急症協作組副組長；山西晉中中醫學會常務理事；介休市醫療事故鑒定委員會委員；中共介休市委第三次、第四次人民代表大會代表；也為介休市中醫院學科帶頭人；主持「中風病防治、降低發病率、減少致殘率」的科研項目。自行研製協定處方 11 張，廣泛應用於臨床；主持研製中成藥百香膠囊（原名胃痛癒膠囊），臨床應用效果頗佳，被評為全國醫藥衛生優秀成果三等獎。還主持研製芪芍通絡顆粒，用於中風病的治療。

撰寫國家級論文四篇，省級論文五篇，著有《非藥物療法與中醫心病》一書，任主編，於 2007 年 6 月由山西科學技術出版社出版發行。

二、學術思想

（一）師岐黄仲景之論，採國醫名醫之驗

宋開夏先學於山西省中醫學校中醫專業，對岐黃之說仲景之論略有膚淺認識，後有就讀於山西省中醫經典班，再學於南京中醫學院。從醫三十餘載，先後跟堂坐診，聆聽講座如國醫焦樹德、印會河、沈紹功、周仲瑛、符為民、汪履秋、鄒燕勤、陳以平等，山西名醫劉紹武、于家菊、喬模、徐生旺等。

中醫理論以《黃帝內經》、《傷寒論》、《金匱要略》等經典論著為宗旨，臨床博採全國名老中醫，山西省名中醫的臨床經驗，結合本人的臨床實踐，經驗積累以及現代科學研究探索，提出自己的學術認識，臨床工作的指導思想。他認為中醫辨病必須「望、聞、問、切」四診結合，缺一不可，而且必須把現代醫學檢查手段拿來為我所用。辨病要細心，不放過點滴細節，檢查要認真，對關鍵依據要反覆論證。

中醫治病理、法、方、藥必須環環相扣，堅持「治病必求於本」、「治病以胃氣為本」。處方用藥多以經方為主，略有加減，多以自擬方為主，藥性一般師古之說，但也要結合現代研究之論。辨證可從八綱或六經或衛氣營血或臟腑氣血，適宜者用之。臨床頗為效彰。

論治用藥必須有君有臣，有主有次，恰到好處。或標本同治，或三七分治，或補消同用，或祛邪扶正，必須靈活掌握，不可拘泥不變，治病必須做到因人因時因地制宜。

（二）突出中醫藥特色，善於中西醫結合

宋氏認為在二十一世紀的今天，中醫藥仍為中華文化的瑰寶，中醫藥在為民眾健康，治病救人做出了偉大貢獻，至今在群眾中仍有很高的信譽，實踐證明中醫藥是科學的。所以在從事中醫工作的三十餘載，始終堅持臨床工作中以中醫藥為特色，以中醫的系統理論為主導，以臨床實踐為依據。

在辨證唯物理論指導下，多學科相結合，以求發展。並吸取現代學科知識為我所用，發展自己。本著「繼承不泥古，發展不離譜」的宗旨，在臨床工作中，堅持中醫藥特色，並善於有機地與現代醫藥相結合，使民眾疾病得到更好、更快地康復。

如治療中風病，在 CT（電腦斷層掃描）明確診斷的前提下，急性期用中醫藥通腑瀉下，以達醒腦開竅之功。腦出血者，結合西醫可用腦脫水劑、降壓劑、防治併發症等；腦梗塞可結合西醫溶栓療法等。再如治療腎病在用現代檢查檢驗手段明確診斷分類後，在應用中醫藥辨證論治的前提下，重者適當配合西醫激素療法等。

三、經驗介紹

宋氏臨床經驗豐富，善治諸多疑難雜症，處方用藥嚴

謹，師經方之驗，博採名醫之精華，臨床實踐中創新而有章法，並隨症而變，遵循關鍵在於療效，療效才是硬道理的理念，故臨床治病，效果頗著。

（一）胃痛癒方（百香膠囊）

百合30克、烏藥10克、製香附10克、砂仁10克（後下）、丹參30克、九香蟲6克、三七粉3克（另服）。

若脹滿甚酌加厚朴15克、雞內金15克；若胃陰虛、口乾舌燥甚可加石斛20克；若乏酸、嘈雜甚加浙貝母12克、瓦楞子15克。

【功效】益腎調胃，通滯和中。

【主治】胃脘痛久而不癒，包括西醫各類急、慢性胃炎、胃及十二指腸潰瘍、胃神經官能症、胃癌等以上腹部疼痛為主的病症。

（二）中風二號方（又名蓍芍通絡顆粒）

黃蓍120克、赤芍20克、水蛭8克、川芎15克、香附15克、雞血藤20克、桃仁15克、菖蒲15克、鬱金20克、威靈仙15克、地龍20克、膽南星15克。

若腑熱便秘，酌加生大黃10克、厚朴15克；若偏癱以上肢為重，可加桑枝15克、以下肢為重、加懷牛膝15克；若伴痰盛胸悶，加瓜蔞15克、丹參20克，蘇子10克；若陰虛、口乾舌燥加元參15克，石斛20克。

【功效】益氣活血，開竅通絡。

【主治】中風先兆、中風、中風後遺症之半身不遂，口舌歪斜，舌強語謇、偏身麻木、頭暈乏力等；包括現代醫學腦血管意外後遺症，短暫性腦缺血發作等，注意腦出血急性期禁用，腦出血後遺症慎用。

（三）胸痹飲

全瓜蔞 30 克、蘇子 20 克、丹參 30 克、川芎 15 克、檀香 8 克（後下）、菖蒲 12 克、鬱金 20 克、三七粉 3 克（另服）、細辛 5 克。

若陰寒甚可加熟附子 6 克，若體胖痰多胸悶甚加半夏 10 克、膽南星 15 克；若陰虛、心悸，心煩不安者可原方去細辛加元參 15 克、酸棗仁 30 克、琥珀 5 克（另服）；若陽亢眩暈者，原方減細辛加天麻 15 克、珍珠母 20 克。

【功效】通陽泄濁，豁痰開痹，活血散寒。

【主治】胸痹心痛辨證屬心血瘀阻，痰濁壅塞，陰寒凝滯型，症見胸悶胸痛甚至背痛徹心，甚者壓榨絞痛，心悸氣短，恐懼自汗等。相當現代醫學冠心病、心絞痛。

（四）腎癒合劑

黃蓍 60 克、太子參 30 克、茯苓 15 克、生薏仁 20 克、澤瀉 15 克、冬瓜皮 20 克、雷公藤 10 克（先煎）、丹參 20 克、益母草 15 克、地龍 15 克、三七粉 5 克（另服）、肉桂 6 克、甘草 6 克。

若腎病蛋白尿久不解除，可加益智仁 10 克、金櫻子 15 克；若血尿甚久不好轉，加仙鶴草 15 克、白茅根 20 克、茜草 15 克；若水腫甚腎陽虛甚者加巴戟天 10 克、仙靈脾 10 克；若腎性高血壓屬濁邪上壅，加天麻 10 克、竹茹 8 克。

【功效】溫腎活血，健脾利水。

【主治】慢性腎炎辨證屬脾腎陽虛、水濕氾濫、血淤內停症見眼面水腫，腰困酸楚，納呆乏力，面色晦黯，小便不利等症。

四、臨證醫案

宋氏臨床診病三十餘年，每日門診三十餘人次，並且對住院患者進行具體指導，故日積月累，經驗頗豐，並對一些疑難雜症診治有獨道之處。

（一）頑固性胃脘痛

任××，男，65歲，退休幹部，1998年8月10日初診。

胃脘痛一年餘，伴上腹部脹滿，噯氣納呆，曾先後在北京、太原等地診治，胃鏡及病理檢驗診斷為萎縮性胃炎，住院兩次達兩月之久，在太原門診治療半年左右，效果不佳，無明顯好轉。

【刻診】胃脘脹痛，噯氣不舒，餐後加劇，消瘦乏力，舌淡少苔，脈細數略弦。

中醫診斷為胃脘痛，屬陰虛血淤。治宜益腎調胃，活血定痛。

【處方】百合30克、烏藥10克、丹參30克、製香附15克、九香蟲10克、砂仁10克（後下）、山萸肉15克、烏梅15克、厚朴15克、石斛20克、甘草6克。

【用法】上藥水煎，一日一劑，分兩次口服，連服20劑。

1998 年 9 月 1 日複診，胃脘痛緩解，餐後仍感胃脘脹滿，舌淡紅苔薄，脈細略弦，調方如下：百合 30 克、烏藥 10 克、丹參 30 克、製香附 10 克、九香蟲 10 克、砂仁 10 克（後下）、雞內金 15 克、蘇梗 10 克。

【用法】水煎每日一劑，分二次口服，連服十劑。

1998 年 9 月 15 日三診：胃脘痛諸症已除，食納尚可，故停中藥煎劑，囑其注意飲食宜清淡，少食多餐，改服介休市中醫院製劑百香膠囊（胃痛癒膠囊），一次 3 粒，一日二次，以善其後，連服一月餘後，於 1998 年 10 月 15 日到山西省人民醫院做胃鏡、病理檢查，提示為淺表性胃炎，半年後隨訪，胃脘痛未作，食慾俱增，諸症消除，體健如初。

【按】中醫之胃脘痛是臨床上常見病症之一，此類病症往往久治不癒，時作時止，且久病必虛，久病必淤，虛實寒熱夾雜，臨床一般辨證論治難以奏效。故宋氏根據我國著名中醫焦樹德教授「痛在心口窩，三合共四合」，即心口窩指上腹部胃脘處，三合是三合湯指良附丸、百合湯、丹參飲，四合湯指三合湯加失笑散。

依其寓意，臨床中大膽應用，略有加減，常常收到奇效，並自擬百香膠囊（胃痛癒方），用於治療胃脘痛久治不癒，虛實寒熱，淤滯夾雜之病症，以化淤定痛，益腎醒脾，調胃和中，祛邪扶正，既主氣又主血，既主寒又主滯，故每用必效，是一治療胃脘諸痛之良方。

（二）中風後遺症

朱××，男，55 歲，企業老闆，住院病人，住院號

20236，1999 年 10 月 26 日初診，患者向有糖尿病，體胖，一週內操勞過度，於 1999 年 10 月 26 日凌晨小便時突感頭暈目眩，舌謇難語，偏身麻木，右側上、下肢軟癱不用，大便乾結，舌質暗，苔薄黃而燥，脈弦滑。

【檢查】空腹血糖 8.5mmol/L，血壓 130/80mmHg；頭顱 CT 報告：左側基底節區腦梗塞，其他檢查無異常。

中醫診斷：中風病急性期，屬中經、痰淤阻絡型，治宜滌痰通腑，活血通絡。

西醫診斷：糖尿病併發腦梗塞。

【處方】生大黃 10 克（後下）、芒硝 10 克（另沖服）、膽南星 15 克、水蛭 8 克、丹參 30 克、菖蒲 12 克、鬱金 20 克、枳殼 15 克。

【用法】水煎分二次口服，連服 3 劑。

同時配合現代醫學治療基礎病，脫水對症治療等。

1999 年 11 月 1 日複診，諸症緩解，大便通，仍語言不利，右側肢體軟癱麻木，舌質暗，苔薄白，脈弦細。

原治療方案停用脫水劑，調方如下：（蓍芍通絡顆粒）基礎上加減：黃蓍 120 克、赤芍 20 克、水蛭 8 克、川芎 15 克、香附 15 克、雞血藤 20 克、桃仁 15 克、膽南星 15 克、菖蒲 15 克、鬱金 20 克、威靈仙 15 克、地龍 20 克。

【用法】水煎一日一劑，分二次口服，連用七劑，同時加用康復治療，針灸推拿療法，體育鍛鍊等。

1999 年 11 月 10 日三診，患者仍感語言不利，肢體活動好轉但無力、時感麻木，口乾舌燥，舌質紅，苔少，脈弦細，故在上方加菊花 15 克、石斛 20 克、連服十劑，繼用基礎病治療，針灸療法，推拿按摩療法，強化體育鍛鍊等。

1999 年 11 月 25 日四診，患者生活基本可自理，語言清，似感肢體運動無力，舌質紅、苔薄白，脈弦細。

【檢查】血壓 120/75mmHg，空腹血糖 6.0mmol/L，頭顱 CT 報告：左側基底節區陳舊性腦梗塞較前好轉。故囑其可出院康復鍛鍊，繼用治療基礎病藥物，中藥以蓍芍通絡顆粒服用，以善其後，半年後隨訪，康復如初，繼奮鬥於企業並做強做大。

【按】中風病及時診斷，辨症無誤，急性期滌痰通腑，活血通絡，而後益氣話血，開竅通絡，加之治療基礎病配合針灸、按摩療法、體育鍛鍊，實踐證明是降低中風病後遺症的有效方法，也是中醫藥獨特優勢之一。

（三）胸痹心痛病

彭××，女，71 歲，退休教師，2003 年 12 月 21 日初診，患者向有冠心病，心絞痛，曾就診於太原、西安等大醫院，冠狀動脈造影，冠狀動脈分支堵塞 30 ～ 70%，懼於搭橋、支架手術，故求診於中醫。

【刻診】胸悶，胸痛三天，伴頭暈氣短，二便如常，舌質暗，苔白，脈沉遲、有結代。急查：體溫 36.5℃，血壓 140/85mmHg，心率 56 次/分，偶有早搏，心電圖報告：竇性心動緩慢，室性早搏，V_{2-6} ST 段壓低，血脂系列甘油三脂 3.4mmol/L，胸片、心肌酶、血鉀均為正常。

中醫診斷：胸痹心痛病，屬心血淤阻伴胸陽不振。

西醫診斷：冠心病，心絞痛。

治宜開竅止痛，活血化淤，寬胸通阻。

首先即刻含服速效救心丸 5 粒，氧氣吸入，心電監護。

【處方】胸痹飲加減；全瓜蔞 30 克、蘇子 20 克、丹參 30 克、川芎 15 克、擅香 8 克（後下）、菖蒲 12 克、鬱金 30 克、三七粉 5 克（另服）、細辛 5 克、桂枝 10 克、急煎取汁 200 毫升服下，2 小時後病人諸症緩解，停用氧氣、心電監護，囑其休息，避免激動，不可用力排便等。連服上藥七劑。

2003 年 12 月 29 日複診，諸症好轉，但行走快，上樓時仍感胸悶不適，時有心悸少寐，舌脈同前，故上方加酸棗仁 20 克，繼服七劑。

2004 年元月 5 日再診，病情基本穩定，一週內有一次小發作，查心電圖示：竇性心律 62 次/分，無早搏，ST 段缺血樣壓低好轉，諸症平穩，舌質淡，苔薄白，脈沉遲。原方加黃蓍 50 克，繼服兩週。

2004 年元月 18 日四診，自述胸悶、胸痛未發作，故停用中藥煎劑，改用補心氣口服液，複方丹參滴丸，以調理預防之。

【按】冠心病、心絞痛屬中醫胸痹心痛範疇，臨床多由痰濁、瘀血、陰寒、痹阻心脈，導致胸陽不振，氣血不暢而發病，其病機為本虛標實，發作期以標實為主，緩解期以本虛為主，也有虛實夾雜之況，治療總的原則兩者兼顧，重點是「通」。

胸痹飲組方嚴謹，方中瓜蔞、蘇子、菖蒲、鬱金、檀香有寬胸泄濁，通痹開竅之功，丹參、川芎、三七參有活血化淤止痛之效，方中細辛有散寒平喘，通竅止痛，疏利血脈之效。

現代研究有升壓強心，增加冠脈血流量及鎮痛作用，但有小毒，用量 5 克，未見明顯毒副反應但要慎用。

（四）腎病案例

孟××，男，18 歲，學生，住院病人，住院號 22248。2000 年 12 月 4 日初診，因顏面浮腫，腰困乏力 6 個月加重 3 天而收住院。患者半年前不慎外感咽痛發熱兩週後，顏面浮腫，納呆乏力，腰困腰痛，小便不利，而診於鄉鎮衛生院、市人民醫院診斷為急性腎炎，住院治療兩週好轉出院。3 天前勞作而又出現浮腫，腰困酸楚，小便不利，來院診治。

【查體】體溫 36.8℃，心率 75 次/分，血壓 120/75mm-Hg，檢驗：血球系列白細胞 11.9×10^{9}/L，血紅蛋白 130 克/L，尿系列：蛋白（+++），潛血（++），其他檢查無異常，刻診：眼面水腫，腰困酸痛，納呆乏力，小便不利，舌質淡，苔薄白，脈沉細。

中醫診斷：水腫病屬脾腎陽虛，水阻血淤型。

西醫診斷：慢性腎炎急性發作。

治宜：溫腎健脾，活血利水，配合現代醫學抗炎對症治療。

【處方】腎癒合劑。

黃蓍 50 克、太子參 30 克、茯苓 15 克、澤瀉 15 克、生薏仁 20 克、冬瓜皮 20 克、雷公藤 10 克（先煎）、丹參 20 克、三七粉 5 克（另服）、車前草 10 克、巴戟天 6

天、陳皮10克、甘草6克。

【用法】水煎一日一劑，分二次口服，連服5劑。

2000年12月10日複診，顏面水腫減輕，納食尚可，小便通利，查血白細胞9.1×10^9/L，尿系列：蛋白(+)，尿潛血(++)，原方去巴戟天加白茅根15克、茜草10克，連服5劑。

2000年12月16日再診，諸症明顯緩解，舌質淡，苔白，脈沉緩，化驗尿系列蛋白(+)，潛血(+)，效不更方，原方繼服10劑。

2000年12月26日四診，水腫諸症已癒，各項檢驗均為正常，故囑其出院回家調養，繼續休息兩月，避免勞作、感冒，隨帶腎癒合劑，原方去冬瓜皮，車前草，加炒山藥15克，連服10劑。每10天複查一次、連續複查3次諸症平穩無異常，化驗血尿正常，其後隨訪6個月健康如初。

【按】腎病是由於多種原因引起的，原發於腎小球病變的疾病，臨床相似而病理改變不一，預後不相同的免疫性疾病，其免疫反應多失調和中醫臟腑肺、脾、腎功能虛損有關，故中醫對腎病辨證以肺、脾、腎虛為本，其臨床必出現「水濕氾濫」、「血淤內停」等標。臨床辨證論治，為本虛標實或虛實夾雜症，用益氣溫腎，健脾化濕，活血利水而治之。

本病案治則處方用藥，既符合中醫立法原則，也和現代研究相貫通，是一提高腎病患者抗病能力，提高免疫功能，改善微循環，增加腎血流量，促進腎病的修復，消除蛋白尿、血尿等症有效方法，但其機理尚在探索，故僅供同仁參考。

主要參考文獻

1. 韓學杰，李成衛沈紹功驗案精選　北京　學苑出版社 2006 13-140

耕耘，李蓉國家級名老中醫驗方大全　奎屯市伊犁人民出版社 1999 80-184

張如玲

一、個人簡介

張如玲，女，山西省和順縣人，1955 年 1 月出生，先後畢業於山西中醫學校、山西中醫學院，本科學歷。1975 年 8 月參加工作。主任中醫師，山西中醫學院兼職教授。

在臨床工作 30 多年中，擅長兒內科，勤奮鑽研、努力工作，積累了豐富的臨床經驗，特別是在注重發揮中醫優勢的基礎上成功地走出了一條中西醫有效結合治療兒科疾病的新路子，深受群眾歡迎。脾胃病方面有其獨到的方法。近年來運用捏脊療法治療消化不良、貧血、佝僂病、發育遲緩、反覆感冒等，療效顯著。捏脊療法對小兒健脾助長的臨床研究曾獲晉中市科技進步二等獎；並且對反覆感染後的脾虛綜合症、皮膚黏膜淋巴結綜合徵、紫癜等有較深的研究。

先後撰寫論文 20 餘篇，發表於省級及國家級刊物上，還參加了《中醫疼痛治療學》（副主編）的編寫，在山西科學技術出版社出版，1998 年被晉中地委授予「晉中地區首批中青年學術、技術帶頭人」光榮稱號。

在社團組織中兼任晉中市中醫學會副秘書長，中華醫學會會員，山西省中醫藥學會脾胃病專業委員會常務委員。

二、學術思想

古人稱兒科為啞科，俗有願治十男科不治一婦科，願治十婦科，不治一啞科，但兒科有其獨特的理論體系，只要掌握其特點，診斷明確，用藥恰當，小兒易於康復。

（一）治實不忘本虛

小兒為稚陰稚陽之體，衛外不固，抗邪力差，易受六淫之浸，其臟腑柔弱嬌嫩，脾常不足，腸胃脆弱，穀氣未充，飲食不節，恣食肥甘、生冷，易傷積滯之苦，發病初期多為實證，如治療不當，損傷脾胃，納化無權，耗損形氣，外感、積滯多為標實，小兒的特點是易虛易實，治療不能只看其標而忽略其本，勢必造成虛實不分，標本不明，亂施攻伐，徒傷正氣，故要治其標，緩其本，切勿過之，以免標未去而本先傷。

（二）理虛當知夾實

虛中夾實是常有之症，如脾虛疳積後期，因久病體虛，正氣薄弱，營衛虛弱，不勝風寒，不但時邪有機可乘，就是積滯亦可隨時而產生，尤其是發熱一症，往往是疳積羸熱與外邪發熱互為混淆，臨診之時務必詳細審察，辨清虛實夾雜，分別予以恰當治療，切勿漫投滋補，在治療當中，隨時注意，補不留邪，攻不傷正，熱不傷脾，寒不礙胃。

三、經驗介紹

（一）通腑瀉熱在兒科臨床運用

通腑瀉熱即通導大便，蕩滌積滯，瀉下腸腑實熱，適用於宿食停積、燥屎閉阻、熱結於裏以及痰濁阻滯的高熱不退，或火熱上炎，上部充血，舌苔乾黃等實熱證，不論有無便秘均可採用。

通腑可以消除實熱，導熱下行，達到「釜底抽薪」的目的。通腑法有寒下、溫下、潤下之不同。兒科臨床上以寒下較常用，現將運用體會舉例陳述如下。

1. 滌痰通腑

張某，女，5 歲，1987 年 11 月 5 日初診。患兒於 3 天前始發熱，微有咳嗽，自服「抗菌優」，「小兒止咳糖漿」無效，熱漸增高（T39 ～ 40℃），咳嗽加劇，痰鳴氣急，面赤唇紅，口渴欲飲，便秘溲赤，煩躁不寧。舌紅苔黃厚，脈滑數。

【查體】兩肺聞及細小水泡音。化驗：WBC14×10^9/L，NO:0.6，L:0.4。X 線胸片示：支氣管肺炎。證屬痰熱壅盛，閉阻肺氣。治以化痰定喘，通腑瀉熱。

【方投】麻杏石甘湯加減：麻黃 4 克、杏仁 9 克、石膏 15 克、炒地龍 9 克、黃芩 9 克、連翹 15 克、白前 9 克、陳皮 12 克、焦檳榔 9 克、大黃 5 克、川朴 12 克、鬱金 9 克、丹參 9 克、甘草 3 克、竹葉 2 克。

服藥兩劑後熱退，咳痰爽利，大便已通，不欲飲食。此乃肺陰受損，脾失健運。治以養陰清肺，健脾助運。

方投：沙參6克、麥冬9克、元參9克、桔梗6克、紫苑12克、陳皮9克、炒麥芽9克、雲苓9克、藿香9克、前胡9克、川朴9克、丹參9克、甘草3克。服藥3劑後，臨床症狀消退，血象恢復正常，X光透視肺部陰影消失，痊癒。

【按】患兒素有痰濕，復感風寒，入裏化熱，邪熱熾盛，灼津煉液成痰，痰濁壅盛，阻於氣道而致咳喘。肺於大腸相為表裏，肺氣不降則腑氣亦不易下行，腸腑熱結不通，則肺中邪熱亦少外泄之機，故治療應採取實則瀉之，通便瀉熱，以減輕肺之壅塞，腑氣通暢，氣機通達而邪熱易祛。

2. 清利通腑

王某，女，8歲，1989年2月21日初診。患兒發熱4天，體溫38～39℃，嘔惡納呆，曾肌注「慶大黴素」、「愛茂爾」及「安痛定」等，熱仍不退，體倦乏力，時感右脅隱痛，大便秘結，脘腹脹滿，尿赤如茶，面目一身盡黃。舌紅苔微黃厚膩，脈濡數。化驗：$GPT202_{u}$，$TTT7_{u}$，TFT（+）。診斷：急性黃疸型肝炎。乃因脾胃濕熱薰蒸，陽明熱盛，腑氣不降所致，證屬陽黃。治以清熱利濕，瀉下通腑。

【方投】茵陳20克、梔子12克、板藍根24克、陳皮12克、枳實9、大黃6克、川朴9克、蒼朮9克、竹茹9克、澤瀉6克、豬苓9克。服藥2劑後吐止熱退，大便通。原方加鬱金、丹參，又服4劑，脅痛減，舌苔漸化，小便色淡量多。

原方去大黃、枳實，再服10劑，半個月後複查肝功：克PT50$_u$，TFT（+）。繼用健脾理氣藥調治，1 個月後肝功全部恢復正常。

【按】患兒素日恣食油膩肥甘之品，鬱遏中焦，復感疫毒之邪，致脾胃功能失和，脾失健運，濕氣不能發洩，則鬱蒸而生熱，濕熱膠固之邪淤阻血脈，肝膽失於疏泄，迫使膽液外溢浸漬肌膚而致黃疸。治應清利為主。腑氣不通，濕少外泄之路，故蕩滌胃腸，可以引導濕熱從大便而解。

3. 清胃通腑

例 1：霍某，男 10 歲，1987 年 4 月 9 日初診。患兒發熱 2 天，體溫 39℃，不惡寒，曾肌注「安痛定」而熱不解，微有汗出，口渴煩躁，咽乾疼痛，吞咽困難，大便 3 日未行，溲短色黃，不欲食，咽部紅赤，兩側乳蛾腫大，有黃白色膿點 2 ～ 3 處，舌紅苔黃，脈數。此乃因肺胃素有積熱，加之外感風熱之邪，入裏化火，熱毒蘊積，上沖咽喉而致化膿潰爛。治以清熱解毒，利咽通腑。

【方投】板藍根 20 克、銀花 20 克、連翹 15 克、桔梗 9 克、黃芩 12 克、元參 12 克、蟬衣 9 克、瓜蔞 9 克、陳皮 10 克、川朴 9 克、焦檳榔 9 克、大黃 6 克、薄荷 6 克、甘草 5 克。服藥 1 劑後熱退，2 劑後咽痛減輕，膿栓消失，大便通暢。原方去蟬衣、大黃，加麥冬，又服兩劑，諸症痊癒。

例 2，賈某，男，3 歲，1991 年 4 月 6 日初診。患兒發熱 2 天，頰黏膜及舌邊尖散在大小不等的潰爛點，周圍紅赤，疼痛拒食，口臭流涎，曾口服 V － B_2、V － C，局部用冰硼散，諸症不減，熱仍不退，體溫 38 ～ 39℃，小便短黃，大便乾結，3 日未行。舌紅苔黃厚而乾，脈滑數。此乃因內有食滯，外感風熱，熱蘊脾胃，上薰口舌而致。治以清熱解毒，通腑瀉火。

【方投】銀花 15 克、連翹 15 克、黃連 3 克、桑葉 9 克、焦檳榔 9 克、大黃 3 克、陳皮 9 克、川朴 9 克、木通 6 克、甘草 3 克、竹葉 3 克，服藥 2 劑熱退，大便已通，口舌糜爛減輕，周圍淡紅，疼痛減輕，舌苔微黃，原方去桑葉、大黃，加炒麥芽、生地，又服 2 劑諸症痊癒。

【按】以上 2 例，均屬裏熱實證，治使大便通暢，邪熱下達，為上病下取之意。

【體會】小兒臟腑嬌嫩，形氣未充，加之寒暖不能自調，肌飽無度，因此外感、積滯常見多發，《幼科金針》曰：「……小兒之症，非感風寒，即傷乳食。」按照《素問‧陰陽應象大論》「其實者，散而瀉之。」的立法原則，祛其實熱濁滯，則病症自減。蓋六腑以降為順，以通為用，故通腑瀉熱對腑結實熱證運用尤為重要。但需注意，小兒柔弱之體，此法不宜久用，應中病即止，以免攻伐太過，而傷生生之氣。再者，小兒為純陽之體，治療中應顧護陰液，適當調整脾胃。

（二）捏脊配合中藥治療小兒厭食症及感染後脾虛綜合徵

治療方法：

【捏脊】囑患兒取俯臥位，暴露其背部，術者兩手握成半拳狀，食指背側緊貼於長強，同時使用拇指和食指橈側沿脊椎（即督脈經）將皮膚、肌肉捏起，自長強穴開始，沿脊椎向上推捏，如此雙手不離開皮膚交替向上，邊推邊捏，一直推捏至大推穴旁，反覆捏 3 次。在第 3 次操作時，將雙手拇、食指在大、小腸、脾、胃、腎俞等穴位處，將皮膚、肌肉用適當的力量向上提，此時可聽到「啪嗒」之聲。

捏完 3 次後，用兩拇指在腎俞處由輕而重揉按 3 次。每日 1 次，7 天為 1 療程。由於病情有寒熱虛實不同，應用手法又有補瀉之分。病情較重者可休息兩週後進行第 2 個療程，最多治療 3 個療程。

【針刺】取雙手四縫穴，局部常規消毒後，用消毒三棱針點刺 0.1 ～ 0.2 寸，擠出少量黃白色透明黏液，用消毒乾棉球按壓即可。每療程針 1 次。

【中藥】白朮 10 克、枳實 10 克、山藥 20 克、扁豆 10 克、薏苡仁 20 克、蓮子肉 10 克、白豆蔻 10 克、雞內金 10 克。舌苔光剝少津者去白朮，加麥冬、石斛各 10 克，食冷尤甚者加桂枝 9 克；氣虛者加黨參、黃蓍各 9 克。每日 1 劑，水煎服。治療期間停用一切西藥，禁食油膩、生冷或難以消化的食物。

小兒厭食症多以小兒臟腑嬌嫩，脾胃薄弱為其生理基礎，飲食不調，損傷脾胃，導致脾胃不和，脾失健運，胃納呆滯為主要病機。

捏脊治療以經絡學說為指導。因背部屬陽，脊在背部正中乃督脈所在，督脈既統全身陽氣，又絡全身陰氣。脊椎兩側又是膀胱經循環之處，主一身之表。離脊一寸五分，是臟腑俞穴所在。捏脊療法是捏、提、按、揉等方法作用於督脈及膀胱經上。四縫穴為經外奇穴。捏脊與針四縫旨在健脾益氣，平衡陰陽，調和氣血，以達脾氣健旺，胃納增加。配合中藥白朮與枳實相伍，含枳朮丸之意，能健脾消積；山藥甘平，補而不滯，即利脾氣，又益胃陰；配以甘平扁豆以扶脾沃土；薏苡仁甘淡，健脾利濕，又能止瀉；蓮子肉性平健脾；雞內金運脾消積能化滯；白豆蔻芳香行氣，醒脾開胃。綜觀全方，能健脾益胃，消積化滯，開胃增食，藥性平和，宜於小兒長期服用。

【現代醫學參考】捏脊有提高肝糖原動用力的作用，對機體產生有利的影響，能促進小腸的吸收功能。對一些營養不良、營養性貧血，佝僂病等有明顯地療效。捏脊可能對造血、消化、吸收等各種功能均有促進作用，能增強機體免疫力。

（三）固攝益氣宣開法治療小兒遺尿

遺尿為兒科臨床常見病，多為神經系統調節失常所引起，遺尿又稱遺溺，尿床。

小兒 5 歲以上睡中小便自遺、醒後方覺的不隨意排尿，稱為遺尿。遺尿分原發性遺尿和繼發性遺尿兩種。凡夜間不能控制排尿或不能從睡覺中醒來自覺排尿，稱為原發性遺尿。原發性遺尿較為多見，常有家族史，男性較多（男女之比約 2 ～ 3：1），大多為功能性。

繼發性遺尿常伴有全身或腎系疾病如糖尿病、尿崩症，其他如智力低下、神經精神創傷、泌尿道畸形、感染，尤其是膀胱炎、尿道炎、會陰部炎症等也可以引起繼發性遺尿現象。繼發性遺尿症在處理原發疾病後症狀即可消失。

病因病機：

尿液的生成與肺脾腎三臟對水液代謝的調節作用密切相關。「飲入於胃，游溢精氣，上輸於脾，脾氣散精，上歸於肺，通調水道，下輸膀胱，水精四布，五經並行。」《素問·經脈別論》尿液生成後由膀胱排出，有賴於三焦與膀胱的氣化。「夫膀胱僅主藏溺，主出溺者，三焦之氣化耳。」《類證治裁·遺溺》故遺尿主要是腎和膀胱的氣化功能失常，亦與肺脾的宣散轉輸和肝的疏泄有關。

明·張介賓認為，小水雖利於腎，而腎上連於肺，若肺氣無權則腎水終不能攝，從而進一步闡明了肺氣虛與遺尿有關，在《景岳全書》中治遺溺，更提出治水者必須治氣，治腎者必須治肺之法。

1. 下元虛寒

先天稟賦不足或素體虛弱，導致腎氣不足，下元虛寒，腎氣失於固攝，致膀胱失約而遺尿。如明·王肯堂《證治準繩幼科·遺尿》說：「腎與膀胱俱虛，而冷氣乘之，故不能拘制，其水出而不禁，謂之遺尿。」

2. 肺脾氣虛

肺主一身之氣，為水之上源，有通調水道，下輸膀胱的功能；脾屬中土，主運化水濕而制水。肺氣虛弱，治節失司，脾氣虛弱，不能上輸於肺，致膀胱失約而遺尿。正如清·尤在涇《金匱翼·小便不禁》說：「由肺脾氣虛，不能約束水道而病，為不禁者，金匱所謂上虛不能制下也。」

3. 肝經濕熱

肝主疏泄，調暢氣機，濕熱之邪蘊鬱肝經，肝失疏泄，濕熱下注，移熱於膀胱，致膀胱失約而遺尿。

4. 不良習慣

由於對小兒沒有從幼養成其按時排尿的習慣，任其自遺而成。

總之，膀胱不約是遺尿的主要病機。下元虛寒，腎氣不固是導致膀胱失約的主要病因；亦可由肺脾氣虛，肝經濕熱所致；此外，尚須注意不良習慣及其他因素所致。

【診斷要點】

1. 發病年齡在 5 歲以上。

2. 睡眠較深，不易喚醒，每夜或間隔數日發生尿床，甚則 1 夜尿床數次。

3. 小便常規及尿培養無異常發現。

【診法提示】

1. 問清有無尿急、尿頻、尿痛等熱淋症狀，有無導致緊張心理的學校和社會因素，瞭解家庭氛圍及教養情況及小兒排尿的訓練過程。

2. 整體望診注意小兒體質類型，局部望診應注意會陰部有無濕疹、紅腫等表現。

3. 注意排除消渴、智力低下、精神創傷、尿道畸形、蟯蟲刺激等因素。

4. 根據病情可做尿常規、尿糖及中段尿液培養的實驗室檢查。

【辨證要點】

辨別臟腑寒熱虛實，根據病程、尿次、尿量、氣味及伴隨症狀辨別腎氣不固或肺脾氣虛或肝經濕熱。

【治療方法】

治則根據遺尿病機，大多屬於肺、脾、腎三經之氣不固所致，擬用溫腎固攝，健脾益氣，宣肺開竅之法。

【經驗方】

補骨脂 10 克、金櫻子 10 克、桑螵峭 10 克、白朮 10 克、山藥 15 克、防風 60 克、浮萍 6 克、磁石 10 克、石菖蒲 10 克、甘草 6 克。

由於腎氣虛憊，膀胱約束無權，欲納其腎，先溫其陽，本方首選補骨脂，此藥為中醫歷來治遺尿的要藥，性溫入腎經，補腎壯陽；配以金櫻子加強固攝下元作用；桑螺蛸收澀固腎；白朮、山藥健脾益氣，重用防風，加強溫煦之功。

此二藥入肺和膀胱經，有較強的散寒、祛風勝濕的作用，可散膀胱寒濕，浮萍，性寒，能宣發肺氣，通調水道，與溫燥藥寒溫相配，使之溫而不燥。腎陽不足者心陽不振，致使睡眠過深而遺尿不自覺，以石菖蒲芳香化濕，開心竅，加磁石以交通心腎，有助於遺尿早癒。

【本方擬製特點】溫腎固攝，重視溫煦膀胱；健脾益氣，意在升提；宣發肺氣，注重寒溫相配；隨症加減，配以醒腦開竅或清熱導滯。

【隨症加減】

下元虛寒：小便清長，肢冷畏寒者加益智仁，辛熱溫下焦之寒，肺脾氣虛：尿頻量少，面白神疲者加黃蓍；少佐升麻，有升提益氣之功，柴胡引諸藥上行；使氣得以升復；肝經鬱熱，尿黃量少，性情急躁者加梔子，夏枯草以清肝熱；肺氣不宣，部分頑例加用麻黃入肺，加強宣發溫煦之功，脾虛食滯者加楂肉，以消食導滯。

每日一劑，6 劑為一診，四診為一療程。

【預防與護理】

原發性遺尿症的治療首先要取得家長和患兒的合作。家長應安排適宜的生活規律和堅持排尿訓練，絕對不能在小兒發生遺尿時加以責罵、諷刺、處罰等，否則會加重患兒心理負擔。

訓練患兒將排尿間隔逐漸延長每次排尿務必排盡；晚餐後應控制入水量，睡前要有排尿習慣；睡熟後父母可在其經常遺尿時間之前喚醒，使其養成習慣於覺醒時主動排尿，必要時亦可採用警報器協助訓練。睡前也可肌注阿托品 1mg，不分年齡，3 天一療程。

中國醫學傳統理論認為：遺尿多責之於肺、脾、腎三臟，膀胱開合失司，明・張介賓認為「……肺氣無權則腎水終不能攝。」脾氣虛弱，樞機不旺，則制約無權；腎氣虛，不能制約水液，固出而不禁，遺尿患兒一般是稟賦不足，素體虛弱，後天失於調養所致，且與患兒睡眠過熟有關。

《景岳全書・遺溺》:「治水者必須治氣，治腎者必須治肺，腎氣與肺氣密切相關，肺在上焦，通調水道，下輸膀胱，為水之上源。腎在下焦，主水液，司二便，為水之下源。」肺氣盛，宣降正常；腎氣足，固攝有權，所以重用宣發肺氣之品，加強宣發溫煦之功，使肺氣宣通，三焦氣化正常運行。增強膀胱氣化，改善制約功能。為下病上治之法。

1. 晝夜、晴雨、夏冬與遺尿：當人入眠以後陽氣內收，人體與自然界一樣處於陰盛陽衰的狀態，腎氣不足者更顯陰寒內勝，故夜間遺尿多於白天，寒冷的冬天或雨天遺尿又多於夏季和晴天。

2. 腎陽、睡眠與遺尿：《內經》曰「陽氣盡則臥。」《景岳全書》曰：「陽氣不精，故多瞑臥。」故腎氣越虛弱，則睡眠深度越深，遺尿程度更甚，而當腎陽復壯，睡眠深度趨於正常，遺尿也隨之改善。

3. 隱裂與遺尿：有人認為，X 光片隱裂的陰影並非真正的解剖上的缺損，而是椎弓骨化不全，骶管缺損區的硬脊膜囊下段形成橫行纖維韌帶，使腦脊液供應障礙，使馬尾神經根受壓變性而導致遺尿。正常男女兒童 7 歲的 X 光平片檢查，隱裂發生率分別為 22%、9%。聯繫中醫理論：腎主骨、生髓，腦為髓之海，既然腎與骨、與神經系統、與膀胱氣化有著密切的關係，那麼，本組患兒隱裂率之高決非偶然，溫腎補陽之品的應用，對於骶管缺損區腦脊液和血液的供應有改善作用，故在臨床能收到較好的療效。

張繼英

一、作者簡介

張繼英，男，1952 年生，漢族，山西晉中昔陽縣人，主治中醫師。1975 年畢業於山西省中醫學校，一直致力於中醫臨床事業。1984 年、1985 年先後籌辦了壽陽縣中醫院、昔陽縣中醫院，為發展中醫事業不遺餘力。

在學術上發表論文有《趙炳南老中醫學術思想、臨床經驗》、《老年人腦梗塞的發病機理和預防》、《針灸配合牽引治療腰椎間盤突出症 360 例》。1985 年於上海中醫學院大專班函授學習畢業。1991 年在中國中醫研究院中醫、針灸班學習結業。中醫藥協會中國疑難病專業委員會授予「中華特色中醫之星稱號」。

二、學術思想

（一）學習中醫經典，談談健康養生

中國醫學已有兩千多年的歷史。醫籍浩繁，內容之廣，不愧為偉大的醫學寶庫。研究中國醫學首先要學好中國醫學的「四大經典」。

1. 中醫應以健康科學思想為指導，它的防病治病學術

思想即是注重調動和促進自身的健康能力，恢復其自身的「陰陽平衡」。《內經・陰陽應象大論》曰：「陰陽者，天地之道也。萬物之綱紀……」。準確地提出陰陽是萬物的根源，天地以和順為命，萬物以利順為性，若「陰陽離失則精氣乃絕」，只有「陰平陽秘」才能「精神乃治」。人體生命只有陰陽平衡才能健康，陰陽失調，則出現人體疾患，功能障礙，五臟氣血失調，甚至危及生命。

2. 經典《內經・四氣調神大論》篇指出：遠古時代的人透過養生的方法保養「天真」，論述了先天真氣的生理功能及保養先天真氣的重要意義。又指出：春、夏、秋、冬四季，人要順四時生長收藏的變化規律，調養五臟神志。使人體與自然協調一致，預防疾病的發生，強調順從四時陰陽，提出「從陰陽則生，逆之則死」的觀點。目的在於說明「不治已病治未病」的養生重要性。

3. 古人為我們創造了豐富多彩的辨證方法，如八綱辨證、六經辨證、衛氣營血辨證、三焦辨證、臟腑辨證等，調動自身免疫去對抗外邪和平衡已病的臟器或組織，應用中醫的理法方藥進行辨證施治。

醫學作為一門科學，在臨床工作中，中醫要與現代科學結合，在整體觀念指導下進行辨證施治，結合現代醫學進一步臨床檢查。如：應用 X 光機檢查、CT 機診斷、超音波檢查和各種化驗等進行檢查，透過現代醫學檢查，應用中醫的理法方藥進行辨證施治，這是今後中醫工作診斷治療的一個特色，也是中醫科學發展的開始。二十一世紀的醫學不應該繼續以疾病為主要研究領域，應當以人類的健康作為醫學的主要研究方向。

（二）勤奮學習，不斷實踐

中國醫學作為一門科學，它來源於實踐，而且經受了實踐的檢驗，也必定將在實踐中提高。掌握了基礎理論，為臨床打下基礎，對基礎理論的運用加深理解和學術水準的提高，又必須透過臨床實踐。

在溫病衛、氣、營、血的辨證中，我在臨床中體會，正是葉天士所言「在衛汗之可也」，「到氣才能清氣」「入營猶可透熱轉氣」在臨床中要結合自己的臨床經驗，不可見火必涼，見熱證則寒之。專事寒涼，氣機閉澀，如何透熱？又如何轉氣？

下面談談溫病中葉天士「在衛汗之可也」的認識。一般認為就是「汗法」或「辛涼發汗」「辛涼解表」。我認為外感風寒是為表閉，內熱濕邪是溫從口鼻而入，其病在衛。在表宜解表，在衛當疏衛。例：《溫病條辨》銀翹散方：在大量清涼藥中，辛溫者令豆豉、荊芥穗二味，用量很輕，絕非發汗之意。其作用在二：其一，是開鬱。衛分鬱熱，邪在上焦，豆豉、荊芥穗辛溫，合稱辛涼平劑，銀翹散立法恰當，就能使鬱開熱清，營衛調和，三焦通暢，津液得布，故表清裏和微汗而癒。此不用發汗之法而達到了汗出的目的，即「汗之」之意。

三、經驗介紹：

（一）中老年高血壓、高血糖、高血脂防治驗方

【方劑】生熟地各 20 克、黃精 10 克、玄參 20 克、

製何首烏 10 克、白朮 10 克、炒山藥 15 克、焦山楂 15 克、五味子 6 克、茯苓 15 克、黃芩 6 克、肉蓯蓉 9 克、麥冬 6 克。

【用法】水煎服，日 2 次。

（二）適應症

1. 高血壓：

金銀花 20 克、菊花 20 克、玉米鬚 10 克。

高血壓是指動脈血壓過高，即舒張壓超過 12Kpa（90mmHg）收縮壓超過 18.7Kpa（140mmHg），屬中醫的「頭痛」「眩暈」範疇。

高血壓驗證：上方治療高血壓 36 例，單純高血壓 25 例，伴有高血脂症 7 例，伴有糖尿病 4 例，服藥 7 ～ 10 天後頭暈、頭痛減輕，15 天之後都有不同程度效果，治療高血壓有奇效。

2. 糖尿病：

天花粉 10 克、枸杞 6 克、玉竹 10 克、石膏 10 克、黑木耳 10 克。

中醫定型標準：

【主症】多飲、多食、多尿、消瘦或虛胖。面色萎黃，頭暈眼花，心悸氣短，多汗，失眠，多夢，手足心熱，腰酸膝軟，性功能低下，月經不調，健忘，夜尿頻多，脈沉細無力。糖尿病中醫稱「消渴病」，本病嚴重時可併發酮症酸中毒。化驗檢查，尿糖陽性，血糖高於 7.0mmol/L，為診斷依據。餐後 2 小時血糖＜10.0mmol/L 為預期控制目標。

3. 高血脂：

丹參 10 克、牡丹皮 3 克、白蘿蔔 30 克。

【主證】高血脂症是以「頭暈」「頭疼」胸悶、胸痛、腹脹、肥胖等為主的一種脂類代謝過剩性疾病，上方治療高血脂症患者臨床治癒者達 60%，有效者達 40%，半年內最多服 10 劑，全年服兩次。

【按】治療高血壓、高血糖、高血脂主方和專方可以聯合使用，也可以單獨應用。

參考文獻

(1)《黃帝內經素問》上海科學技術出版社出版。

(2)《溫病》葉天士著，趙紹琴講錄。

張榆兵

一、個人簡介

張榆兵，男，46歲，晉中市中醫院，大學本科學歷，主任中醫師。

2006年7月～2007年7月在日本埼玉醫科大學神經內科留學一年。從事臨床醫療工作已27年，主要研究腦血管病的中西醫結合治療方案，能夠熟練地應用針刺、中藥處理常見病、多發病，熟練地應用西藥處理危、重、急症，特別是在腦血管病的治療方面積累了較豐富的臨床經驗，在溶栓治療急性腦梗塞、中西醫結合治療大面積腦梗塞、中西醫結合治療腦血管病所致的完全性癱瘓以及中西醫結合治療周圍性面神經麻痹等疑難病方面療效顯著，用鎮肝熄風通脈湯加減治療各種腦血管病、頭痛、眩暈、不寐、震顫、抽搐、麻木等疾病收到了滿意效果，曾兩次參加國際針灸學術會議，在國家及省級刊物發表學術論文10餘篇，其中《中西醫結合治療中風病70例》1993年12月15日發表在《中醫藥研究》、《經方辨治功能性便秘舉偶》1999年4月15日發表在《山西中醫雜誌》、《淺析濕鬱血淤》1999年6月10日發表在《中醫藥研究》、《中西醫結合治療腦梗塞32例》2001年4月15日發表在《山西中醫雜誌》、《中西醫結合治療輕症腦出血 30 例分析》2001 年 6 月 15 日發表在《山西中醫雜誌》、《針刺治療假性球麻痺 30 例》2001 年 10 月 12 日發表在《中國針灸雜誌》、《中西醫結合治療周圍性面神經麻痺 30 例觀察》2002 年 5 月 15 日發表在《中醫藥研究》;《溶栓治癒腦梗塞一例》2002 年 12 月 15 日發表在《山西醫藥雜誌》、《中西醫結合治療急性腦梗塞 30 例療效觀察》2003 年 10 月 15 日發表在《山西中醫雜誌》。

1998 年被山西省晉中地委知識份子工作領導組授予晉中地區首批中青年學術帶頭人。在抗擊傳染性非典型肺炎工作中，做出積極貢獻，2003 年 8 月被山西省人事廳、山西省衛生廳授予三等功。

二、學術思想

（一）強調心理治療學

宗《內經》《傷寒》，博採眾長，診斷上力求全面準確，主張望、聞、問、切，視、觸、叩、聽，心電、化驗、放射、超音波、CT、核磁，多診合參，治療上強調心理疏導為先的重要性，透過語言交流，力求患者改變不良的生活方式，養成科學的生活習慣，正如 2400 多年前的醫學之父——古希臘的著名醫生蘇格拉底所說的那樣，作為醫生治療疾病三大法寶之首的就是語言療法。

現代生活節奏越來越快，對人們的精神壓力也越來越大，由於精神因素的刺激，可誘發疾病或加重疾病，即中醫「氣是百病根」、「主明則下安，主不明則五臟六腑皆搖」之義，所以在疾病的治療中，首先給以患者耐心細緻的心理安慰，使之達到心理平衡，語言療法就顯得尤為重要，只有心理平衡，才能有生理平衡，只有生理平衡，人體的神經系統、內分泌系統、免疫功能、各器官生理功能才能處於最佳的協調狀態，才能減少疾病的發生，延緩疾病的進展，即《黃帝內經》所謂：「恬憺虛無，真氣從之，精神內守，病安從來。」

所以，醫生的首要任務是健康宣教，使病人的心理得以平衡，使之樹立科學的世界觀、科學的價值觀、科學的人生觀，這對於患者的健康、長壽、疾病、康復乃至人生事業都是非常重要的，因此，近代馬克斯就有「一份愉快的心情勝過十劑良藥」的名言。

（二）注重辨證論治

中醫治療中風病必須辨證施治，氣虛血淤證用益氣活血、祛淤通絡藥；肝陽上亢證用平肝潛陽、息風通絡藥；痰濁阻絡證用健脾化濕、豁痰通絡藥；風中絡脈證用養血和營、祛風通絡藥，只有這樣才能真正發揮中藥治療中風病的作用，如果不辨證施治，只用補陽還五湯治療該病，那麼肝陽上亢證也用益氣活血藥，就會出現陰虛風動和閉證的錯誤。針刺治療上強調，在患者能耐受的情況下，重手法較輕手法更有效。

（三）提倡早防早治

提倡早防早治，擅長針藥並舉，尤其是在中西醫結合治療偏癱、面癱方面經驗豐富。

三、經驗介紹

（一）治療偏癱的經驗體會

1. 中藥

根據 20 多年來對腦血管病的治療經驗，認為腦血管病急性期病人證型以肝腎陰虛，風陽上擾，竅閉血淤證為多見。因肝常有餘，肝主筋，開竅於目，風性善行數變，通於肝；腎主骨生髓通於腦，開竅於耳，生理狀態下腎水以滋養肝木，病理狀態下由於腎虛不能涵養肝木，出現肝腎陰虛、肝陽上亢，則見頭暈目眩；筋屬於骨節，筋之滋養全賴於肝，肝散其精以養筋，則筋能收縮弛張，骨節運動自如，肝陰虛不能柔養筋肉，則拘攣無力；肝陰不足，肝陽上亢，則急躁易怒；陰虛則火旺，肝火旺則面赤目赤；腎陰虛則髓骨空，骨酸疲憊，腰膝酸軟；腎開竅於耳，腎陰虛則耳鳴；腎陰虛則不足以制肝陽，肝陽更亢則眩暈頭痛；腎陰虛則不足以制約心陽，水火不濟故心陽亢，心陽亢則心腎不交則少寐多夢；陰虧於下，肝陽鴟張，肝陽化風，氣血並逆，上蒙於腦，竅閉血淤，經脈不暢，發為中風則見口眼歪斜、語言不利、半身不遂。

正如《素問・調經論》所說：「血之於氣，並走於上，則為大厥。」陰虛則脈細，肝旺則脈弦，陰虛則熱，熱則傷津，則舌乾少津，脈數，這就是臨床上較多見的舌脈症，即肝腎陰虛，風陽上擾，竅閉血淤證，所以用滋陰潛陽、息風通竅為主，活血通脈為輔的鎮肝息風通脈湯加減治療中風病有良好療效。

【組成】天麻、鉤藤、菊花、白芍、代赭石、元參、天冬、生龍骨、生牡蠣、龜板、懷牛膝、甘草、丹參、川芎、水蛭、地龍。

本方用生龍骨、生牡蠣、龜板、代赭石以鎮息肝風、降逆潛陽；白芍、元參、天冬，滋養陰液制亢陽以柔肝息風；懷牛膝歸肝腎之經，並有補肝腎之功，重用以引血下行；天麻、鉤藤、菊花增強平肝息風之力；丹參、川芎、水蛭為活血化淤的要藥可通經脈；地龍通經活絡；甘草調和諸藥、防止金石類藥物礙胃之弊。

天麻有平肝熄風、活血通絡、鎮痛鎮靜之功效，能抗驚厥、降壓明目、增強記憶力，為肝陽上亢，肝風內動之要藥，又能通利經絡，善治頭痛眩暈、肢體麻木、驚風抽搐。現代醫學研究表明：天麻有保護腦神經細胞作用，天麻素能降低小鼠在低壓、缺氧時的死亡率，新生大鼠大腦皮層神經細胞培養實驗顯示，天麻素能明顯降低谷氨酸（興奮性氨基酸）的作用，減少谷氨酸引起的乳酸脫氫酶（LDH）的漏出及神經細胞死亡率，天麻素還能減少模擬缺血再灌注損傷腦神經內 LDH 的漏出，維持細胞膜的流動性，並降低 LPO（血清脂質過氧化物）的生成，明顯減輕神經元損傷程度，天麻素對腦細胞的保護作用，對維持腦的正常生理功能起著重要作用，天麻還有抗血小板聚集、抗血栓、抗心肌缺血、改善微循環、改善記憶、延緩衰老、增強免疫等功能。

水蛭是已知最有效的天然抗凝劑，它有抗凝血、溶解血栓、緩解動脈壁痙攣、降低血液黏度、擴張血管、增加血液循環、促進對滲出物吸收等功能，水蛭唾液中有一種水蛭素能抑制凝血酶的活性，能阻止纖維蛋白原形成纖維蛋白，從而抑制血栓形成，近代醫學進一步研究證明水蛭用於防治心腦血管疾病等具有特效。水蛭素與肝素相比有明顯的優點，水蛭素是一種直接凝血酶抑制劑，能直接與凝血酶結合，高效抑制血栓中的凝血酶和游離的凝血酶，產生抗凝作用，而肝素為典型的間接凝血酶抑制劑，與肝素相比，水蛭素引起出血的危險性較小。

地龍有通經活血、解熱鎮痙、降壓、抗組織胺等功效，可治療半身不遂、高血壓等病，現代研究本品含有蚯蚓酶，此酶含有纖維蛋白溶解酶和類似組織纖維蛋白溶解酶原啟動物，可降低纖維蛋白原的含量，抑制纖維蛋白原生成纖維蛋白或直接水解纖維蛋白，與其纖維蛋白有特殊的親和力，能夠跟蹤溶栓，預防纖維蛋白血栓的形成，起到較好的溶栓、抗栓效果，還可以修復腦血栓、腦梗塞發生周邊壞死的腦組織，改善血栓及中風後遺症。

2. 針刺

多用體針、頭針交替，體針多用陽明經穴，因陽明為多氣多血之經，故自古就有「治痿獨取陽明」之說，所以，針刺取陽明經穴為主，以疏通經絡之氣血，使癱瘓肢體功能得以恢復。

體針可使腦動脈緊張度下降，血管擴張，血流量增加，促進側枝循環的形成，提高腦組織的氧分壓，改善病灶周圍腦組織的營養，促進腦組織修復。頭針具有舒縮血管，改善血管彈性，降低血液黏度，改善肢體的運動、感覺功能之作用，體針與頭針交替使用，相得益彰，在治療中往往起主導作用，並且急性期針刺不僅無副作用，相反，可縮短病程，使患者早日康復。

3. 西藥

西藥多用奧紮格雷這一治療腦血栓病有效率最高的抗栓藥，用以抑制血小板聚集，擴張腦血管，增加腦血流量，使凝血過程受到有效的抑制，使已形成的血栓靠血液平衡關係的破壞而被自行溶解，最終達到治療腦血栓的目的。

中藥、針刺、西藥三者聯合使用，提高了治療腦血管病的臨床療效。

（二）治療面癱的經驗體會

1. 針刺

中國醫學認為面癱多由脈絡空虛，外感風寒之邪，侵襲陽明少陽經脈，致經氣受阻，氣血失和，經筋失養，面部肌肉不收。故針刺選風池、翳風少陽經穴，以疏散風寒、活血通絡；四白、地倉、頰車、迎香疏通陽明經脈；陽白疏通少陽經脈；合谷為手陽明原穴，上通頭面，升而能散以理氣，善治頭面之疾；太衝為足厥陰肝經原穴，善理血「瀉唇歪以速癒」。

2. 中藥

風寒證：治以疏風散寒、通經活絡，方用荊防敗毒散加減；風熱證：治以疏風通絡、清熱解毒，方用銀翹散加減；營衛不和證：治以解肌和營、祛風通絡，方用桂枝湯加減；表虛不固證：治以益氣固表、祛風通絡，方用玉屏風散加減；風痰阻絡證：治以祛風化痰、通經活絡，方用玉真散加減；肝鬱氣滯證：治以疏肝解鬱、養血通絡，方用逍遙散加減；陰虛陽亢證：治以鎮肝息風、養血通絡，方用鎮肝熄風湯加減；氣虛血滯證：治以養血、活血、通絡，方用補陽還五湯加減。

3. 西藥

現代醫學認為該病之病理變化為面神經的缺血、水腫、變性致神經髓鞘脫失，所以用激素可減輕面神經的水腫，降低神經變性，促進面神經功能恢復。

中西醫結合治療面癱提高了治療效果。

四、臨證醫案

（一）偏癱

趙某某，男，73 歲，主因左半身麻木、無力，語言欠流利 4 天於 2002 年 12 月 11 日入院。患者於 4 天前出現左半身麻木、無力，語言欠流利，在本單位衛生所予靜脈點滴維腦路通、丹參等藥（用量不詳），藥後症狀不見好轉，為進一步診治而來我院，入院時左半身麻木、無力，語言欠流利，頭暈頭痛，耳鳴目眩，少寐多夢，急躁易怒，腰膝酸軟，舌紅少苔，脈弦細。

門診拍頭顱 CT 片示；①雙側頂葉多發性腦梗塞；②腦萎縮。以腦梗塞收入病房。既往 10 年前患冠心病，經服冠心蘇合丸，症狀消失，否認高血壓病史。查體：體溫：35.8℃，脈搏：76 次/分，呼吸：18 次/分，血壓：18/10kPa，神志清楚，雙側瞳孔等大等圓，對光反射存在，不完全性運動性失語，左側肢體肌力Ⅲ級，左側肌張力低，左側腱反射（+），左霍夫曼徵（±），左巴彬氏徵

(+)，左側淺感覺減退，心電圖示：正常。實驗室檢查：甘油三酯：1.83mmol/L，膽固醇：5.39 mmol/L，全血黏度低切：11.64，全血黏度中切：6.62，全血黏度高切：5.68，血漿黏度：1.80，紅細胞壓積：50，紅細胞剛性指數：4.31，血小板黏附率：40。另化驗肝功能、腎功能、血糖、鉀、鈉、氯均正常。中醫診斷：中風病，肝腎陰虛，風陽上擾，竅閉血淤證，西醫診斷：腦梗塞。

予中西醫結合治療 2 天後，左半身麻木消失，查：左側淺感覺正常；7 天後語言基本流利，左側肢體有力，查：左側肢體肌力Ⅴ級，左側肌張力正常，生活自理。

（二）面癱

楊某某，女，41 歲，主因左側口眼歪斜 7 天於 2001 年 12 月 28 日入院，患者於 2001 年 12 月 21 日晨起時發現左側口角歪向右側，左眼裂閉合不全，左口角流涎，去個體診所予靜脈點滴青黴素，口服中藥祛風散寒、通經活絡之劑，治療 7 天後，病情不見好轉，為進一步診治而來我院，入院時查：左側額紋消失，左側面部不能做蹙額、皺眉動作，左側眼裂閉合不全，露睛 1cm，左側鼻唇溝消失，鼓腮左側口角漏氣，左耳後疼痛，舌淡苔薄白，脈浮緊。化驗：血常規：白細胞 7.7×10^9/L。中醫診斷：面癱，風寒證，西醫診斷：周圍性面神經麻痹。

予中西醫結合治療 5 天後，左側耳後疼痛消失；7 天後左側口角較前正，左側眼裂閉合自如，閉目不露睛；10 天後口角正，左側面肌功能恢復正常。

張晉霞

一、個人簡介

張晉霞，1959 年生，山西左權縣人，左權縣人民醫院中醫科主任、主治中醫師，學科帶頭人；晉中市中醫學會理事、政協委員。

高中畢業後，1987 年統考晉中衛校，1981 年畢業分配左權縣人民醫院中醫科工作，1991 年省中醫學院畢業從事中醫臨床工作至今，1993 年～ 1994 年在北京中國中醫研究院西苑醫院進修中醫內科、針灸專業，造詣頗深。自工作以來，熱愛中醫事業，兢兢業業努力工作，一向操守「德成而先，藝成而後」，崇尚醫德，淡泊名利，濟貧扶弱，口碑有加，牌匾錦旗無數，多次評為先進。1988 年、1989 年獲縣政府科技二等獎。《晉中日報》、《山西經濟報》、《今日左權》等報刊多次採訪並報導報端。先後多次參加全國醫學學術研討會，《山西中醫》、《江蘇中醫》、《中醫基層醫藥薈萃》等雜誌發表論文有《針灸併藥物貼穴治療頸肩綜合徵 76 例》、《轉移因子加中藥噙含治復發性口瘡 48 例》、《牽首潛痛方治偏頭痛》以及全國皮膚性病診治新進展論文集《針藥並用治療蕁麻診》《俞募配穴臨床應用》《精神與疾病》等論著。

二、學術思想

（一）師東垣、丹溪，重先天、後天，調節陰陽

精勤不倦，師古不泥古，集古今百家經典之長，融諸家經典之見，在多年的醫療實踐中，圜機活法，奮切編摩，精益求精，博採眾方，注重臨證，積累了一定的臨床經驗，尤其重視整體觀念，扶正培本，謹遵李杲「脾胃論」升陽補氣，苦寒降火，「內傷脾胃，百病由生」及丹溪「陽常有餘陰不足」，「相火」之變易於妄動病理等學說思想，首推先後天之本著手施治，辨識臟腑，虛實，結合精神飲食勞倦等因素，善用調理脾胃，壯腰補氣，滋陰降火以保陰分等手法，主張臨症要靈活用藥，「因病以制方」，從根本上調節機體免疫，增強機體防病抗病能力，調節陰陽，以期新的平衡。

同時遵循「治病求本」原則，「治未病」，防患於未然，預防為主，未病先防，既病防變，如體弱多病，亞健康人群，多屬先天或後天不足，脾胃薄弱，如能及時合理並積極得以中醫藥調理，改善體質，提高防病抗病能力，增強免疫，則「正氣存納，邪不可干」，控制於萌芽之中；即或已中，則予早期診斷，早期治療，以防其變，而進一步發展，如腦中風（缺血性、出血性腦梗塞）的治療，關鍵在於氣血淤阻不通，致相應灌流區血液供應低於局部腦組織代謝需要值以下，引起中央區腦組織壞死，軟化、將成為永久性損害，若能在「時間窗內」搶救周圍的缺血半暗區，恢復灌流，阻斷缺血後瀑布效應，等等，使

腦功能改善，減少神經元死亡及遲發腦組織壞死，活性下調的腦區重新啟動，從半體眠狀蘇醒過來，其致殘率可降到最低，生存品質將得到最大提高，且利於儘快康復。

（二）泯中西門戶之見，診治崇尚匯通

在診療技術及識病認症方面，則崇尚匯通學派，中西結合，針藥並用，擅長「無痛進針」治療中醫內科及針灸等疑難病症，充分發揮了中醫特色，也突出了中醫治法的多樣化。

三、經驗介紹

中西結合，針藥並施，內服及外用，標本兼顧

(一)診療優勢例舉：

1. 急慢性心腦血管及其後遺症；
2. 消化系統有脾胃病症等；
3. 頸腰椎病及各種關節痛風濕病痛；
4. 急慢性呼吸道病變；
5. 各種神經損傷後遺症，如顱外損傷偏癱，腰椎、骨盆病變術後及產後尿閉等。

(二)特色療法

1. 中藥辨證施治；
2. 針灸療法；
3. 埋線療法；
4. 中藥外用療法；

(1) 中藥薰蒸，(2) 中藥貼敷，(3) 中藥足浴，(4) 中藥霧化，(5) 中藥直腸滴注。

5. 穴位注射療法（封閉）。

(三)治法方藥體會

1. 補陽還五湯加減

用於治療腦中風後遺半身不遂，肢體麻木，語言不利等症。

【治法】活血化淤，通經活胳

【方藥】黃蓍、當歸尾、川芎、芍藥、地龍、桃紅、紅花、全蠍、烏梢蛇、川斷。

【加減】若上時不用十桂枝；手足腫十茯芩，澤瀉；語言不利加菖蒲、鬱金；口喎加白附子、僵蠶；下肢軟弱無力加牛膝、巴戟天；小便失禁加桑螵蛸，益智仁，山萸肉；便秘加鬱李仁、肉蓯蓉等，眩暈加天麻、海藻等。

【體會】中風病多涉及心肝腎脾等臟器、經脈陰陽失調，李東垣云：「血者，肝之所主，惡血必歸肝。」加之內傷積損，憂思惱怒，飽食飲酒、勞累等將息失宜，致氣血受阻，肌膚筋脈失濡所致，一旦發病，多難治療，尤卒中後昏迷，預後不佳，後遺症多不能短期恢復，且有復中可能。方中重用黃蓍補氣、當歸、赤藥、地龍、桃紅等養血活血化淤、通絡，加全蠍、烏蛇、川斷等增強通經活絡之功。

2. 黃蓍建中湯加減

治療胃脘隱痛，喜溫喜按，空腹痛甚，得食則緩，泛吐清水，納差神疲等。

【治法】溫中健脾，緩急止痛。

【方藥】黃蓍、白芍、桂枝、甘草、生薑、大棗、飴糖。

【加減】小建中湯溫脾散寒，緩急止痛；泛酸加吳萸，暖肝以制酸，泛吐清水加乾薑，陳皮，半夏，茯苓等溫胃化飲；脘腹痞脹加焦三仙。

【體會】脾胃虛寒，故胃痛隱隱，受納運化失常，故食納差，胃得食則產熱助正以抗邪，故進食痛止，寒得溫而散，氣得按而行，故喜溫、喜按，中虛水寒不化，故泛吐清水，中陽不足，脾運無力，肌肉，筋脈失養，所以神疲，手足冷等。

3. 頸肩綜合徵

【症見】眩暈耳鳴甚則噁心，上肢麻木，頸肩脹痛，活動受限等。

【治法】疏筋活血，溫通經絡。

【方藥】針灸：選穴風池、大推，頸臂，曲池、後谿等。

【體會】頸椎病在中國醫學中並無專有名，但考其病生理屬「痹證」範疇，散論於各病證中，本病發生責之於氣血不足，肝腎虧損，復加勞損，感受風寒，強力牽拉、提攜重物等，致經脈氣血損傷，或氣血運行不暢，絡傷血淤，筋脈失養而形成。針灸取其補氣，活血，通絡之功，激發經氣，調理氣血，使其平衡目的。

4. 神經損傷類疾病

見於顱腦損傷（或術後）後遺偏癱、癡呆、神昏或神志異常等；或腰椎病術後、產後等致尿閉瀦留等。

【治法】據其「久淤入絡入腎」，氣化失司等到理論，採用針藥結合，予以活血化淤，補腎榮腦。

【體會】此類病症的治療，著重點在於外傷後淤血停積，絡竅閉塞，腦髓受傷，髓虛精虧，應審證求因，辨病與辨證合參，採用中藥配針灸調節，多配用化痰開竅益氣養血等其他多種治法。

四、臨證醫案

（一）半身不遂

張存義：男，73 歲，左權縣豐坡峪村人，農民，初診日：1995 年 8 月 11 日，患者有高血壓，眩暈數十載，一天前突然出現左側半身不遂，肢體麻木，舌強言謇，大便秘結，舌紅，苔黃，脈弦數。查血壓：200/120mmHg，左上下肢肌力 0 級，腱反射減弱，左側巴彬徵陽性。證屬肝腎陰虛，肝陽偏亢，法當滋腎養陰，平肝熄風，方選天麻鈎藤飲加減。

【處方】天麻 10 克、勾藤 10 克、石決明 30 克、牛膝 15 克、杜仲 10 克、桑寄生 30 克、炒梔子 10 克、磁石 30 克、菖蒲 10 克、鬱金 10 克、元參 30 克、麥冬 30 克、芍藥 15 克、生地 30 克，水煎服。

【配以針灸】肩髃、曲池、合谷、伏兔、風市、三陰交等，留針 30 分，手法：平補平瀉，一日一次。

二診（8 月 21 日）：諸症好轉，左上下肢稍能活動，上肢肌力：Ⅰ級，下肢Ⅱ級，血壓 160/100mmHg，遵前法，再治療十天。

三診（8 月 30 日）：患者可下地倚仗行走，仍有無力感，肌力Ⅳ級，上肢可抬舉，肌力：Ⅲ級，查其舌紅，苔薄，脈弦弱無力，血壓：130/90mmHg，語利，二便可，餘均可。證屬氣淤血阻，筋脈失養，改中藥為天麻鈎藤飲與補陽還五湯加減治療，再服一週，患者棄杖而行，生活自理，追訪至今，健如常人。

（二）頸肩綜合症

趙某，男，52 歲，教師，1989 年 4 月 18 日初診，頸項強痛，伴右肩關節疼痛，活動受限，右上肢酸脹麻木，往黑板上寫字困難，檢查發現頸 3～7 棘突壓痛，右側甚，臂從神經牽拉試驗陽性，壓頸試驗陽性，頸椎 x 片示：生理曲度變質，頸 3～7 骨質增生，鉤突肥大，韌帶鈣化，診斷為頸椎病（神經根型），治療：針灸療法加中藥外貼，一週遂癒。

【取穴】風池，肩井，曲池，頸臂，天宗，手三里，合谷。針用補法，一週後症狀消失，給予中藥外貼其穴三次，二日一次，諸症痊癒，隨訪，至今未復發。

（三）顱腦外傷後遺半身不遂

劉××，男，70 歲，左權趙家村人，初診日：2007 年 11 月 10 日，因右側顱腦外傷致昏迷，偏癱住神外科手術，治療二週，查其神志清楚，左側上下肢肌力均為 0 級，給予針灸加電針施治一週後，左下肢肌力Ⅰ級，左上肢仍為 0 級，兩週後，可下地活動，下肢較前有力，肌力Ⅲ級，左上肢肌力Ⅰ級，肌肉萎軟無力甚，再針十日，行走基本正常，活動靈活，唯上肢抬舉稍感高度不力，後給中藥補陽還五湯，口服五副，恢復正常。

（四）消化性潰瘍

郝××，男，45 歲，榆社人，礦工，初診日：2007 年 1 月 20 日，上腹痛一週來診，空腹尤其，得食緩解，每年冬季多復發，夏季緩解，時有泛吐清水，神疲納差便溏，查其舌淡苔白，脈虛弱而遲緩，胃鏡示：胃竇部潰瘍。證屬脾胃虛寒，治以溫中健脾、緩急止痛，方用黃蓍建中湯加良附湯、吳茱萸湯加減。

【處方】黃蓍 30 克、桂枝 10 克、炒白芍 30 克、甘草 10 克、高良薑 10 克、香附 10 克、吳茱萸 10 克、烏賊骨 20 克、白芨 15 克、生薑 3 克、大棗 3 片，水煎服。

二診（1 月 30 日），服上藥一劑即痛止，繼服五劑，諸症好轉，至今未發。

張計鎖

一、個人簡歷

張計鎖，字張偉（1949－　），山西省靈石縣夏門鎮峪口村人。中共黨員。

自幼聰穎好學，初中畢業後適逢文革干擾而輟學，後於 1968 年隨著名中醫（岳父）劉慶森學習中醫，並深得其傳，出師後於 1972 年在鄉村行醫多年；又於 1979 年經全省選拔考試被擇優錄用，並頒發「中醫師」職稱證書，分配到靈石縣段純中心醫院任中醫臨床工作。又於 1981 年在山西省晉中衛校「中醫經典著作進修班」學習一年，其間得到了晉中衛校著名中醫王耀山、張開疆等老師教授，還聆聽了北京中醫學院著名中醫學家劉渡舟、趙紹琴、馬雨人、王洪圖等教授對 78 屆研究生對四大經典的實況錄音，並在四大經典著作理論上得到了更進一步的深化和提高。再經省自考取得大專學歷，於 1985 年靈石縣中醫院創辦時調入擔任中醫臨床工作，曾任「醫務科主任」職務。於 1987 年晉升為「主治中醫師」職稱；又於 1999 年晉升為副主任中醫師職稱。係中華中醫學會會員；並兼任中華臨床醫學會常務理事；中國管理科學研究院特約研究員；於 2001 年創建「天石中醫婦科研究培訓中心」，並兼任該中心主任等職。

撰有 10 餘篇醫學論文均與省級以上刊物發表。其中《論婦科不孕症治療三步法》於 1998 年收入中國中醫藥優秀學術成果文庫——《中國特色醫療新技術》一書，並被評為優秀學術論文一等獎。同年該論文及《麝香豬油膏的臨床研究及應用》獲得第四屆世界傳統醫學大會「國際優秀成果」雙項獎。另外《《傷寒論》拾遺——太陽病洒後辨證論治》於 2003 年獲得「光明杯」全國名老中醫經驗交流大會「中醫藥成果優秀論文獎」。1993 年曾參加編寫《中華效方匯海》一書，並被聘為本書之編委。

自 1995 年以來被收入《全國專科名醫選編》、《中國特色名醫大辭典》、《中國專家大辭典》、時代楷模系列叢書《共和國的脊樑・名人風采卷》等多部辭書中。並與 1998 年經衛生部中國醫療保健國際交流促進會、專家審評委員會授予「中國特技名醫」榮譽稱號，頒發了榮譽證書及銅匾。於 2004 年經人民日報海外版網路資訊部「中國名院、名醫、名藥」評審組的嚴格審核，榮獲「中華名醫」榮譽稱號，並頒發證書。於「2008 中醫人聚會」榮獲「2007 中醫藥事業特殊貢獻獎」，並頒發證書及銅匾。

二、學術思想

（一）崇尚中華傳統文化，揭示傳統醫學科學客觀規律

中國的傳統醫學——中醫藥學是數千年來經無數勞動人民的實踐，並經歷代眾多醫學家探討、研究、總結出的

具有理、法、方、藥的並具有獨特的、較為完整統一的理論體系。亦是用廣大人民之血汗及無數生命換來的。其不但蘊涵著豐富的中華民族優秀的傳統文化，而且更為重要的是透過傳統文化揭示和閃爍著宇宙自然事物，人與自然及人類自然生命的內在生理、病理以及對疾病診斷治療的客觀規律。但必須指出的是傳統文化是載體，而自然與人類生命的客觀規律，才是傳統醫學——中醫藥學之科學真諦！而且是地地道道的「自然生命科學」！故我們絕不能用傳統文化簡單概括中醫藥學之全貌，亦不能用「經驗醫學」去簡單等同傳統醫學。因為世界上各個國家及民族都有各自的傳統文化，而任何科學都有其自身的、內在的客觀規律；所謂客觀規律就是不依人的意志為轉移的、失去其就談不上什麼科學。今天，我們只講傳統文化，不講科學，只看現象，不去研究揭示事物科學客觀規律之本質，是不利於中醫藥學之繼承發展的，更不利於中醫藥學走出國門，邁向世界！

正因如此，張氏認為學習傳統醫學治學應嚴謹，不但是要學習研究其傳統文化，更重要的是利用其傳統文化研究探討並掌握其宇宙自然事物、自然與人，及人類自然生命生理、病理的客觀規律，並掌握利用其客觀規律去攝生保健，防病治病，從而達到延年益壽之目的。

（二）熟練掌握「神、聖、工、巧」之技能，練就「外觀內視」之真功。

中醫臨床診斷疾病是靠望、聞、問、切四診，《內經》所云：「望而知之謂之神，聞而知之謂之聖，問而知之謂之工，切而知之謂之巧。」張氏認為，中醫望、聞、問、切四診實是神、聖、工、巧之結合，故平夙必須要刻苦學習，並熟練掌握中醫四診之技能，臨床方可體現「外觀內視」之真功。

洞悉患者健康疾病之密碼，臨床診斷才能真正達到一個「神」字。治療用藥才能做到絲絲入扣，有的放矢，中病即止。在現代高科技及資訊化時代，現代醫學臨床診斷基本完全依賴於各種現代化儀器，諸如：心電圖、X光、超音波、CT、核磁共振等。

然而在對某些疾病方面仍然與傳統醫學相互產生諸多矛盾。因為不辨西醫之病無法與現代醫學接軌；單辨西醫之病又不能很好地指導臨床。如對「日本腦炎」的診斷，必須認識到該病是屬於「暑溫」傳統醫學之範疇，臨床必須按照三焦及衛氣營血辨證論治，才能體現到傳統醫學之特色的優勢，並可取得顯著之療效。

另外，在對疾病的定性與定位問題上，對疾病之性，既要利用現代科技手段檢查其所犯疾病是何種細菌或病毒感染；同時也應辨明所患疾病屬六淫之那種邪氣所侵。對疾病之定位既要利用現代科技手段檢查其病位之所在；同時亦要利用中醫整體觀，臟腑相關理論進行辨證論治。

如對各種「肺炎」之診斷與治療，雖然用X光檢查定位在肺，傳統醫學必須認識該病所患之季節，屬寒還是屬溫，屬新患還是屬伏邪，並結合臟腑五行相關理論，探明病位之真實所在。

如：寒邪入裏化熱與燥屎相結，腑氣不通，熱邪上擾於肺，肺氣肅降失司，產生咳喘，痰涎壅盛等肺之症狀，病位其標在肺，其本在陽明大腸，臨床急用「瀉表安裏法」使邪從陽明大腸排出，達到肺之病灶的消除，因肺與大腸相為表裏，瀉表則裏安故也。從而體現傳統醫學之特色，科學客觀規律之內涵。

（三）臨床在辨證論治之同時，並注重動靜結合、因勢利導、動靜結合，對婦科疑難雜症創立「分步療法」。

張氏透過長期婦科臨床實踐，認識到僅靠中醫辨證論治及八法（汗、吐、下、和、溫、清、消、補），還遠遠不夠，臨床必須順應婦女人體生物鐘的生理節律性，即在辨病與辨證論治的同時，並注重機體陰陽氣血的動靜消長，因勢利導的結合，擇時投藥，才能取得卓著的臨床療效，從而避免臨床治療用藥的盲目性及虛虛實實之誤；故創立「分步療法」。經臨床長期應用並取得顯著療效。

三、經驗介紹

（一）論婦科不孕症治療三步法

【內容簡介】本文所論「三步法」，是對婦科不孕症的治療應分三個階段，即第一步，經期因勢利導，以調經血；第二步，經盡三日，健脾補腎，使化源充精血足；第三步，經後七日，宜舒肝通絡，使胞絡通暢以迎「的侯」而成孕。

婦科不孕症，其病因多端，病機較為複雜，故在治療當中易患虛虛實實之誤；更為嚴重的是臨床治療投藥時容易造成盲目性，從而影響臨床治療。余從事多年臨床，對治療此症時，在精心掌握辨證之同時，根據婦女特有的生理功能、病理之特點，擬定「治療投藥三步法」常可收到事半功倍之效，故不揣愚昧，願陳管見，不妥之處，望同道斧正。

第一步， 經期因勢利導， 以調經和血為先

婦人經期將至或已至經期，其機體營血已達滿盈之時，此時應給予調經和血之法，使機體經血調和；但此時一般不宜採用補益升提、滋陰固澀之法，以免導致血浮揚溢而留滯於絡。

經曰「月廓滿，則血氣實，肌肉堅，……血滿而補，則血氣揚溢，絡有留血，命曰重實」此之謂也。故此時對於氣滯血瘀，濕痰鬱阻，寒凝脈絡等原因而引起的月經先期、後期、痛經、逆經，以及症瘕積聚等症，乘其經行血室大開之際，給予相應的因勢利導，譬如：清熱涼血調經、行氣活血、豁痰理氣、溫經和血、活血逐瘀，從而使有餘之邪從最簡捷途徑，以最快的速度排出體外，而達到邪去正安之目的，然此法實者宜之，對於一些虛證，如對氣虛而引起的月經先期，則不宜純補純瀉，應視病情緩急，補瀉結合；總之應做到瀉而勿傷正，補而不留瘀，為下一步的治療打下一個良好的基礎。

第二步， 經盡三日， 宜健脾補腎， 使化源充精血足為要

婦人經後，機體氣血暫處於不足之期，而同時又為卵胞生發之際；故此時只可補其不足，不可伐其有餘，而宜用溫中健脾、補腎益精之法。

溫中健脾可促使機體氣血之化生，補腎益精可促使生殖機能健旺；以使機體子宮內膜早日修復，氣血早日復原，並促使卵胞早日正常發育，以迎「的候」之期，但此時不可補之過早，以免留有瘀弊。

第三步，經後七日，宜舒肝通絡，以迎「的候」之期

婦人經後七日左右，子宮內膜已趨修復，機體氣血基本復原，卵胞發育成熟，以待排卵成孕。正如《婦科準繩・胎前門》引袁了凡之言：「天地生物，必有絪縕之時，萬物化生，必有樂育之時；……凡婦人一月行經一度，必有一日絪縕之候，於一時辰間，……，此的候也。……順而施之，則成胎也。」此「的候」之期則為今之排卵期，此時應在前兩步治療的基礎上，尚須視其胞絡（即輸卵管）通暢與否；若胞絡淤阻（即輸卵管不通），應在第二步補腎益精基礎上結合舒肝活血通絡之法，以助排卵，方可成孕。

近幾年余對本證的治療除按前兩步如法治療以外，在第三步用自擬方「益腎通絡湯」（菟絲子 30 克、甘枸杞 30 克、覆盆子 15 克、巴戟肉 12 克、山藥 15 克、仙靈脾 12 克、香附 10 克、丹參 15 克、川楝子 10 克、炮甲珠 6 克）加減治療此症，均獲較滿意療效。

案例一，宮寒挾瘀不孕

趙某，女，28 歲，霍縣某單位職工。1985 年 8 月 2 日初診，自述其婚後，夫婦同居五年而不孕，屢經多方診斷為「輸卵管不通」，並經中西藥治療而罔效，故延余診治。見證：面色皖白，四肢欠溫，經水衍期，四、五十日一至，經期少腹刺痛，腰膝酸困，頭昏。經量少，色黯且有塊、苔白、質黯、脈沉遲且澀，證屬陽虛宮寒，胞絡淤阻，治宜：第一步（指經期），溫中通陽，活血通絡；第二步（指經盡三日），補腎益精，助陽暖宮；第三步（指經盡第七日），補腎益精，和血通絡。遂書三方，如法服用，並囑其在治療期間，如遇經水延期而不至，則須檢驗以驗其胎。

【方一】當歸 15 克、川芎 10 克、桃仁泥 12 克、紅花 10 克、益母草 30 克、桂枝 10 克、吳茱萸 10 克、炙草 6 克（註：該方經期服用，連服三劑）。

【方二】熟地 24 克、山藥 15 克、菟絲子 30 克、甘枸杞 30 克、巴戟肉 15 克、仙靈脾 10 克、肉桂 6 克（註：該方經後第三日服用，連服三劑）。

【方三】即益腎通絡湯原方（自擬方），經後第七日連續服用三劑。 後隨訪，如法連服二月而懷孕，並順產一男孩。

案例二， 肝鬱化火， 挾淤不孕

李某，女，27 歲，某校教師。1986 年 6 月 3 日初診，述其婚後思念夫婦同居而未孕，某醫院診斷為輸卵管不通，並經中西藥及通水術治療而無效，經友人介紹延余診治。見證：經水提前 21、2 日一至，經前鼻衄，心煩易怒，經色黯，質稠，有淤塊，且伴有少腹刺痛，苔邊黃稍燥，脈弦且數，證屬肝鬱化火，追血上行，而為逆經，治宜：清肝解鬱，涼血活血，引火下行。

【方藥】生地 12 克、當歸 12 克、赤芍 12 克、丹皮 10 克、黃芩 10 克、香附 10 克、鬱金 12 克、川牛膝 10

克、川軍 3 克（醋炒），二劑，水煎服。

6 月 8 日，二診，自述其前方如法服後，衄血即止，血從下行，經色黯並有淤塊，囑其待下次月經前二日，前方繼續服兩副，以善其後。

9 月 10 日，三診；前方又服兩劑，經行兩次而未見鼻衄 ，唯時有頭昏，腰膝酸困，少腹時有刺痛，舌質稍黯，少苔，脈細且澀，證屬腎精不足，胞絡淤阻，時值經後三日，治宜益腎補經，疏肝和血通絡。

【方一】生熟地各 12 克、山藥 15 克、菟絲子 10 克、覆盆子 15 克、女貞子 15 克、墨旱蓮 12 克、甘枸杞 30 克，連服三劑。

【方二】即益腎通絡湯原方（自擬）三劑，待經後七日連續服用。後隨訪，上兩方如法連服三月，而懷孕，並順產一男孩。

【按】婦科專著《濟陰綱目・序》中明確指出：「……故禹之治水也，窮其源而疏之，因其勢而利導之，自無氾濫之患，禹非能治水也，因水以治水也，人能知禹之治水，則知所以治婦人之科矣。」可見「因勢利導」法在婦科臨證的重要性。

余擬定《婦科不孕症治療「三步法」》正是意即在此，即「因勢利導」也，其具體表現在兩個方面：

一是根據病邪所處之部位及發展之趨勢，給以相應的引導推動；即是以內有實邪為主的病證，應根據其邪氣所在之部位和性質採取相應的方法，使之從最簡捷的途徑，以最快的速度排出體外，以免病邪深入，過多地耗傷正氣，從而達到邪去正安之目的；

二是順其婦女生理之規律，病理之特點，掌握治療投藥之時機，根據病理寒熱、虛實，給予相應的治療。

可見「治療三步法」不僅是治療婦科不孕症，而且也是治療婦科雜病通用之法。

婦人月經乃為體內營血由缺漸盈，復由盈漸缺，而形成一個週而復始，有源有流，而且具有一定規律之週期活動，現代醫學認為婦女在一次月經週期活動中，其子宮內膜出於修復期、增生期、分泌期、月經前期和月經期五個生理變化階段。

筆者透過多例不孕症治療觀察，造成不孕之原因有三個方面：一是經血不調，內分泌紊亂；二是輸卵管不通；三是以上兩種原因同時存在，故臨床時有機地將此五期分為治療投藥的三個步驟：即經前期和經期為第一步，此期調經和血，務使氣血和，經血調；修復期和增生期為第二步，此期健脾補腎，調整其機體內分泌，重在培補先後天之本，使化源充、精血足，並促進卵胞早日發育成熟；分泌期為第三步，此期疏肝和血通絡，使胞絡通暢，以迎「的候」而成孕。從而就避免了臨床治療過程當中投藥的盲目性及虛虛實實之誤，以致做到有的放矢，藥到病除，經曰「於言至巧」，此之謂也。

（二）《傷寒論》拾遺——太陽病酒後辨證論治

【內容提要】對《傷寒論》太陽中風、傷寒酒後之變證進行了病機分析，指出了酒屬濕熱之物，其性升提，人罹傷寒太陽之證，若飲酒，乃致使邪氣上壅，並引發諸證；同時提出了辨治方法，並針對性研製了相應的方劑

（麻葛升降湯），而且經多年臨床應用，具有顯著療效及很強的重複性。

余迄今業醫 30 餘年，酷嗜經典，而臨證喜用經方，並每起沉疴，尤其對外感熱性病，只要辨證準確，選方得當，均有桴鼓之效；然對於太陽中風、傷寒酒後之辨證臨證頗感棘手。故筆者多年來對該證進行了細心的臨床觀察及研究，同時結合本人之親身體驗，深入地進行了病機分析，提出了治療方法，並針對性增補了《傷寒論‧太陽病篇》兩項條文及自注，研製了相應的治療方劑，透過多年的臨床應用，具有顯著的療效，現總結報導如下，意在磚引玉，不妥之處，望同道指正。

1.《傷寒論‧太陽病篇》 增補條文

(1) 太陽病應禁酒

「太陽病，內有熱，心中煩躁；不可飲酒，若飲之，必頭重乾嘔，煩躁甚，鼻塞，流黃濁涕，或鼻中黃水自滴，纏綿難癒，因酒屬濕熱，其性升提故也」。

【自注】患者夙體有火，外感風寒之邪，乃為外寒內熱之證，應以大青龍湯解表清熱，酒屬禁忌之品；如果不慎飲之，必然出現頭重乾嘔，煩躁更加增重，上壅鼻竅，故而鼻塞，流黃濁涕，或鼻中黃水自滴，纏綿難癒，其病因是由於酒屬濕熱之物，甚性升提，表邪示解，內火由於表閉不得外越而引入上焦，肺竅壅閉，而見以上諸證。

(2) 酒客病太陽（中風、傷寒）或太陽病飲酒後諸證辨治

「酒客病太陽（中風、傷寒）或太陽病飲酒後，身熱惡寒，時有微汗，頭重鼻塞，流黃濁涕或鼻中黃水自滴，

苔黃微膩，脈浮滑者，宜麻葛升降湯主之」。

【自注】平素嗜酒之人患太陽（中風、傷寒）之病，或患太陽（中風、傷寒）之人飲酒後，若見身熱惡寒，時而有微汗，頭重鼻塞，流黃濁涕或鼻中黃水自滴，苔黃膩，脈浮滑者，治療宜用（自擬）麻葛升降湯，解表清熱，醒酒解毒，升清降濁，宣肺通竅。

2. 方藥

(1) 麻葛升降湯

麻黃 10 克（先煎去沫）、杏仁 15 克、生石膏（先煎）18 克、葛花 12 克、蟬蛻 10 克、僵蠶 10 克、薑黃 10 克、桔梗 12 克、前胡 12 克、辛夷 10 克、連翹 10 克、炙草 6 克。

(2) 加減法：

熱甚者重用生石膏 30 克，並加梔子 10 克，鼻塞重，濁涕多者加蒼耳子 15 克。

(3) 方解

方中麻黃、杏仁、生石膏、桔梗、前胡相互解表清熱，宣肺止咳；蟬蛻、僵蠶，薑黃相伍具有升清降濁之功；葛花、辛夷、連翹相伍，可醒酒解毒開竅；炙甘草調和諸藥，共奏解表清熱，升清降濁，醒酒解毒，宣肺通竅之功效。

四、臨證醫案

張某某：男，35 歲，幹部，於 1985 年 11 月 10 日初診。

患者於 10 餘日前由於氣候突然轉冷，加之未及時增加衣服，隨即出現發熱惡寒，頭痛煩躁；其夙嗜酒，因朋友特邀赴宴，故未予介意，飲酒數兩，而後身熱惡寒似增重，頭重鼻塞，流黃濁涕，並經中西藥治之，纏綿 10 餘日未見好轉，故延余診治。

【現證】身熱惡寒，體溫 38.5℃，時有微汗，頭重鼻塞，流黃濁涕，或黃水自滴，苔黃膩，質紅，脈浮滑。

【辨證】患者夙嗜飲酒，內積濕熱。加之冬患傷寒，乃為表寒裏積濕熱之證，此時理應忌酒，用解表清熱，升清降濁、醒酒解毒為法乃為正治；因而失治，並繼續違規，因酒性濕熱而升提，故而引邪上升，壅閉上焦。表邪不解而見身熱惡寒加重，內有鬱熱，故時有汗出，濕熱之邪壅閉上焦，故頭重鼻塞，流黃濁涕，或鼻中黃水自滴，苔黃膩，脈浮滑，均為寒邪表閉，酒毒濕熱之邪壅閉上焦清竅之證。

【治宜】解表清熱，升清降濁，宣肺通竅為法，方用麻葛升降湯治之。

【方】麻黃 12 克（先煎去沫）、生石膏（先煎）24 克、光杏仁 15 克、葛花 12 克、蟬蛻 10 克、僵蠶 10 克、桔梗 10 克、前胡 12 克、川芎 12 克、連翹 10 克、梔子 10 克、炙草 6 克，後經隨訪，患者言其上方連服 2 劑而諸症若失。

【按語】自《傷寒雜病論》問世以來，中醫界世稱該書為方書之鼻祖，臨證之準繩，故研究傷寒學說者代不乏人，或以經解經，或對原文加以串解闡釋，均對仲景學說的繼承與發展作出了不可磨滅的貢獻，同時使《傷寒論》的學說理論也得到了發揚光大，並為中華民族的繁榮昌盛立下了不朽的功績。然而因《傷寒論》之書出於戰亂年間，加之年代的久遠，不少條文的散失及脫簡，《傷寒論》對酒客病太陽（中風、傷寒）論治的條文只講到了應禁用桂枝湯，即「酒客病不可與桂枝湯，得之則嘔，因酒客不喜甘故也」。至於酒客患了傷寒，出現什麼併發症？其病機及如何辨證論治則尚未論及；故使後人對該證深感無法可依，亦無方可用。

故筆者透過多年的臨床實際，增補了《傷寒論》相關的兩項條文，研製了相應的治療方劑。並建議《傷寒論》學術專業委員會加以審定，將兩項條文以《傷寒論》附篇的形式編入新的教材，從而以彌補原著的脫簡及學術治療上的空白，有利於後人的研究及應用，使《傷寒論》的學術不斷發揚光大，為世界全人類的健康作出更大貢獻！

張效聖

一、個人簡介

張效聖，1946 年出生，山西介休人，自幼愛好醫學，1962 年～ 1965 年跟隨當地名老中醫學習，1965 年～ 1968 年介休衛校畢業，歸鄉從事醫務工作；1970 年～ 1974 年治汾建橋指揮部醫務工作；1974 年～ 1977 年山西醫學院畢業；1977 年至今介休二輕偏癱風濕醫院院長。期間 1984 年 12 月～ 1987 年 12 月天津中醫學院針灸學全國針灸函授班畢業；1985 年 1 月～ 1987 年 12 月振興中醫刊授學院畢業。1998 年被評為中西醫結合主任醫師，香港國際研究理事兼學術顧問、山西省二輕系統衛生協會學術成果委員會副主任；2008 年一月榮任山西醫師協會常務理事。

二、學術思想

中醫針灸療法是中國醫學的瑰寶，是以針刺或艾灸為主刺入人體的穴位，調節經絡臟腑氣血陰陽，它是一種以外治內達到防病治病的治療方法。

當人體發生疾病時，陰陽失調，臟腑失機，氣血偏盛偏衰都與穴位有密切的關係，只有熟練了穴位生理功能，病理變化才能進步。針灸治療在臟腑症治方面的應用較多，如臟腑、經絡之氣輸注於體表的部位稱作腧穴，是針灸施術的部位，腧穴與臟腑密切相關。在疾病情況下，腧穴有反映病的功能，一般通絡為：邪氣——經絡系統——臟腑功能失調——表現症狀〈常在腧穴位置〉。治療時透過調節經絡系統而祛邪安臟。

針灸就診的多種神經系統及關節疾病患者為主。如：中風後遺症、面癱、小兒腦癱、頸椎病、肩周炎、腰椎病及各種痛症（頭痛，各種神經痛、關節痛）、運動傷、外傷（顱腦外傷）和手術後遺症等；另對失眠神經衰弱、更年期綜合徵、胃脘痛、腹痛、肋間神經痛，甚至對腹瀉、便秘也有較好療效。

三、經驗介紹

（一）電針加火罐治療肩周炎

肩周炎為肩關節周圍軟組織退行炎症性病變，一般認為肩部受涼、過度勞累，慢性勞損，常見於 40 ～ 60 歲，女性略多。

此症屬中醫痺症，又稱凍結肩、漏肩風、五十肩等名稱。早期以疼痛為主，後期以功能障礙為主。

1. 臨床資料

本組 60 例，男 25 例，女 35 例，年齡 35 ～ 75 歲，病程 2 週～ 3 年。

2. 治療方法

【取穴】患側肩髃、肩髎、肩前（肩內陵）、巨骨、阿是穴、曲池、合谷，陽陵泉。選用蘇州醫療用品的「華佗牌」毫針，消毒皮膚後直刺快進針，深度 10mm，按青島鑫升實業有限公司產的 CT6805 I 型電針儀用連續波強度由小逐漸變大，以患者能耐受而宜，每次選用 4 ～ 8 個穴透刺，每次 40 分鐘，針後加火罐效果更加明顯。

3. 治療效果

除 2 例患者針刺 10 次效果不明顯外，共餘 58 例均疼痛消失，同時讓患者配合鍛鍊活動而治癒。

4. 體會

針灸常見局部取穴和循經取穴，透刺，同時起針後加火罐效果更加明顯，一般是根據疼痛性質與病機有關，如刺痛是淤血有關，曲池活血化淤消炎。如患肢上舉、外展、內收、後伸肘時疼痛，以巨骨、肩髎等穴，酸痛以肩髃、肩前透肩後合谷。

上述穴位，結合應用，接電針能使患者經絡系統原有的內在調節功能被啟動疏通、氣血調和，使疾病加快好轉於痊癒。

（二）電針加中藥治療周圍性面癱

面癱也稱周圍性面神經麻痹，是臨床常見病，筆者於 2004 年 1 月～ 2006 年 12 月採用針刺加電針配中藥治療周圍性面癱（治療組）90 例，針刺加中藥組（對照組）72 例，療效對比如下：

1. 臨床資料

(1) 一般資料

兩組病例共 162 例，按就診順序隨機分為針刺加電針配中藥組（治療組）90 例，針刺加中藥組（對照組）72 例，兩組均為單側面神經損害，具體一般資料比較見下表。

兩組患者療效比較

級別	例數	治癒	好轉	無效	有效率%
治療組	97	86	9	2	98
對照組	55	45	7	3	95

(2) 診斷標準

①起病突然，發現一側面部板滯麻木、鬆弛、不能皺眉、露齒、鼓頰動作、口角向健側歪斜；

②病側露睛流淚，額紋消失，鼻唇溝平坦，部分病初起有時耳後、耳下及面部疼痛，還可出現患側舌前三分之二味覺減退或消失，聽覺障礙等症。

③病程延久可因癱瘓肌攣縮，口角歪向病側，名為「倒錯」現象。

④排除腦血管、腦外傷和顱內腫瘤等，造成的面神經損害。

2. 治療方法

(1) 治療組

①主穴：

患側陽白、地倉、頰車、四白、太陽、雙側合谷：按少陽、陽明經循行，採用多針淺刺與透刺相結合，如陽白三透，針尖與表面成 15 度角，分別向攢竹、絲竹空、魚腰透刺，地倉向水溝，頰車向迎香，下關透刺，閉目露睛加四白兩透分別向目內眥，目外眥等穴，如耳下耳後疼痛配翳風、風池，以上穴位輪流交替，後遺症期加刺足三里，採用瀉法。毫針用蘇州醫療用品的「華佗牌」，同時用青島鑫升實業有限公司的 CT6805I 型電針儀，留針 40 分鐘，10 次為一療程，第一療程用連續波，第二療程用疏密波，電量患者舒適為宜，一療程後休息 1 ～ 3 天，進行第二療程，一般 5 個療程。

②中藥加牽正散：

白附子、白僵蠶、全蠍各 50 克 ，蜈蚣 3 條共研末為散，每服 3 ～ 5 克 ，每日兩次 ，加黃酒或白酒為飲口服，也可把散劑加入膠囊內使用，還可用湯劑，如羌獨活、防風、地龍、雞血藤、秦艽等藥劑量隨症加減。臨床上也用馬錢子銼成粉適量撒於膏藥或膠布上，貼在患側下關穴，隔 2 ～ 3 日換一次，用 3 ～ 5 次。

(2) 對照組

刺取穴，操作方法及口服中藥治療，療程同治療組，只是不應用電針。

3. 療效標準

(1) 療效標準

參照《使用神經病學》診斷標準結合本組資料設定。

【治癒】面部表情肌功能正常，鼓腮不漏氣。

好轉：面肌功能大部分恢復正常，眼睛用力可完全閉合，口角輕度不對稱，鼓腮輕度漏氣，如病程延久，可因癱瘓肌攣縮，口角歪向病側，稱「倒錯」現象。

無效：面部靜止時不對稱，上額無運動，眼瞼不能完全閉合，鼓腮仍漏氣。

4. 討論

本病致病原因多由脈絡空虛，由於邪風中於脈絡所致，一旦發現宜及早用針刺治療，並取得較好療效，如病延日久才治療，療效較差。本組選用早期在針刺加中藥治療的基礎上加電針以強化治療方案，使用電針取得了顯著的效果。

筆者於 70 年代開始應用電針，電針治療的原理能使針刺的效應擴大增加，使患者經絡系統，原有內在調節功能被啟動，進一步使經脈通暢，氣血調和，同時使疾病加快好轉與痊癒。

楊豔華

一、個人簡介

楊豔華，女，晉中市中醫院針灸腦病一科主任，主任醫師，畢業於山西中醫學院。現為山西中醫學院兼職副教授。

從事臨床工作 26 年，孜孜探求，不斷實踐，長期積累，取得了豐富的臨床經驗，尤其在診治心腦血管疾病中，能靈活運用中醫傳統的理、法、方、藥，依據中醫的整體觀念、辨證論治，辨證與辨病相結合，組方用藥。

1993 年進修於中國中醫科學院西苑醫院心腦血管病科，從師於翁維良研究員和衷敬柏老師，勤求古訓，刻苦鑽研。故而擅長活血化淤治療腦出血、化痰息風活血通絡治療腦缺血性疾病，特別是運用中西醫結合的方法診治心腦血管常見病、難治病，如腦梗塞、腦出血、腦供血不足、高血壓、冠心病、神經官能症等表現偏癱、失語、麻木、昏迷、頭痛、眩暈、抽搐、胸痛等，治療中突出中醫特色，辨病與辨證相結合，注意探索疾病發生發展規律，總結疾病診療經驗，掌握最新國內外診療及研究動態，效果良好。

在國家及省級雜誌發表學術論文 10 餘篇，如「中西醫結合治療 Vogt－小柳－原田綜合徵合併心肌炎 1 例」發表在《中國中西醫結合雜誌》，「活血化淤治療急性腦出血 64 例臨床觀察」發表在《中西醫結合心腦血管病雜誌》，「中風沖劑增智沖劑聯合使用治療癡呆綜合徵」發表在《中華全科醫學雜誌》，「燈盞花素注射液治療腦梗塞 102 例療效觀察」發表在《山西醫藥雜誌》，「調心湯治療冠心病 140 例療效觀察」發表在《實用中西醫結合雜誌》，「益氣活血化痰法治療老年心肌梗塞 66 例臨床觀察」發表在《山西中醫》，「血府逐淤湯治驗 2 則」發表在《山西中醫》，「腦鈣化灶誤診為腦出血 1 例」發表在《中華誤診學雜誌》，「尿激酶治療急性腦出血 1 例」《山西臨床醫藥雜誌》，「黛力新與阿米替林聯用治療神經症療效觀察」發表在《中國醫藥指南》等。

歷年被評為先進工作者，2005 年被評為晉中市十大傑出女職工、「三八」紅旗手、並獲「五一」勞動獎章。

二、學術思想

（一）重視整體觀念

十分注重人體是一個統一的、不可分割的、五臟六腑密切配合的整體，若一臟有病，即可能影響到其他臟或腑的功能障礙，如《素問・靈蘭密典論》說：「十二官者，不得相失，主明則下安，以此養生則壽；主不明則十二官危；使道閉塞而不通。」而且它和自然之間又存在著密切的關係，「人以天地之氣生，四時之法成。」

「見肝之病，知肝傳脾，當先實脾」為診斷和治療提供了客觀的理論依據，「陰平陽秘，精神乃治，陰陽離決，精氣乃絕。」就說明了人體陰陽的相對協調是健康的表現，陰陽的失調，是疾病發生和演變的病理反應。也說明了整體觀念在勝利、病理各方面的體現。

（二）辨證與辨病相結合

辨證論治是中醫學的主要特色，是認識疾病治療疾病的高度概括。「中風」依證可辨為中經絡：肝陽暴亢、風痰阻絡、痰熱腑實、陰虛風動、氣虛血淤等；中臟腑：風痰閉竅、痰火閉竅、痰濕蒙竅等證型。

論治時在辨證的同時結合辨病，在天麻鉤藤飲、大秦艽湯加減的方中加 3 ～ 4 味現代研究中對病治療有效的藥物如降壓作用的杜仲、黃芩、夏枯草、野菊花、葛根、梔子、川連、黃柏和降低血黏度，抑制血小板聚燥的藥物丹參、赤芍、川芎、紅花、降香、桃仁等，療效明顯提高，對症狀的好轉也有促進。

（三）強調綜合治療

腦血管病的治療主張中藥辨證論治配以針刺急性期「醒腦開竅、通督醒神」，恢復期結合「治痿獨取陽明辨取陽明經穴位配合辨病西藥治療，開展中西醫結合」卒中單元針藥康復並治，取得滿意療效。正如《千金方》云：「知藥而不知灸，未足以盡治療之體，知灸而不知針，未足以極表裏之變。」

作為一個醫生，必須掌握多種治療技術，以便在必要時綜合使用以提高療效。單用一種療法，只能使病輕者好轉，即使治好了病，病程亦長，不注意固護其他方面，復發率也會增高。

（四）注重調「神」

中醫學所論述的神有廣義、狹義之分，廣義之神泛指人體生命中一切功能活動的外在表現。狹義之神特指人的精神、意識、思維、情感的活動。總之，中醫的神主要是指人體生命活動的能力，它主宰著包括精神、意識、思維活動在內的人體一切生命運動及變化，同時也是臟腑氣血盛衰顯露於外的徵象。

神的功能：人體生命活動始終處於陰陽變化之中，神是陰陽變化的調節樞機。 神調節形體的功能作用保持了形體自身的協調與穩定。五臟實體與五臟所藏之神的協調平衡同樣也依賴神的作用。神與心腦關係密切，心藏神是藏心臟自身之神，即血脈之神，是指心具有主宰人體生理活動和人體精神意識思維活動的功能。也就是說，心臟由於主持全身氣血的運行，而氣血又與神的生成和功能活動的關係極為密切，心是透過調整氣血運行而達到對「神」的作用，並非直接主持「元神」；而腦主神明，為精明之府，元神之府。神明即指腦神，一切精神、意識、思維、記憶等活動均為腦對外界事物的反映。

主明則下安，主不明則十二官危。如腦神無法發揮對五臟之神的統攝、協調作用，機體的完整統一性遭破壞而生及疾病。

清·林佩琴曰：「夫人之神宅於心，心之精依於腎，而腦為元神之府，精髓之海，實記性所憑也。」說明元神與心神不同，前者總攝眾神，心神包括於其中。

值得強調的是，血是神志活動的主要物質基礎，而血為心所主，因此，心血的充盈與否，與神的活動關係最為密切，故心臟在調節和影響腦所主宰的元神的功能活動方面，較之其他臟器，具有更為重要的地位和作用。

故而，注重針藥及語言對人精神、意識、思維、陰陽的調治，透過調神達到逸情志、調陰陽、預防、治療疾病使其達到「陰平陽秘，精神乃治」的目的。從而心腦共病，心腦同治。

三、經驗介紹

（一）中風（腦血塞）

患者王××，男 48 歲，主因突然左側偏癱伴煩躁、抽搐 1 小時而於 6 月 6 日急診入院。

患者 1 小時前活動過程中突然昏仆，口角流涎，語言不利，半身不遂，繼而不省人事，肢體不自主抽動頻作，遂急呼「120」急救，救護車接回醫院，頭顱 CT 檢查：除外出血收住我科病房。

既往有「前壁心肌梗塞」3 年，常服阿司匹林片、卡托普利片、消心痛片維持治療。時查體：血壓 130/100mmHg，神志不清，呼之不應，小便自遺，雙眼向右側凝視，左瞼左側肢體不動，左側中樞性面癱，左上肢揚鞭試驗（+），左下肢肌張力減低，腱反射（+），雙側巴賓斯基徵（+）。舌不能伸，脈弦滑。心電圖示：竇性心律，前壁心梗。急查心肌酶：CK、CK － MB、

LDH、AST、HBDH 均正常。

中醫診斷：中風，中臟腑，閉證，痰熱閉竅。

西醫診斷：

(1) 急性大面積腦梗塞。繼發心肌缺血。

(2) 陳舊性心肌梗塞。

分析中年男性，素體有病，近日勞累，痰熱阻滯，風痰閉竅而發中風。小便自遺，有向脫證轉變可能。給予安宮牛黃丸 1 丸，日 2 次；中藥星蔞承氣湯：全瓜蔞 30 克、膽南星 10 克、黃芩 10 克、枳實 10 克、大黃 6 克、芒硝 10 克（沖服）、赤芍 6 克、丹皮 10 克、牛膝 15 克、夜交藤 30 克、龍骨 30 克、牡蠣 30 克 日一劑，常規水煎，分 2 次灌服。

息風化痰開竅，通腑瀉熱。配以清開靈注射液、燈盞花素注射液和西藥 20%甘露醇注射液、速尿注射液靜滴，維生素 B_1、B_{12} 注射液肌肉注射治療 3 天，肢體不自主抽動停止，意識朦朧，呼之可應，雙眼凝視消失，左下肢肌力 I 級，複查頭顱 CT 示：右側大面積腦梗塞並腦出血；加針刺「醒腦開竅」法治療，選穴：人中、內關（雙）、患側的三陰交、極泉、尺澤、曲池、外關、合谷、二間、肩髃、委中、足三里、百會、四神聰等，瀉人中、內關，補三陰交，余平補平瀉，每日 1 次，留針 30 分。治療 3 天，意識轉清，能進飲食，知二便，夜寐可，舌紅，苔黃膩，脈絃滑。

繼續針刺，中藥去龍牡、大黃，加天麻、鉤藤各 15 克繼服 36 劑，患者語言流利，雙眼球運動靈活，左上肢肌力 IV^{+} 級左手握力差，左下肢肌力 V^{--} 級，左巴氏徵陽性。出院門診治療 1 月基本痊癒。

（二）中風（腦出血）

患者陳××，男，49 歲，主因突然右側偏癱，失語，不省人事半小時急診入院。

患者半小時前幹活時突然昏仆，右側偏癱，失語，繼而不省人事，急送急診，頭顱 CT 檢查：左側基底節區腦出血（29.6ml）收住院。既往體健。

入院查體：體溫 37.2℃ 脈搏 72 次/min 呼吸 22 次/min 血壓 200/120mmHg 神志不清，雙眼向左側凝視，雙瞳孔縮小，d2.0mm 對光反射減弱，右側鼻唇溝變淺，壓眶右側肢體不動，右側肌張力增高，腱反射（++），雙側巴賓斯基徵（+）。脈紘滑。

中醫診斷：出血中風，中臟腑，風痰閉竅。

西醫診斷：腦出血急性期。分析為中年男性，陰虛陽亢，陽亢化風，風陽夾痰上擾，閉阻清竅而發。治以息風通絡化痰。擬鎮肝息風湯加減日，一劑，常規水煎分 2 次灌服，配以靜脈點滴醒腦靜注射液、20%甘露醇注射液、速尿注射液，肌肉注射維生素 B_1、B_{12} 注射液 3 天。血壓降為 140/90mmHg，繼續治療中藥加赤勺 10 克、紅花 6 克、川芎 5 克、丹參 30 克、三七 3 克。並加針刺「醒腦開竅」法治療 4 天後，意識漸轉清，不完全運動性失語，繼續治療 50 天，右側上下肢肌力由 0 級漸恢復至上肢肌力 IV^+級右手握力差，右下肢肌力 V^- 級出院門診治療 2 月，現回訪生活完全自理。

四、醫論醫話

中醫活血化淤這一治療法則，在臨床上行之有效是客觀事實。它開始於我國最早的醫書《內經》，漢朝張仲景在他的著作《金匱要略》中奠定了基礎，經過歷代醫學家不斷的充實有所發展，到清代後期形成了一個獨立的系統。是針對血淤證而定的治療方法。

中醫認為血淤為「積血」「蓄血」之證，以及「內結」、「污血」「久病入絡」特別是「離經之血」是為血淤。尤其對心腦血管病的治療意義重大。

血淤可分為血管內和血管外二類：前者為各種原因引起血管內血流不暢或停滯，原因可能來自：心臟性，如心臟泵作用力不足；血管性，如血管硬化、內腔變窄、占位性病變等；血液性，如血液流變性質上的血液黏度、濃度、聚集性、凝固性的增高等。後者為各種原因的出血，並且所出之血停滯在血管周圍、組織內和腔竇裏，引起血腫、淤塊、淤斑。因此血淤證是由於「血行失度」或「血脈不通」所致。而活血就是使不通的血脈重新流通起來，是治療的基本手段，也是化淤的原因，化淤則是活血的結果。活血化淤用治冠心病等療效好已是不爭的事實，但用於「出血中風」急性期極少報導。

筆者擬方：當歸 10 克、赤勺 10 克、紅花 6 克、川芎 5 克、丹參 30 克、牛膝 10 克、山萸肉 15 克、三七 3 克、桑寄生 15 克。隨症加減，氣滯胸悶胸痛時加柴胡、枳殼；痰濁壅塞流涎時加竹瀝、膽南星；胃腸積滯便秘時加大黃；語言不利時加石菖蒲、鬱金；血壓高時加鉤藤、菊花、槐花；肢軟無力時加千年健；氣虛時加黃耆，面白自汗時重用。

【用法】每日 1 劑鼻飼或口服，14 天為一療程。治療組總有效率達 96.6% 該方用當歸、赤勺、川芎、丹參、紅花養血活血化淤；三七活血止血，佐上藥物活血過度；山萸肉、桑寄生、牛膝活血兼補肝腎，使「肝平則納血，腎足則固血」肝腎的封藏功能有利於血液的正常運行，共奏疏通血脈，祛淤通滯，暢達血脈的功效。

中藥的現代藥理研究表明川芎、丹參有抗自由基和興奮氧基酸受體腦保護的作用；且川芎對中樞還有鎮靜作用，故有利於治療腦出血，幾藥合用再加隨症化載用藥，取得了滿意療效。

值得一提的是只有辨證辨病準確，掌握好疾病的病理變化規律，掌握好用藥時機，才能提高療效。因現代醫學研究有 38%的腦出血患者發病 3 小時內 CT 的顯示血腫體積增加超過 33%，且 3 日內的再出血發生率較高，為安全起見，三日內慎重使用，不妥之處，敬請指正。

邱爾富

一、個人簡介

邱爾富：男，1943 年生，山西省平遙縣人，中共黨員，副主任中醫師。

1962 年中專畢業後，即開始自學中醫。次年考入平遙中醫職業學校學習中醫並從師於當時平遙名老中醫白恩佑、刑天敬、趙中生、雷瑞山、鄧席三、侯景絡等。所學教材為北京等五大中醫學院合編的《內經》、《傷寒論》、《金匱要略》、《中藥學》、《方劑學》、《針灸學》、《中醫診斷學》等。課餘時間在學校附屬門診部實習。1966 年畢業後即分配到鄉衛生院從事中醫臨床工作，在工作中堅持邊工作，邊學習，理論知識和業務技術均有了很大的提高，給當地患者解決了無數疾苦。1979 年參加全國招考中醫藥人員的考試、考核，被省委組織部錄用為國家幹部，省衛生廳授予中醫師稱職。從 1981 年之後，調入縣衛生局、縣計生委，縣計生服務站、縣計生婦幼服務中心擔任領導工作，但從未間斷中醫臨床。1987 年晉升為主治中醫師，1993 年晉升為副主任中醫師。2001 年被晉中市醫學會吸收為醫療事故鑑定委員會中醫專家組成員。2003 年退休後，仍被單位聘用，在專家門診續從事疑難雜症等中醫臨床工作，現每年平均門診 5000 人次左右。

在四十多年的臨床工作中，本人刻苦鑽研《傷寒論》、《金匱要略》等經典著作，繼承發揚醫聖張仲景的學術思想，取得了一定的成績，受到廣大患者和群眾的擁戴。

二、學術思想

筆者從學習中醫開始，一直苦心鑽研張仲景的經典著作，對其學術思想潛心研究並結合現代醫學加以發展，逐漸形成了自己的學術思想體系。特別是運用「和」法治療外感疾病和各種兼症、變症以及內、外、婦等各科雜病，均有深刻的見解。「和」法是《傷寒論》中所列汗、吐、下、和、溫、清、消、補八種治療方法中的一種，它的代表方劑是小柴胡湯。「和」法的治療範圍很廣，它不僅是治療少陽病的正治之法，推而廣之，還可和陰陽，和表裏，和寒熱，和虛實，和臟腑，和營衛，和氣血等等。因此，小柴胡湯的應用不僅僅局限於和解少陽的範疇，其內涵已融入了廣義和法的許多內容。

少陽病的主症是寒熱往來，胸脇苦滿，嘿嘿不欲飲食，心煩喜嘔，口苦，咽乾，目眩，舌苔白，脈眩等。其病機是邪犯少陽，樞機不利，正邪分爭於半表半裏，邪鬱則惡寒，正勝則發熱，故寒熱往來，此為少陽病之特有熱型；邪犯少陽，經氣不利則胸脇苦滿；膽氣犯胃，氣機不暢，升降失常，則嘿嘿不欲飲食，心煩喜嘔；膽火上炎則口苦、咽乾目眩；邪熱未入陽明之裏，故舌苔白，脈弦乃少陽病之主脈。小柴胡湯是由柴胡、人參、黃芩、半夏、炙甘草、生薑、大棗七味藥組成，其中柴胡、黃芩清透少陽、三焦之火，疏通痞結；兩藥配伍，可解寒熱往來，胸脇苦滿，心煩，口苦等證；半夏、生薑和胃降逆以止嘔，黨參、甘草、大棗相配又可調和營衛，輸布津液，達到微汗病解的目的。

深刻掌握「和」法的精微內涵和臨床運用，推而廣之，則可靈活加減化裁治療無數病症，並取得顯著療效。這在筆者臨床工作中已有很多體會和經驗。

三、經驗介紹

俗話說：「只有刻板的書，沒有刻板的病。」在臨床中，患者病情往往複雜多變，因此，必須在掌握基本理論的基礎上，仔細辨證，靈活化裁，比如少陽病的症狀在臨床是很少會全部出現的，因此必須抓住主要矛盾，也即《傷寒論》所謂「傷寒中風，有柴胡證，但見一證便是，不必悉具」之意。抓住主證即可以「和」法辨證施治。如胸中煩而不嘔，則應予小柴胡湯中去人參、半夏，另加瓜蔞根等；若有腹痛，則去黃芩加芍藥；如遇脇下痞硬，當去大棗而加用牡蠣；如見心下悸，小便不利，則去黃芩加茯苓；如為表證未清，不渴而身有微熱，則應去人參，加桂枝；若兼見咳者，則去人參、大棗，加五味子、乾薑。如見身熱惡風，脇下滿而渴，為表證未盡，邪犯少陽，仍可以「和」法治之，如胸脇滿悶不除，又出現午後潮熱，仍應以和解少陽為主，小柴胡湯去人參、甘草，加芍藥、大黃、枳實下之則癒。婦女熱入血室而寒熱交作者，濕熱閉阻氣機而出現黃疸等，均可予「和」法入手，以小柴胡湯為主加減治療。

此外，運用「和」法治療多種內科雜病，也可取得良好的治療效果。筆者在臨床中採用中西醫結合的方法，用小柴胡湯去人參，加枳實、芍藥、大黃、芒硝治療急性膽囊炎、急性化膿性膽管炎、膽管及膽囊結石併發感染，運用柴胡加龍骨牡蠣湯加減治療精神分裂症，運用小柴胡湯加遠志、菖蒲、合歡花、夜交籐、百合等治療抑鬱症，運用小柴胡湯加減治療慢性肝炎、B 型肝炎、脂肪肝、肝硬化，運用小柴胡湯合半夏瀉心湯加減治療燒心、胃痛、吐酸等慢性胃炎及其急性發作者，運用小柴胡湯合四君子湯治療消化不良、食慾不振及胃腸蠕動功能減弱，大便秘結等症，筆者以「和」方法，靈活化裁，治療多種疾病得心應手。

四、臨證醫案

（一）精神恍惚

范××，女，28 歲，農民。2007 年 12 月 6 日因煩亂、躁動、語無倫次、沉默不語、精神恍惚就診。該患此病已 3 年，曾經某精神病專科醫院診斷為精神分裂症而用西藥治療至今，反覆發作數次而來求治。細詢病情，家屬說該婦女性格特殊，動則善愁易怒，鬱鬱寡歡。

2005 年冬，因外感發熱，渾身不適未曾及時治療，數日後即出現失眠多夢，繼而精神失常，時而煩亂躁動，胡言亂語，時而沉默寡言，精神恍惚，後經精神專科以西藥治療 4 月餘，病情穩定，漸復常態。但 2006 年入冬後，原病復發，再用西藥治療數月，第二年春又控制病情如常人，2007年（第三年）11月10日精神病又復發，已服西藥20多日病情轉機不大，故來門診求用中醫治療。筆者細觀患婦面色紅赤、舌苔白、脈弦數。此乃邪陷少婦，擾亂心神所致，治宜和解瀉熱，重鎮安神。方用柴胡加龍骨牡蠣湯加味：

柴胡9克、黃芩9克、黨參6克、半夏6克、桂枝6克、生龍骨30克（先煎）、生牡蠣30克（先煎）、珍珠母30克（先煎）、生鐵落30克（先煎）、大黃6克（後入）、茯苓9克、生薑6克、大棗3枚，冷水浸泡半小時後煮沸20分鐘，溫服、每日一劑，兩煎分服，連服三劑，複診時神志穩定，語言不亂，諸症已去大半。

前方去薑、棗、大黃、加生地，再服三劑，三日後再診，諸症悉除，一切如常人。但偶有瞬間性情煩躁、納悶，再給甘麥大棗湯加酸棗仁20克、合歡花15克、夜交藤15克、百合15克、五味子15克、龍齒20克、珍珠母20克，囑其再服十劑，以養其後。2008年入冬至今已年餘，再未復發。

【按】該患者初為外感發熱，但未及時治療，邪氣內陷少陽，心陽受損，如煩亂不安，上擾心神則語無倫次，恍惚不定，邪熱壅滯三焦，故大便秘結，小便不利而赤。因此投以柴胡加龍骨牡蠣湯加味和解邪熱，重鎮安神。方中小柴胡湯配桂枝，可使內陷之邪從外而解，「從是門而入，復由是門而出」，桂枝配龍骨、牡蠣、珍珠母、生鐵落，通心陽，鎮浮越而止煩躁不安，大黃瀉熱和胃而治語無倫次，茯苓寧神又利小便，因邪熱彌漫，故去甘草之緩，以求病邪速去。後用甘麥大棗湯加合歡花、夜交藤、百合、五味子等以除臟躁，善其後，防復發。

（二）淺表性胃炎

張××，男，時年 42 歲，2003 年 10 月 9 日因胃脘燒灼疼痛三天就診。詢其病史，該患此病已十餘年，時好時發，難以根治，故聞名而至。筆者診查，患者痛苦面容，身體前彎，胃脘部拒按，喜溫，胸腹脹滿，排氣則舒，口苦吐酸，不能飲食，舌苔白厚中黃，脈弦緊。化驗：白細胞 12.3×10^9/L，中性 82%，上消化道X造影：淺表性胃炎。詢其病史，乃由數日前飲食過飽，復又受寒引起。此患者所現胸腹脹滿、口苦、不欲食，乃少陽主證，故仍應以小柴湯為主，合半夏瀉心湯加減和解治療。

【藥用】柴胡 9 克、黃芩 9 克、黨參 10 克、半夏 10 克、黃連 9 克、吳茱萸 10 克、枳殼 9 克、焦三仙各 20 克、乾薑 10 克、炙甘草 5 克、紅棗 3 個，每日一劑，二煎分服，連服三劑，再診，胸腹脹滿大減，灼痛已除，口苦、吐酸也明顯減輕，舌苔已轉薄白，再服兩劑痊癒。囑其忌食寒涼甜食及菸、酒、辛酸等刺激性食物，忌飽食，至今未復發。

【按】慢性胃炎屬肝膽鬱熱，胃寒食滯，上述方藥實為小柴胡湯、半夏瀉心湯、吳茱萸湯三方合用加消導藥組成，方中柴胡、黃芩和解少陽，清透肝膽鬱熱，疏通痞結，以解胸腹脹滿，口苦不食等症，半夏、生薑和胃降逆，吳茱萸合黃連除灼制酸，黨參、甘草、大棗調和脾胃，神麴、麥芽、山楂消食化滯。配合飲食控制，定可痊癒並防止復發。

范悅義

一、個人簡介

范悅義，男，生於1952年，係平遙縣岳壁鄉金莊村人，1972年11月至1975年在本村衛生所任赤腳醫生，1975年9月至1977年9月就讀於山西省中醫學校醫士班，1977年9月畢業後分配在平遙縣人民醫院中醫科從事中醫臨床工作，1981年10月至1982年10月在晉中衛校參加了省衛生廳舉辦的中醫四大經典著作理論提高班學習一年，1987年至1990年參加了山西省民進中醫理論函授學習，1994年10月領取了山西省中醫學院自考大專畢業證書，1987年晉升為中醫師，1993年10月晉升為主治中醫師，1987年7月任中醫科主任至今。

父親范在庚是近代名老中醫，受其醫學影響少時經常背讀中醫方劑、中藥等，所以初中畢業後隨父親學醫，後從兄范悅仁（本村赤醫）學習，任赤醫期間分別在縣醫院、城關衛生院跟隨當地名老中醫白恩佑、冀振華、王培昌等學習，同時學習西醫診療技術，在省中醫學校學習期間，從基礎到臨床系統學習了中西醫理論知識，為今後從事中醫臨床奠定了基礎。

透過一年的四大經典著作學習，對經典著作內容做了全面瞭解和掌握，熟背重點內容，針對性地參考曹穎甫編著的《經方實驗錄》、何任編著的《金匱要略通俗講話》、劉渡舟編著的《傷寒論十四講》等，加深對經典條文的理解和經方的臨床運用。

1983 年全縣中醫理論考試第二名，透過參加山西民進中醫函授和中醫自學考試，對中醫統編教材進行了全面的理論學習，增加了不少新的知識，使中醫理論知識進一步全面提高，加深了記憶和理解，在本單位名老中醫白恩佑、冀振華的指點下，潛心鑽研《傷寒論》、《金匱要略》的重點條文，掌握了常用經方的應用要點，並能準確地應用，如大柴胡湯、小柴胡湯加減治療膽囊炎、胰腺炎；當歸貝母苦參丸加味治療小便不通；半夏瀉心湯加減治療急慢性胃腸炎、五更瀉等；烏梅丸治療膽道蛔蟲症等，均獲得了滿意效果。在臨床治療中，對典型病例做了病案記載，從中總結出了不少經驗體會。

二、學術思想

（一）理論特色

中國醫學歷史悠久，源遠流長，在中醫學理論的形成和發展中，湧現出了眾多的醫學家，並各有不同的見解，形成了不同的學術流派，如傷寒派、寒涼派、補土派、攻邪派、滋陰派、溫補派、溫病學派等，這些學術流派的代表人物為中醫學發展做出了貢獻，使中醫學內容更加豐富多彩、百家爭鳴，也促進了中醫學的不斷進步與發展。由於父親是近代當地名老中醫，他的學術思想源於內經、傷寒雜病論等經典，博覽群書，綜合歷代醫學家的學術思想，形成了自己獨有的醫學體系。

我在從事中醫臨床中，受父親獨特的中醫理論體系和治療特色的啟發，始終以中醫整體觀念，辨證論治指導臨床，治療外感熱病遵循「傷寒論」六經辨證和「溫病學」衛氣營血辨證、三焦辨證等，治療內傷病按照臟腑辨證、氣血津液辯證，更注重脾胃和氣血在人體中的作用，金元李東垣在脾胃論中指出「真氣又名元氣，乃先身生之精氣也，非胃氣不能潤之……脾胃之氣既傷，而元氣亦不能充，而諸病之所由生也。」明代李念莪也說：「……後天之本在脾，脾為中宮之土，土為萬物之母。」脾位居中州，以灌四旁，為胃行其津液，為氣血生化之源。人體所以有生機，全賴脾胃的滋養與健運，所以古人有「人以脾胃為本」，有胃氣則生。

四時皆以胃氣為本，土旺四時，人得土以養百骸，脾胃一虛則其他四臟俱無生氣，所以在治療內傷雜症中以培土補中調理脾胃為主，或健補脾胃，或醒脾和胃，或在對症方藥中伍以補脾或消導藥，以顧護胃氣，用藥儘量避免寒涼攻伐之品以免損傷脾胃，使脾胃功能正常以運化水穀精微，化生氣血，氣血又是構成人體和人體生命活動最基本的物質，氣血中氣尤為重要，清代醫家唐容川指出：「載氣者血也，運血者氣也，人之生也，全賴乎氣。」所以在臨床中重視脾胃的健運和氣血的生化關係及氣的五大功能。

在從事中醫臨床中，總結出了一些體會：

1. 學習古典醫藉或師承各醫學流派，應全面綜合分析，融會貫通，取長補短，把各學派的精華總結歸納起來，正確地運用到臨床治療中。

2. 中醫以中醫理論為主，適當學習掌握必須的西醫基礎知識和常規診療技術，但兩者理論知識不能混淆。

3. 臨床治療必須遵循「整體觀念，辨證論治」的中醫特色，在辨證辨病同時以辨證為主。

4. 在四診合參中舌診（舌質、舌苔）也很重要，能反映出疾病的陰陽寒熱虛實的真實情況，特別在脈症不符時，又有很高的參考價值。

5. 治療內傷病時，在運用八綱辨證、臟腑辨證、氣血津液辨證時，更重視寒熱虛實的辨證，特別是對寒熱錯雜，虛實夾雜較複雜的病症要辨清寒熱虛實的孰多孰少。

6. 治療中要注意調理脾胃，顧護胃氣，儘量避免使用寒涼藥或攻伐藥，以免損傷脾胃，影響脾胃的正常功能。

（二）臨床醫療特色或專長

從醫療學術思想上，受父親治學的影響，師承他的治療特長，始終用整體觀念，辨證論治指導臨床治療，在治療外感熱病中，師古而不泥古，外感風寒喜用荊防敗毒散、加味香蘇散、風熱多用桑菊飲、銀翹散，甚者用升降散加減等。

臨床中也常用經方小柴胡湯、大柴胡湯、白虎湯、竹葉石膏湯、桂枝湯、柴胡桂枝湯等，一般小柴胡湯除用於少陽症外，還經常用於外感表症基本痊癒，無寒熱，但納少、噁心、胃脹、口苦等，用本方加減或合平胃散治療、用於膽囊炎、胰腺炎、肝炎等出現噁心、口苦、納差，但大便正常者。

大柴胡湯原治療二陽合病，但我還用於高熱嘔吐、口苦便乾者，或無發熱而脅脹痛、大便乾燥、口苦的肝炎、膽囊炎、胰腺炎等。用大柴胡湯加減治癒急性胰腺炎恢復期尿澱粉酶不降者。產後高熱持續不退用白虎湯或竹葉石膏湯加減治療而獲良效。穢濁毒邪伏於募原的達原飲症雖臨床少見，但經常也會遇到，常見憎寒壯熱，發作有時或無定時，胸悶嘔惡、頭痛脈弦數，舌邊深紅、舌苔垢膩或白如積粉等用達原飲以辟穢化濁治療奇效。

另外我重點對脾胃（腸）病、婦女功能性子宮出血、產後病等做了探索，脾胃為後天之本氣血生化之源，為五臟之根蒂，人身之本源，土為萬物之母，非土不能生物，唯土旺則萬物昌盛，人體諸臟才能得到滋養，如果脾胃一虛則諸病蜂起，所以古人謂「有胃氣則生，無胃氣則死。」故在臨床中重視脾胃的調養，治療時擅長用調理脾胃和用溫補法，少用寒涼克伐等損傷脾胃藥，用藥上慣用厚朴、半夏、陳皮、茯香、佩蘭、雲苓、枳殼、蒼朮、木香、黨參、黃蓍、白朮、炒薏仁、炒扁豆、砂仁、白蔻仁等，方用平胃散、二陳湯、四君子湯、六君子湯、藿香正氣散、補中益氣散、歸脾湯、逍遙散、保和丸等，經常用黃連配乾薑、黃連配厚朴、半夏等寒熱併用，辛開苦降之用，治療外感或內傷病均離不開辨證論治法，如用不同的方法治療不完全性腸梗阻，一例為闌尾炎術後診為脾胃氣虛用香砂六君子湯治癒，一例為胃穿孔術後屬脾胃虛弱濕熱中阻用連朴加減收效，一例為剖宮產術後脾胃氣滯用平陳湯合厚朴三物湯加減而癒，一例為 2 歲幼兒屬燥屎結於腸中用大承氣湯加味一劑而癒。

治療不完全性腸梗阻未必非下不可，可根據病情辨證論治，或健脾或瀉下或行氣，使其運化正常，氣機通暢，疾病可癒。

頑固性呃逆也屬腦血管病常見症，常用旋覆代赭湯為基本方隨證加減，熱者加黃連、竹茹、枇杷葉、梔子、蘆根等，寒者加蔻仁、砂仁、乾薑、公丁香、柿蒂等，虛者加六君子湯，氣滯加青皮、陳皮、木香、厚朴、佛手、蘇梗、香櫞等，痰濕加厚朴、半夏、陳皮、雲苓等，常獲良效。慢性腸炎、五更瀉除用常法健脾利濕清熱外，還常用半夏瀉心湯加減以辛開苦降，使脾胃升降正常而獲癒。

妊娠合併貧血患者，懷孕 7 月，但納少、胃脹、噁心等，血色素 5 克，經輸血 600ml，血色素升至 6.5 克，用中藥健脾理氣和胃法治療，用平胃散合香砂六君子湯後血色素 8 克出院，說明胃脾氣化的重要性。

婦女功能性子宮出血（月經先期、量多、經期延長），根據唐容川：「載氣者血也，運血者氣也，」「人之生也，全賴乎氣，血脫而氣不脫，雖危猶生，一線之氣不絕，則血可徐生，復還如故，血未傷而氣先脫，雖安必死……」以及「有形之血不能速生，無形之氣當所急固」的理論，常用補中益氣湯補氣攝血或固沖湯益氣健脾，固沖攝血，或歸脾湯益氣補血、健脾攝血等均獲得了滿意的療效。

小便不通（尿瀦留）或小便頻數是產後常見病，前人有腎主二便的說法，治療用溫補腎陽法，我認為生產過程中易耗傷正氣，故在臨床中常用補中益氣湯合當歸貝母苦參丸治療小便不通，或合縮泉丸加金櫻子、覆盆子、桑螵蛸治療小便頻數，有熱合八正散加減，使氣盛則氣的推動、溫煦氣化、固攝作用正常，而小便正常。

中醫藥治病必須注重整體，突出辨證論治，辨證準確，用藥精當，脾胃為後天之本，氣血生化之源，許多疾病均與脾胃氣血有密切關係，所以重視脾胃的調養和氣血的調理，使脾胃氣血功能正常，諸病可癒。

三、經驗介紹

（一）嘔吐診治

鄭某，女，69歲，平遙曹村人，2001年2月19日初診，患者主因胃穿孔術後第二次嘔吐腹痛住院，入院診斷為不完全腸梗阻，經用胃腸減壓、補液等對症治療後，仍噁心嘔吐，不能進食，臥床不起，消瘦，身體極度虛弱，外科讓其轉上級醫院治療，但因家貧要求中藥治療，診時症狀同上，神清語言低微，心煩不寐，舌淡紅苔黃膩，脈沉弱重按而滑。

【診斷】久病體虛，濕熱中阻，胃失和降。

【治法】用辛開苦降法以清熱燥濕和胃降逆佐以扶正。

【方用】連朴飲合溫膽湯加減。

黃連6克、半夏15克、厚朴10克、雲苓15克、枳實5克、陳皮10克、竹茹9克、旋覆花9克、黨參9克、黃蓍12克、神麴12克、白蔻仁5克、炒麥芽12克、木香9克、炙甘草3克、生薑10片、水煎頻飲。

二診，服上方後嘔吐已止，能少量進食，精神萎靡，嗜睡，口渴，舌紅少苔，脈沉細數無力，上方去枳實、覆花、白蔻仁、木香、雲苓加太子參 15 克、石斛 10 克、麥冬 12 克、玉竹 10 克、半夏 6 克。

【用法】水煎頻飲。

上方加減 5 劑一週後基本痊癒出院。

【按】脾主升主運化，胃主降主收納，同居中焦，為氣機升降出入之通道，如脾胃受傷，運化失職，濕邪內停鬱而化熱，濕熱蘊阻中焦，影響脾胃升降功能，而出現胃氣上逆，嘔吐噁心，不能進食，而本例屬大病久病，身體虛羸，應用補藥，但心煩舌苔黃膩，脈沉有滑象為虛中夾實，故治療用連朴飲溫膽湯六君子湯三方化裁治療。

（二）急性胃腸炎證治

薛某，女，25 歲，1986 年 7 月初診，平遙城內人，妊娠 7 月，困飲食不潔而出現噁心嘔吐、腹痛瀉泄，瀉下水樣便，腸鳴腹脹畏寒，不能進食而就診他醫，更換 2 人治療，服中藥無效來院，症狀同上，舌質紅苔薄黃膩脈滑。

診斷為急性胃腸炎，屬寒熱互結型，本以半夏瀉下湯治療，但患者妊娠 7 月，恐黃連、黃芩、半夏，乾薑等苦寒辛熱藥影響胎孕，故考慮再三，徵得其丈夫同意後，用半夏瀉心湯清熱溫中，和胃降逆治療。

黃連 4 克、半夏 9 克、厚朴 10 克、黃芩 6 克、陳皮 12 克、竹茹 9 克、神麴 12 克、木香 9 克、砂仁 6 克、蘇梗 9 克、藿香 9 克、炙甘草 3 克、乾薑 3 克、生薑 10 片，用法水煎分二次服。

第二天其丈夫欣喜來告，服上藥後嘔吐已止，稍有噁心，腹瀉減去七八，囑照上方再服一劑，服後病癒。

【按】本案為妊娠 7 月，正值盛夏炎熱之際，貪食生冷而致寒熱互結於中焦，清氣不升則瀉泄，濁氣不降則嘔吐，氣機受阻則腹疼脹等，故用半夏瀉心湯加減，用芩連以清熱，乾薑、砂仁以溫中，陳皮、半夏、竹茹、生薑以降逆止嘔，厚朴、木香、藿香、蘇梗以利氣消脹，共建清熱溫中和胃降逆之功。

（三）功能性子宮出血

武某，女，47 歲，山西平遙縣人，1998 年 7 月 12 日初診，月經週期紊亂數月，本次月經淋漓不斷，量時多時少半月餘，色紅或淡紅，有血塊，小腹部憋脹，面色無華，疲乏無力，舌淡紅苔薄白，脈沉弱無力，經西藥治療，刮宮治療均無效，超音波檢查顯示：子宮肌瘤。來院要求服中藥治療。

中醫診斷：崩漏，屬氣不攝血，夾有淤血。

西醫診斷：功能性子宮出血、子宮肌瘤。

【治法】補氣攝血，活血止血。

【方藥】補中益氣湯加減。

黃耆 30 克、黨參 15 克、焦白朮 15 克、陳皮 9 克、當歸 6 克、升麻 6 克、柴胡 6 克、阿膠 12 克、鹿角膠 15 克、仙鶴草 15 克、茜草炭 10 克、三七參 6 克、黑蒲黃 6 克、焦山楂 15 克、木香 6 克、炙甘草 6 克，二劑，水煎早晚空腹服。

二診：7 月 15 日複診，自訴服上藥後出血明顯減少，色澤紅無血塊，小腹憋脹減輕，精神好轉，上方去三七參、黑蒲黃，加炒白芍 15 克、龜板膠 15 克，三劑。服法同上。

三診：上藥服三劑後，未再出血，精神明顯好轉，但白帶量多，腰酸困，上方去仙鶴草、茜草炭，加茯苓 15 克、車前子 12 克、杜仲 12 克、川斷 12 克，三劑，服後痊癒。

囑繼服歸脾丸以鞏固療效。

【按】本案為子宮出血較長，氣隨血脫，氣虛不能攝血而淋漓不斷，唐容川指出：「人之生也，全賴乎氣，血脫而氣不脫，雖危猶生，一線之氣不絕，則血可徐生，復還如故，血未傷而氣先脫，雖安必死。……」根據「有形之血不能速生，無形之氣當所急固」的原則和脾能統血，氣能攝血，故用補中益氣湯加減治療，三診時血止，白帶多改用健脾利濕法治療，後用歸脾丸鞏固療效。

（四）產後尿瀦留

李某，女，23 歲，山西平遙縣人，1999 年 11 月 10 日初診。

患者於 1999 年 11 月 7 日產一男嬰，產後小便不通（尿瀦留），留置尿管數日，尿檢正常，期間用抗生素，曾他醫開中藥以腎論治，用金匱腎氣丸改湯藥治療均無效，後邀我會診，診見：面色黃白，唇、舌、甲色淡，乏力，少氣懶言，舌淡苔薄白，脈沉緩。

【診斷】產後癃閉（尿瀦留），屬氣虛性。

【治法】補益中氣，佐以通利。

【方藥】補中益氣湯加減。

黃蓍 30 克、黨參 15 克、炒白朮 15 克、當歸 9 克、川貝母 9 克、陳皮 10 克、升麻 6 克、柴胡 6 克、益母草 15 克、苦參 9 克、桔梗 6 克、木通 5 克、車前子 10 克、炙甘草 3 克，二劑。

【用法】水煎，兩渣和勻，分二次早晚服。

二診：自訴服上藥後小便通但欠暢，小便時有微澀痛，尿檢有少量白細胞，上方加梔子 9 克、黃柏 9 克，二劑，服後小便暢通且澀痛消失出院。

【按】本病例產後尿瀦留為產婦產後常見病，前醫根據「腎主二便」的理論，用金匱腎氣丸改湯藥從腎論治無效，氣有推動作用，氣化作用，今根據病人脈症分析屬於氣虛，故用補中益氣湯加減治療而收效，二診時尿雖痛但欠暢，並有微澀痛，說明正氣稍恢復，數日留置導尿管合併細菌感染，為有化熱之象，故加入梔子黃柏清熱解毒治療尿路感染。

房　昌

一、個人簡介

房昌（1950－　），男，平遙城內人，大專學歷，主治中醫師、執業藥師、五金廠衛生所所長。自幼受祖母閆德容老中醫薰陶，熱愛中醫事業，老三屆初中畢業由西安插隊回鄉，開始自學中醫，逢十年動亂，顛沛流離，疊經坎坷，曾先後從事泥瓦工、鉗工、供銷員等工作。數十年來勵志求索，不斷進取，利用工作之餘刻苦研讀中醫典籍。1983 年參加任應秋教授主辦的全國醫古文函授班。1991 年經自學考試獲取中醫大專文憑。繼後獲得中醫師職稱。1991 年在山西省中醫研究所跟隨著名中醫內科專家朱進忠先生臨床侍診一年，頗有收穫。1992 年起在本縣西大街國營藥店坐堂應診三年。從 1995 年至今在本縣五金廠衛生所應診。2001 年通過國家組織職稱考試獲得主治中醫師職稱，2005 年取得執業中藥師證書。透過多年摸索，在治療濕熱病方面積累了一些經驗。

初學中醫時，祖母要求熟讀、背誦《內經》原文，但同時又說：盡信書則不如無書。朱進忠老師說：中醫最重要的是強烈的愛國心、事業心，二是敏銳的洞察力和總結歸納力，以及實事求是的作風。我遵從以中醫基礎理論為指導，堅持辨證施治，「謹守病機，各司其屬」，有是病用是藥，一切以療效為目的，正如《增補溫病條辨卷一》說：「醫者臨證，法眼必具最要，刻板膠泥尤忌，凡投方必諸證悉具，而捨本逐末，因小失大……。」

二、學術思想

臨床所遇腸胃病較多，濕熱、陰虧證多見，故喜用蠶矢湯、連朴飲、宣痹湯、一貫煎、益胃湯等名方加減化裁為用，常收卓效。《內經・陰陽應象大論》：「水為陰，火為陽，陽為氣，陰為味。味歸形，形歸氣，氣歸精，精歸化，精食氣，形食味，化生精，氣生形。味傷形，氣傷精；精化為氣，氣傷於味。」意為人之精氣攝食水穀之氣，人之形體攝食水穀之味；人之「氣化」功能生成人之精氣，人之「化氣」功能生成人之形體，如果攝入水穀氣味不當，就會導致原本歸形之味，反而傷人形體，原本歸精之氣，反而傷人精氣。

可見飲食不當是危害人體健康的一大因素。尤以素嗜肥甘、傷及脾胃、脾失健運而致「濕熱交蒸」、「濕熱阻滯」等證（其他原因生成的濕熱病證暫不討論）。

脾與胃，一升一降，燥濕相濟，共同完成飲食消化、吸收與輸布，為氣血生化之源，後天之本。因人們生活水準提高，嗜食酒肉，辛辣肥膩，飲食不節而釀生濕熱的病證多見。它是陽盛之體，濕從熱化形成的。濕熱既是體內營養物質代謝過程中的病理產物，也是阻礙精微輸布、水液代謝，從而引發多種病證的原因。如：「泄瀉」、「痢疾」、「黃疸」、「鼓脹」、「水腫」、「淋證」、「帶下」、「痹證」……現代人太多的夜生活改變了傳統的「日出而作，日落而歇」的順應自然的生活規律。所以濕熱病的同時，往往伴隨著不同程度的陰虧病機。始則濕熱蘊結，熱灼津液、胃陰耗傷，繼則心、肝、腎之陰俱傷。再者，平素陰虧火旺體質，虛火灼津，胃陰被耗復加以肥甘飲食也易釀生濕熱。尤以中年以上患者陰虧挾濕熱成為臨床最多見的病機之一。不少患者惡服中藥，以西藥為治，致使病情纏綿複雜，遷延不癒，辨治困難。

我的體會，對此類病不妨執簡馭繁：有濕熱症狀、中年以上、病程較長、用清利濕熱等法久治無效者，不論有無明顯的陰虛症狀，都可以養陰滋陰清濕熱的辦法一試，常常應手取效。只是注意清利濕熱藥不能過燥，以免傷陰，而滋陰藥不宜太膩，以防助濕。利濕清熱藥與滋陰藥的配伍比例要視二者孰輕孰重的不同情況靈活掌握。

以上是我的一點粗淺體會，實屬管窺之見。意在引起同道對陰虧挾濕熱病機的重視，以期共同探討，提高療效，服務於臨床。

三、經驗介紹

（一）心腎陰虧挾濕熱壅蒸自汗案

患者李某，女，58 歲，本縣北城人。1999 年 1 月 25 日初診，十幾年多汗，西藥治療效果不顯，近日自汗加重，睡眠時、進食後、飲水後汗出，汗後心煩頭暈，睡眠易醒，納可，渴喜飲水，大便正常，尿黃而臭，帶下黃稠臭穢，腰困伴足跟痛，勞累後各症加重，舌淡苔薄黃膩，脈濡。

【擬方】杜仲15克、寄生30克、女貞子15克、枸杞子15克、防已12克、苡仁30克、柏子仁15克、滑石20克、連翹12克、通草6克、木瓜15克、豆豉10克、梔子10克、澤瀉15克、鹽黃柏10克，水煎服。囑服5劑。

二診時，出汗輕微，餘症大減，再服5劑而癒。三月後，因勞累復發，再用前法，服10劑而癒。

【按】汗為心之液，心腎陰虧，虛火上炎，故自汗出，睡眠易醒、腰困、足跟痛。曾服滋陰斂汗之劑效不顯，說明出汗係陰虛、濕熱雙重原因。陰虛火炎，濕壅熱蒸，故頭暈、汗出、帶下。方中杜仲、寄生、女貞子、枸杞、柏子仁滋陰而不膩，無戀濕之弊；防已、苡仁、滑石、通草、木瓜、澤瀉、鹽黃柏利濕而不傷陰；梔子、豆豉、連翹清熱除煩。陰液復，濕熱清，其病癒。

（二）陰虛挾濕熱化火生風面頰疼痛案

患者薛某，男，45歲，本縣電機車廠幹部。1999年5月13日初診：近十多年來每年春季左側面頰疼痛發作。西醫診斷：三叉神經痛，雖用中西藥多方治療，也須持續兩月方能緩解。今年又發作，左頰部呈陣發性燒灼樣疼痛，間隔2～3分鐘發作一次，用毛巾揉按可暫緩一、二分鐘，痛苦時汗出淋漓，夜不能眠，口乾黏，喜飲，納食尚可，頭悶，胸脅悶脹，大便溏，日二行，時時足心發冷，舌淡紅，苔薄黃，脈濡滑數。

【處方】天麻15克、白蒺藜15克、北沙參15克、麥冬12克、川楝子10克、枸杞子15克、苡仁30克、茵陳 15 克、石菖蒲 10 克、通草 6 克、白蔻仁 6 克、木瓜 15 克、薄荷 6 克、炒山梔 12 克、炒黃芩 10 克，水煎服。連服 3 劑後，燒灼感、疼痛感已止，頭不悶，但患側牙齦，面頰脹滯不舒，入眠難，陣汗出，大便仍溏，舌淡苔薄白，脈濡細數。

原方減去白蔻仁、石菖蒲、薄荷，加竹葉 10 克，生棗仁 15 克，繼服 3 劑，面部舒，陣汗止，入眠安，足不冷，大便日一行，但仍稍軟，患者不耐藥苦，囑其食養以善後。

【按】春季陽易升風易動，患者陰虛之體，濕熱久壅，鬱而化火生風，風動火升，故而面頰灼痛、汗出、不寐，陽氣閉鬱不得達於肢末，故足冷。方中天麻、白蒺藜平肝息風；沙參、麥冬、枸杞滋陰以息風；苡仁、茵陳、石菖蒲、通草、黃芩、山梔清利三焦濕熱；白蔻仁化濁祛濕；木瓜養陰除濕，後加竹葉清心除煩，生棗仁養心安神，風平火靜，濕去熱清自然各症緩解。

（三）陰虧挾濕熱腹痛腹瀉案

患者張某，男，53 歲，平遙監獄幹部，2007 年 9 月 8 日初診：十餘年來臍周隱痛，大便溏，經中西醫多方治之效不顯。刻診：形體消瘦，面色晦暗，全身乏力，臍周小腹隱隱作痛，時而腸鳴漉漉，大便日 2～3 行，時而瀉下稀水，唇舌乾燥，卻飲水不多，睡眠亦差，舌質暗紅，苔灰厚膩，脈濡細，觀其脈證，係濕熱蘊結腸道，升降失調，不能分清泌濁，然多年治之不癒者，乃久瀉傷陰，中年以上真陰本已不足，加之公務繁忙，真陰愈虧，陰傷及氣，當治以滋陰養胃清利濕熱，升清降濁，取益胃湯合蠶矢湯。

【處方】石斛 15 克、沙參 15 克、生山藥 12 克、白糖參 12 克、蠶砂 10 克、生苡仁 15 克、木瓜 15 克、黃連 6 克、吳萸 2 克、通草 3 克、半夏 10 克、赤小豆（研）30 克、荷葉（後下）10 克，三劑，日服一劑。

9 月 13 日二診：腹痛明顯減輕，偶有腸鳴，大便日 2 次，較前稍稠，精神亦有好轉，既得小效，於上方加葛根 15 克、佩蘭 10 克、木香 6 克。前後以上方出入加減 30 餘劑，患者精神大增，面色明潤，納食增加，大便成形，每日一行，唯臍周仍時覺不舒，以上方減量，隔日一劑，並囑其節飲食，戒煩勞，緩收全功。

【按】此證係濕熱蘊結腸道，清濁升降失調。陰虛症狀不明顯，唇舌雖乾卻不多飲係胃陰雖傷但濕熱壅滯，水液不升；睡眠差乃陰血耗傷，心失所養；形瘦無力，乃久病陰傷及氣，氣陰兩虧之證。蠶矢湯合益胃湯加減，因患者便溏故以石斛易以麥冬、生地，氣陰俱虧故以生山藥、白糖參（或易以太子參）養陰益氣。方中晚蠶砂、木瓜和胃化濕；苡仁、通草、赤小豆淡滲利濕；黃連清熱燥濕；荷葉升清；半夏降濁以復中焦升降之權；佐以少許吳萸順降胃氣，疏肝解鬱。二診方加葛根升清以生津液，佩蘭芳化濕濁，木香理氣止痛。以上諸藥共用則濕熱清，升降復，氣陰得補，故漸收成效。

（四）陰虧挾濕熱眩暈陣汗失眠案

李某，女，64 歲，退休教師。初診：2004 年 3 月 12

日，患者自訴經常頭暈、烘熱、陣汗、失眠多夢易醒，近因勞累各症加重，遂來就診。觀其面色紅赤，伴有口乾黏、喜飲、目澀、腹脹、大便稠而排便不爽，小便黃而臭味濃，帶下不多而黃稠臭穢，時而雙手顫抖，舌質紅赤苔黃膩，脈濡數。此係心、肝、腎之陰俱虛挾腸胃濕熱壅結，熱重濕輕之證。治以滋陰降火，清利濕熱。方：一貫煎合連朴飲加減。

【處方】生地 30 克、沙參 15 克、麥冬 10 克、枸杞子 15 克、川楝子 10 克、黃連 8 克、厚朴 6 克、石菖蒲 6 克、炒梔子 10 克、蘆根 15 克。苡仁 15 克、黃柏 6 克、竹葉 6 克、菊花 15 克、木瓜 15 克，水煎服。三劑。

二診：2004 年 4 月 14 日。自述藥後各症大為好轉。因近日忙碌，各症有加重之勢，尤以烘熱汗出，心悸為甚。隨以初診方加麻黃根 15 克、浮小麥 30 克、茯神 10 克。囑服三劑。

自此後數年每隔二月三月犯病必來就診，均以上方出入加減以收佳效。

【按】此案以陰虛火旺之體復以經濟富裕，營養過剩致生濕熱。但以陰虛火旺為重，濕熱壅結為輕。故重用生地、沙參、麥冬、枸杞滋陰降火；配以黃連、厚朴、石菖蒲、山梔、蘆根、苡仁燥濕利濕清熱；配以木瓜益陰祛濕；川楝子苦寒疏肝；竹葉清心利尿；菊花清肝明目，燥濕互用，滋陰不助濕，清濕熱不傷陰。二診加茯神養心安神；浮麥、麻黃根斂汗。故而療效顯著。

陳秀紅

一、個人簡介

陳秀紅（1965 年 10 月—　），山西榆社縣人。主任醫師。1989 年畢業於山西中醫學院五年制中醫專業，同年分配到介休，一直從事中醫、中西醫結合內、兒科臨床工作。現任介休市中醫院副院長。1991 年加入中華中醫藥學會山西分會，2001 年擔任國家中醫藥管理局醫政司胸痹急症協作組山西分組秘書長；2006 年加入中華中醫藥學會，同年成為中華中醫藥學會心病分會委員。2007 年成為晉中中醫藥學會常務理事，山西醫師協會腎病分會委員。

幾年來，在國家和省級刊物上發表《談細辛用量不過錢》、《自擬啟脾湯治療小兒厭食證 50 例》、《運用四妙勇安湯經驗拾偶》、《小兒外感發熱的診治體會》等論文十餘篇，在《非藥物療法與中醫心病》一書任主編，《孔慶豐臨床經驗》一書中編委，2006 年被錄入《介休當代人物誌》。

根據自擬啟脾湯變更的方劑製成的小蜜丸，已經通過山西省食品藥品監督管理局審批，批准生產，在我院投入臨床使用，療效很好。多年來，以藥精、價廉、效好，深受當地及周邊廣大患者的好評。

二、學術思想

（一）尊先賢，採眾長，重發展，不拘泥

本人行醫之路開始於中醫院校，思想源於學堂的教師授教。歧黃、仲景的訓導紮根於心中，尊崇《內經》、《傷寒論》，尤其在學習《傷寒論》中，有了自己的體會。認為傷寒論的六經辨證實質是臟腑、經絡、陰陽、表裏的綜合體現，在治療外感病中廣泛應用。

多年來廣泛地閱讀現代名老中醫劉渡舟、施今墨、蒲輔周等的醫案、醫論等，將學習體會運用於臨床實踐，博採眾醫家之長，自己的學術思想初步形成。認為脾胃失和是一切致病之源，所以無論施行汗、吐、下、和、溫、清、消、補，任何一種方法，都應該驅邪不可傷胃，補虛不得礙脾，方可使全身氣血精微不虛不滯，正常循環無端，為五臟、六腑完成各種功能活動提供完備和優良的「工作」環境。同時，善於運用先進的現代醫學理論做補充，因為充足的依據是辨證準確的基礎。比如一切內窺鏡的檢查，可以作為中醫望診內容的擴展，窺鏡下胃、腸黏膜的顏色、皺襞的多少、是否有破潰、部分實驗室檢查的結果可以作為中醫辨證的依據。

（二）四診合參，重視聞、視，取巧求精

中醫治病，診斷為重中之重。歷來醫術，都以望、聞、問、切為要，但小兒之病，古人謂之啞科。因幼孩言

語不通，其疾痛煩苦，問不能答，或者至二、三歲口雖能訴，言也不足以取信，而且幼兒「胃氣未實，經脈未滿，脈息未完，神氣未全」，加之小兒哭鬧悲啼，變態不常，其脈雖診之也不能決斷。「唯醫者度其氣候消息而決之，非善此道者不能辨也。」因而，在小兒疾病中，四診之中乃以望、聞為要。

辨之之目的，不外分清寒、熱、虛、實。可以透過形之虛實、色之虛實、聲之虛實來辨別。

譬如：小兒瀉泄，可「望」肛門的形、色、大便的顏色、性狀，「聞」大便氣味等。

肛門潮紅者屬熱、屬實，並有腫脹明顯者，濕熱並重；肛門淡紅或不紅者或多皺褶黏膩者多屬寒證、虛證；大便水樣，排便時急迫如注者屬熱、實；糞便清稀如水，排便勢緩而日久則多屬虛證、寒證。大便氣味奇臭屬實證，反之屬虛證。因此肛門的顏色和狀態，大便的性狀、氣味、色澤可作為辨證之依據；又譬如，小兒咳嗽，聲音清脆，有上沖之勢，多為新病屬熱證；咳聲重濁、沉悶而不爽，多有傷食；咳聲連續喉中痰聲轆轆，多病程較長，為痰濕蘊阻；如咳聲從咽喉部來，頻率快，聲促而短者，病變多在咽喉部位，多屬咽喉源性；如咳聲長而相對較緩者多為邪鬱肺系，病變部位較深。因此咳嗽聲音的清脆、重濁、沉悶以及來源的深淺、咳嗽發作的時間以及鼻涕的性狀同樣可作為重要的辨證之要點。

小兒臟器清靈，病因單純，非外感六淫，則內傷飲食，以至寒熱、吐瀉、咳喘、驚風，也不過數種。「且易於傳變」、「易於感觸。」「其用藥也，稍呆則滯，稍重則傷。」若治能確得其本，則隨撥隨應，一藥而遇。若辨之不真，則非但難癒，誤診則可失之毫釐，謬以千里。因而，如何取得重要的辨證依據方顯的尤為重要。需要「巧」取，才能取「精」。

（三）注重整體觀念　重視天人合一

整體觀念是中醫學的最基本的特點之一。包含人體本身的統一性、完整性以及人與自然環境，生活習性等密切相關性。筆者在進行診療活動的過程中，將中醫學整體觀念貫穿於診療始末。

1. 形體各部分之間密切相關

中醫學認為人體的正常的生理活動，一方面要靠各個臟腑組織發揮各自的功能，另一方面又要靠臟腑之間相互協同、相互制約，來完成正常的生理活動。《素問・靈蘭秘典論》曰:「主明則下安……主不明則十二官危」「凡此十二官者，不得相失。」因而在分析病理上，首先著眼於整體，著眼於局部病變引起的整體的病理反映，同時，治療局部的病變，也必須從整體出發。

2. 自然界與人的發病和健康息息相關

重視人與自然界密切相關性。正如《靈樞・歲露》曰:「人與天地相參也，與日月相應也。」自然界是人類賴以生存的必要條件，同時，自然界的風、雨、寒、暑、雨、雪、雷、電、晝、夜、晨、昏等，又可以影響人體，使機體產生相應的反應。

比如長夏季節，人體多會表現四肢沉重、疲乏無力，是因長夏季節，以濕為主氣，「濕性黏膩而重濁」，是濕氣過重之體現，脾氣素虛之人更為突出，治療宜考慮輔以芳香化濕之品；若冬季不寒反溫暖時，許多人多會患口乾咽痛之病，是風熱之邪侵犯之故，宜予疏風清熱之品以驅非時之氣。

再比如內科病中的支氣管哮喘、喘息性支氣管炎與季節氣候有明顯的關係；一些不明原因的水腫，頭痛和眩暈病，也往往表現出季節性，一般常規的治療效果並不好，但隨著季節氣候的變化病情自然好轉。因此在診療過程當中，一定要顧及患者就診和發病時所處的地域環境、居住環境、自然氣候、季節變化、四時氣候、季節的主氣、主性和非時之氣等，不同變化都會影響人體的陰陽升降沉浮。另外，趙氏(1)也認為：藥物的治療量與中毒量，不去注意春夏秋冬陰陽變化，其取得的結果是差別很大的。

3. 精神和社會因素對人體的影響

重視情志和精神因素，自然界的變化、社會因素對人的軀體和健康的影響，認為中醫看病重視「社會的人」，尊從「神、形、自然統一」的中醫學模式。

《素問・靈蘭秘典論》曰：「心者，君主之官，神明出焉。」《靈樞・本神篇》曰：「憂惕思慮者則傷神，神傷則恐懼流淫而不止。」「愁憂者，氣閉而不行。」《素問・移精變氣論》曰：「憂患緣其內，苦形傷其外。」如上都說明「神明」即心理因素和精神活動與人的軀體有著密切的聯繫。

現代人體力活動的減少，心理壓力增大等生活方式的改變，使中醫的脈診、望診受到了局限，筆者認為在臨床中已經少見洪、實之脈，以細、濡、無力多見。但並非沒有「實證」。因此，要注意時代的變遷、自然和人為環境、飲食、起居、長期的不良習慣，存在著對人形、神等諸多方面的影響。比如近年來發病率很高的疾病《慢性疲勞綜合徵》，即是與現代人生活方式密切相關的一種。

三、經驗介紹

（一）啟脾湯

白朮、枳殼、陳皮、藿香、雞內金、生地等。

口臭明顯者，加焦三仙、炒麥芽等；大便乾結者加茵陳、川朴、火麻仁；數日不排便，但便質不乾者，加生山楂、龍眼肉、薏苡仁；大便稀薄者加炒扁豆，蓮子肉。

春季加柴胡、白芍；夏季加梔子、燈心草；冬季加龍眼肉，秋季加沙參、梨皮；長夏加白蔻仁、佩蘭等。

本方醒脾消積，調氣和胃，用於小兒厭食症。主治小兒由於脾虛氣滯而致的胸脘痞滿，不思飲食之症。

（二）桑菊止嗽散

桑葉、菊花、射干、知母、川貝、黃芩、梔子、桑白皮、陳皮、橘紅等。

白細胞增高者，加蒲公英、連翹；咽痛明顯者加桔梗或薄荷；扁桃體腫大或有分泌物者，加冬瓜皮、昆布；刺激性乾咳者，加防風、蟬蛻、烏梅；痰多且苔黃厚膩者，加天竺黃、全瓜蔞；伴有厭食納呆者，加生山楂、炒麥芽等。

本方清熱利咽，肅肺化痰，用於風熱咳嗽、肺炎喘嗽

（急性肺炎早期、上呼吸道感染、咽源性咳嗽等）。

四、臨證醫案

（一）厭食症

患兒，李××，男，8歲，就診日期2000年3月。主因不思飲食三年餘，呃逆2天就診。患兒3年來，食慾不振，大便乾，常常4、5天一次。家屬曾多次帶其求醫，查無器質性病變，多以消食之品，不曾有效。解盡數法，患兒飯食沒有任何興趣。3天前無明顯誘因出現呃逆連連，故前來就診。刻下見：患兒面色無華，精神狀況尚可。形體消瘦，口唇紅潤，口內無明顯穢味。舌淡苔白，稍厚，脈細弱。

此為脾氣虛弱，復因感風寒使胃失和降，胃氣上逆。故治宜溫胃降逆治標，運脾益氣治本。

【處方】焦白朮15克、枳殼9克、藿香12克、防風9克、雞內金9克、茵陳10克（後下）、陳皮6克、生地3克、萊菔子9克、降香3克、高良薑3克、柿蒂6克，水煎取汁200ml，溫熱頻服。1劑後患兒呃逆消失。

二診：上方去萊菔子、降香、高良薑、柿蒂，加砂仁5克（後下）、炒麥芽9克、生山楂9克、龍眼肉10克、柴胡9克，水煎取150ml，一天分數次頻服。一週後，患兒飲食大增。兩月後又見其母，言患兒食慾一直正常，面色紅潤，體重身高有所增加。

【按】本方乃自擬之「啟脾湯」加味，筆者認為，小兒臟腑嬌嫩，且飲食不知自節，冷暖不知自調。每因飲食失節而致脾失健運，脾陽失展、生濕生痰，且都有鬱而化熱之勢，且為稚陰稚陽之體，故既不可過補，也不可過消。本方是在《內外傷辨惑論》枳朮丸的基礎上化裁而成。以白朮為君藥，健脾燥濕，以助脾之運化；為避免攻罰太過，改原方中的枳實為枳殼，用做臣藥，以下氣化滯，消痞除滿。用陳皮、雞內金運脾理氣，在燥濕的同時運脾、通陽、泄濁；用防風散脾胃中的伏火；配芳香醒脾之藿香，一則振復脾胃氣機，二則助防風升散脾胃之伏火，共為佐藥。取「不取其食速化，但令胃氣強不復傷」之意，萊菔子、降香、高良薑、柿蒂為溫胃降逆，治標止呃，中病即止。全方相配使脾健積消，氣調胃和。

（二）外感發熱

患兒，武××，女，4 歲。就診日期 2005 年 3 月。主因發熱 2 天，伴咽痛，偶咳。口服退熱、消炎藥兩天，藥後熱退，但又復高。刻下見：形體消瘦，面色發黃，口唇乾紅，四肢末梢發涼。雙側扁桃體 II° 腫大，苔黃膩，指紋淡紫。腋溫 39℃。近日來大便乾燥，小便正常，平素食慾不良。血、尿常規化驗正常。

此為素體脾虛，復又外感風寒，屬本虛標實證。故治宜散邪解鬱，調和肝脾。

【處方】柴胡 6 克、炒白芍 9 克、枳實 6 克、炙甘草 6 克、連翹 10 克、夏枯草 10 克、焦白朮 10 克、黃芩 9 克、桑葉 10 克、川朴 10 克、焦檳榔 9 克、陳皮 9 克，水煎 200ml，分數次頻飲，藥後次日手足轉溫暖，體溫漸漸降至正常。去掉白芍、枳實，又服三劑，大便通暢，咽痛咳嗽消失，諸症痊癒。

【按】本方以傷寒論《四逆散》為基礎方。本方原義在於疏散解鬱，調和肝脾。本例患兒係脾氣素虛，又復感外邪，正虛無力抵禦，入裏傳變，鬱結於少陰，則高熱不退，抑扼陽氣不得至於四肢，故四肢發冷。內熱上薰咽喉，故出現咽喉腫痛。本方炙甘草甘溫益氣健脾，柴胡透邪升陽以舒鬱，枳實下氣破結，與柴胡合而升降調氣，但需炒黑，破氣不宜太過。芍藥益陰養血，與柴胡合而疏肝理脾，四味互配使邪去鬱散，氣血調暢，清陽得升，連翹、黃芩清郁於肺經之熱，夏枯草清熱解毒散結，與疏風清熱之桑葉配合共清熱利咽。焦檳榔消食導滯，與川朴合而理氣潤腸，並可使邪熱從大腸而泄。全方配伍使陽舒鬱解，邪散熱退。

參考文獻

張奇文等　兒科基礎理論　濟南　山東科技出版社 1988. 13 － 16

史宇廣、單書健、當代名醫臨證精華　小兒腹瀉專輯　北京　中醫古籍出版社 1988 16 － 31

鄧鐵濤等　中醫基礎理論　上海科技出版社等

註：(1) 趙氏：晉中市第四屆中醫學術會論文集，和順縣中醫院趙景華。

趙和林

一、個人簡介

趙和林，出生於 1950 年，山西左權人。現任左權縣中醫醫院主治中醫師，左權縣書畫協會會員，晉中市書法家協會會員，晉中市中醫學會常務理事。從小喜愛醫學，立志一生懸壺，60 年代入左權縣衛生學校，系統學習由人民衛生出版社出版的中醫學校試用教材，研習中醫基礎及中醫各科中級講義，並授業於當地名老中醫郭振邦、李丙緒門下，追隨各位門診、出診等診療工作，畢業後回鄉任鄉村醫生（赤腳醫生）行醫於故里。

70 年代參加 3202 鐵路工程建設，曾任連隊衛生員，晉中分指揮部衛生所藥劑員，1973 年入山西省中醫學校學習，1975 年 8 月畢業分配於左權縣桐峪中心衛生院，任歷中醫士、副院長、院長。1981 年至 82 年間入晉中衛生學校參加晉中地區中醫經典著作學習班學習深造，系統學習《內經》、《傷寒論》、《金匱要略》、《溫病學》四大經典著作及醫古文，直面聆聽晉中名老中醫王耀山等老師教誨，夯實了中醫基礎理論，而後重視了學習中醫經典著作。1987 年任麻田中心衛生院院長，1993 年任左權縣婦幼站站長，期間完成我國與聯合國兒童基金會合作的婦幼衛生計劃生育擴展縣項目，1994 年被山西省衛生廳評為「先進工作者」。

二、學術思想

30 多年來，立足中醫，勤於臨床，一直於基層一線，從事中醫醫療工作。重視中醫與西醫診法相結合。最崇尚溫病學說。推崇明清醫學「溫熱」學派吳鞠通《溫病條辨》中提出的「治上焦如羽，非輕不舉；治中焦如衡，非平不安；治下焦如權，非重不沉」的治則。對脾胃生化氣血為扶正之本，肝藏血疏氣為調節生理機能之要有深刻理解，認為在脾胃病中，臨床所見，胃多寒證以及肝胃不和證型頗多，主張博採古今中西之長，為我所用。

對於外感熱性病，歷來醫家都強調其病因是外邪所致，但必須重視內因。內有蓄熱，才易感受外邪，在臨床中特別體會到小兒外感，大多先有食積，而後感受外邪，臨證多見外感挾食之症。

曾參加中國中醫藥學會在西安舉辦的全國首屆中醫特色診療大會，其《溫熱蒙竅，臨證一得》被大會錄用，由中國中醫藥學會腦積水診療中心主任宋虎傑收編於《中國特色診療專家經驗薈萃》一書，由亞州醫藥出版社出版。

堅持中醫的辨證診治，認同將西醫中可取的檢測手段和診斷方法，有選擇地吸收到中醫辨證中來。贊同醫匱中正和緩，用藥祛疾當如四兩拔千斤。辨證診治乃一細察微析過程，既需有據經以洞其理的基本功，又需有驗病而悟其義的理論與實踐相結合之鍛鍊，辨證求因，據因施治，綜觀整體，不囿一隅。

另辨證施治，是中醫的特長，八綱辨證是很重要，但氣血是人體物質基礎尤為重要，同時辨證時不僅要重視望、聞、問、切之診，尤其注意詢問病人工作、生活、習慣精神等狀況，有是證、用是藥，不應以醫生個人所好和習慣予以施藥，必須明辨證候，詳慎組方，靈活用藥，不知醫理，辨證不明，無從定法，遂致堆砌藥味則雜亂無章。

近年來，在臨床實踐中充分應用由中國中醫藥報社主編出版的《中國當代名醫名方錄》中各位專家具有時代特色的現代新方，臨床療效顯著。

三、經驗介紹

（一）濕熱蒙竅

幾年前，曾治癒一例因外感暑濕、濕熱鬱蒸清竅，導致耳聾的患者，至今記憶憂新。患者張某，女，25 歲，已婚，山西省左權縣桐峪鎮上武村人。一九八六年七月某日因突然耳聾，家人邀余前往就診。進門即見患者焦急哭鬧，搖頭捶胸。

其母述其三天前下田幫收割小麥，回來後自覺頭暈頭痛，發燒身困，次日中午即感兩耳發悶失聰，經本村鄉醫予以肌注複方氨基比林，服上清丸等無效，且頭暈發悶較前加重，兩耳均無所聞。

【辨證】發熱、少汗、頭重暈痛、昏蒙且脹、耳聾、身重困痛、口淡微渴、胸悶、脘痞不饑、噁心、苔白微膩，脈濡數。脈證合參，證係外感暑濕、濕熱鬱蒸，上蒙清竅而致。治以芳香祛暑，化濁清竅。

【處方】藿香 10 克、香薷 6 克、銀花 10 克、連翹 15 克、厚朴 6 克、白芷 10 克、佩蘭 10 克、茯苓 15 克、陳皮 6 克、石菖蒲 6 克、蟬衣 3 克。

服藥一劑後，症狀明顯減輕，繼服兩劑，諸症痊癒，一周後，路遇隨訪，見其喜形於色表示謝意。

【方解】藿香辛溫芳香，香薷芳透疏表，祛暑化濕，合之既能疏散表濕又有化濕和中之功，輕宣透泄，使上焦濕熱之邪外達，配佩蘭又芳香化濁，和中解暑。銀花、連翹輕清宣透，宣通透泄，使上焦濕熱之邪外達，配佩蘭又芳香化濁，和中解暑。銀花、連翹輕清宣透，宣通氣機，清透內蘊之濕熱，厚朴理氣燥濕開鬱，佩蘭、白芷輔之芳香上達，協助藿香辟穢化濁，祛濕醒頭目。茯苓、陳皮健運脾胃而化中州之濕，石菖蒲適量芳香、化痰開竅，蟬衣小量辛鹹涼，借其疏散透解之功，使鬱熱由上由外而解。

【按】夏秋之季，暑濕交蒸，穢濁氣盛，人若起居不慎，或露天勞作過久，則易感受濕熱穢濁之氣而發病。即「天之暑熱一動，地之濕濁自騰，人在蒸淫熱迫之中」。葉天士說：濕乃重濁之邪，熱乃薰蒸之氣，熱處濕中蒸淫之氣上迫清竅，耳為失聰。

濕鬱而熱蒸，表衛不和故身熱，少汗，濕熱蘊蒸於上，清陽之氣被其阻遏以致清竅壅塞則耳聾，頭暈痛，濕困肌表則身重困痛，穢濕阻滯氣機則胸悶，濕濁內蘊則口淡微渴，內困脾胃，升降失司，胃氣上逆故噁心、納呆不饑，舌苔白微膩是濕濁彌漫之兆。

溫為陽邪，外感濕熱邪氣，辛溫發汗則助熱耗津，濕為陰邪，黏滯難以速除，必取微汗方能緩緩祛之，溫竄太過用之不慎則濕不能去，反易助熱動濕，使濕熱上蒙清竅。

病在上焦，須開肺氣，肺氣開則濕熱自去，用藥以輕清靈動之品為先，輕揚走上之藥為伍。蔣士英老中醫說：「輕劑宣通其陽，化濕開鬱必佐芳香，俾使肺之氣機為之靈轉」。

本例選用辛溫芳香藥物，輕揚透泄，宣通肺氣，宣化濕濁，使腠理通達，微有汗出，濕邪從汗而解，濕祛則熱亦隨之而散，根據病之所在，辨證用藥而收功。

（二）中氣下陷疝氣

疝氣是指少腹痛引睾丸或睾丸腫痛的一種疾病。古代中醫文獻記載，疝氣範圍較廣，根據臨床表現，泛指體腔內容物向外突出的病症，多伴有氣痛症狀，故有疝氣、小腸氣、小腸氣痛等病名。

現代醫學稱體內某個臟器或組織離開正常解剖部位，通過先天或後天形成的薄弱點，缺損或孔隙進入另一部位，即為疝。

完疝湯為全國老中醫藥專家學術繼承工作導師、李孔定主任中醫師多年行之有效的經驗方。筆者有幸在中國中醫藥報社主編的《中國當代名醫名方錄》一書中，覽得此方後應用於臨床。

【組成】柴胡 6 克、白芍 15 克、枳實 12 克、甘草 6 克、黃耆 12 克、北五味子 6 克、荔枝核 12 克、黃芩 10 克、萱草根 15 克、鐵線草 15 克。

【用法】諸藥放陶罐內，清水浸泡 1 小時，煮沸 10 分鐘，取汁 150 毫升，煎 3 次取汁混勻，分 4 次溫服。

服藥期間，忌劇烈活動，食勿過飽。疝已全消，則去黃芩，減枳實、荔枝核量為各 4 克，續服 5 劑，鞏固療效。

【方解】方中柴胡、甘草、黃蓍、萱草根益氣升提，以治氣陷。枳實苦泄辛散、行氣之功較猛，荔枝核祛除寒邪、行散滯氣、有止痛之功，伍黃芩苦辛通降，以治氣滯；白芍、五味子酸收斂氣，以固既升之臟，如中氣完全升復，疝氣以全部消失，則重在補中益氣，故減苦降之味。

典型病例：翟××，女，5 歲，左權西五指村人，2007 年 1 月 20 日初診。其母代述，一年前發現該患兒右少腹腹股溝處較左側為高，平日消化力弱，大便常溏泄，經當地鄉醫診為消化不良，疝氣。

告知平素口服健脾助消化藥，延期疝氣可能慢慢轉好，適逢數月乘便車來縣醫院經西醫診為小兒疝氣，因不願手術故求助於中醫診治。

刻診所見：患兒體質較弱，面色萎黃，神疲手足稍涼，舌淡，苔薄白，右腹股溝有物下墜，平臥向上推之可回復，稀大便日行二次，食慾尚好。診為脾虛中氣下陷疝氣。

【治以】益氣升提，苦辛通降。

【處方】柴胡 6 克、白芍 15 克、枳實 12 克、甘草 6 克、黃蓍 15 克、五味子 6 克、荔枝核 12 克、黃芩 10 克萱草根 15 克、升麻 6 克，四劑，水煎服。

因當地無鐵錢草，故將其改為升麻 6 克，以加強升氣舉陷之用。

二診：2006 年 9 月 21 日，據患兒之母述，服完前方四付後，稍事休息近一週，近日觀察，服藥有效，只見偶爾哭鬧時，方有下墜，精神較前好轉。予以前方減黃芩為 5 克，加黨參 10 克，白芍、枳實均減量為 10 克，續服四劑，半月後，其母欣喜電話告知，疝已全消，表示謝意。

【體會】本病病因不一，病機複雜，凡陰寒內盛，水濕停留，痰熱淤滯，氣虛下陷等，均可引起。同時，由於本病的發生部位，乃是任脈與厥陰經循行之處，故與二經的病變有密切關係。任脈主人體一身之陰，見證多偏陰偏寒；肝脈循少腹、絡陰器，故張子和說：「諸疝皆歸肝經。」本例患兒素體虛弱，氣虛下陷，虛則多呈偏腫，臥則較小，久立則較大。

李老總結本病病機為中氣下陷，小腸等腹腔臟器下墜腹股溝。局部氣血運行受阻而成，以氣陷為本，氣滯為標。氣滯由氣陷而成，但氣滯又可反過來阻礙氣陷的升復，故治以升陷治本，降氣治標。

本方柴、芍、枳、草升降調氣，益陰養血，疏肝理脾，柴胡、甘草、黃蓍、黨參、升麻、萱草根益氣升提以治氣陷。白芍、五味子酸收斂氣以固既升之臟，枳實、荔枝核、黃芩苦辛通降以治氣滯。筆者在原方基礎加升麻、黨參強化升氣舉陷之用，前後共服 8 劑而收功。

（三）症（癥）瘕案(卵巢囊腫)

卵巢囊腫為婦科常見良性腫瘤之一，本病特點多有小腹隱痛或有脹感，或小腹有冰冷感，有的喜溫或月經不調，或不孕等。腹診能觸及包塊，表面光滑，無壓痛，推之動，有囊樣感。近年，筆者用宮寶湯為主方隨證加減，治療卵巢囊腫數例，療效頗佳。

宮寶湯為于鵠忱主任醫師多年行之有效經驗方，筆者有幸在中國醫藥報《名醫名方錄》專欄，覽得此方後應用於臨床。

【組成】海藻 15 克、甘草 10 克、烏梅 10 克、三棱 6 克、莪朮 6 克、白芍 15 克、黃蓍 20 克、桂枝 10 克、炮薑 6 克、茯苓 15 克、川斷 15 克。

【用法】每日 1 劑，水煎 2 次，合併 2 次藥液 400 毫升，早晚分 2 次空腹溫服。7 天為一療程，2 療程超音波一次，根據病情及檢測情況隨證加減方藥和確定服藥時間長短。

【方解】本方以海藻、甘草、烏梅、軟堅散結消腫，三棱、莪朮活血化淤，與軟堅散結諸藥相合，相得益彰，黃蓍、白芍、川斷益氣血，調衝任。桂枝、炮薑溫經攝血。方中海藻、甘草相伍，為本草十八反之列，但據于老報導，臨床有用百劑者，無明顯毒副作用。烏梅一藥澀、斂、止之功悉具，且有平化惡肉、消散囊腫肌瘤的獨有功效，出血不多，用生烏梅，出血較多，可用烏梅炭，止血作用加強。

【加減運用】

出血過多者，加三七粉 5 克沖服，氣虛明顯者重用黃蓍加人參，血虛明顯加熟地、當歸、阿膠，偏陰虛加女貞子、旱蓮草，偏鬱熱者加黃柏、丹皮、地骨皮。

四、臨證醫案

王×：女，26歲，農民，2002年6月11日初診。自述2年前始月經量多，日需換紙10餘次，少則4～5次，小腹隱痛，經色暗紅夾少量血塊，每次經期7—10天來診。經予宮、雙附超音波示：子宮前位約5.8×2.8×4.3cm大小，肌層回聲均勻，子宮右側示5.8×3.2cm液暗區，邊界清，有包膜，左側未見導常，超音波提示，右附件囊腫。

【證見】面色萎黃，頭暈伴周身無力，腰酸困。帶下量多，色黃，手足心燒，舌質暗紅，苔少，脈沉弦。證屬，素體陰虛，氣血淤阻於胞中，診為癥瘕。

治以軟堅散結，治血化淤，佐以養陰。

【處方】海藻15克、甘草10克、烏梅10克、三棱6克、莪朮6克、白芍15克、黃蓍30克、桂枝10克、炮薑10克、茯苓30克、川斷30克、旱蓮草20克、女貞子20克、地骨皮15克、黃柏15克。

6月26日二診：白帶稍多，色黃有味，餘證同前。超音波示其子宮右側顯3.9×2.7cm液暗區，周界清，有包膜，繼前方加黃柏15克四劑。

7月2日三診：服前方後白帶少，味小，大便稍乾，自覺氣短，繼前方減黃柏加黨參15克，白朮10克，何首烏20克四劑。

7月8日四診：氣短減輕，7月5日來經，經量少於前月，經色稍黑，始有少量血塊，繼服前方。

7月14日五診：服前方，午後手心覺燒，經期五天，後 2 天色淡，仰臥腰困，有時入睡難，白帶少量，其餘症狀均好轉。超音波示：子宮右側附件增厚，液暗區消失。

【處方】黃蓍 30 克、太子參 20 克、女貞子 20 克、旱蓮草 20 克、夜交藤 30 克、百合 15 克、川斷 30 克、桑寄生 30 克、枸杞子 15 克、菟絲子 15 克、何首烏 15 克、茯苓 15 克、白朮 10 克、香附 15 克、甘草 10 克。

【體會】癥瘕的形成，多與正氣虛弱，血氣失調有關，如《景岳全書・婦人規》云：「淤血留滯作症，惟婦人有之，其證則或由經期，或由產後，凡內傷生冷，或外受風寒，或恚怒傷肝，氣逆而血留，或憂思傷脾，氣虛而血滯，或積勞積弱，氣弱而不行，總由動血之時，餘血未淨。而一有所逆，則留滯日積，而漸成癥也。」

該患者素體氣虛，經多傷陰，積勞積弱，血氣不和，淤滯胞絡，結為癥瘕，經超音波檢查診為卵巢囊腫，予以宮寶湯加味 8 劑後，液暗區由開始 5.8×3.2cm，縮小為 3.9×2.7cm，至 7 月 14 日前後五診共服藥 20 劑，囊腫消失而收功。半年後複查子宮附件均正常。

趙衛星

一、個人簡介

趙衛星，山西昔陽縣人。1963 年 11 月生，山西中醫學院畢業，學士學位，山西省中醫學會會員，山西省中醫學會「三部六病」專業委員會常務理事。晉中市中醫院心血管內科副主任醫師。曾任校《探春學報》副主編。1983 年起，跟隨山西名醫劉紹武學習，專心研究「三部六病」學說。撰寫論文《三部六病——一個值得深入探討的學術》被收入國家中醫藥資訊庫。

1986 年大學畢業後，又跟隨本院名老中醫高鶴齡學習，專門從事中醫中藥預防、治療心臟病的研究，歷時二十年。首創《心臟病中醫系統全息療法》，「調心合劑」為其代表藥物。曾獲本院「專病製劑開發獎」。2006 年創建「心臟病中醫系統全息療法」網站，專門介紹本人學說思想。發表論文《學習「傷寒論」的一盞明燈》《如何實現中醫現代化》《中醫理論現代化要在經典上下工夫》另撰寫有《懷念恩師劉紹武先生》《淺談中醫方治的療程》《仲介證與仲介方》，《分析綜合與中醫診斷》，《調心合劑治療胸痹 100 例臨床觀察》等論文。著名書法家盛壽藻為其題詞：「健康衛士，疾病剋星」。

二、學說思想

心臟病中醫系統全息療法，是趙衛星醫師經過二十年的理論與臨床研究而創立的一種治療心臟病的新方法。它的理論基礎是中醫系統論與中醫全息論。

（一）心臟病研究與治療中的三種不同思路

醫學研究的人體和疾病是地球上最複雜的物質過程。它可以從不同的角度，透過不同的途徑進行研究，在歷史上，形成了整體論、還原論、系統論，三種不同思路。心臟病是人體疾病中的一種，其研究與治療也不可避免地形成了三種不同思路。

心臟病是怎么發生的？發生在那裏？對這個問題，不同時代的醫學家有著不同的思考和回答。

我國古代的醫學家的研究與治療側重於整體，他們認為心臟病的發生，與人體的整體有關，是整體陰陽氣血的不平衡，發病也主要發生在整體上，因此有心陰虛、心陽虛、心氣虛、心血虛、氣血淤滯等，在治療上也是偏重於整體治療，調整陰陽，疏通氣血。

西方近代醫學家的研究與當治療側重於局部，他們認為心臟病發生，與人體的局部有關，發病也主要發生在局部上，比如冠心病，主要是心臟冠狀動脈粥樣硬化，因此有冠心病、心肌炎、心肌病、風濕性心臟病等病名，在治療上也是偏重於局部治療，軟化血管，降脂擴冠。

站在系統論的高度來研究與治療心臟病，則認為心臟病的發生，是心臟系統平衡性的不穩，而心臟這個系統的平衡，單整體不行，單局部不行，單純一個因素是不能平衡的，這種系統的平衡，是心臟的電、氣、血液、內分泌、神經、血管、肌肉等諸多因素相互作用的結果，因此在治療上也是系統性的，系統調節，系統疏通，系統營養，系統排瀉。

（二）中醫系統全息療法是從全新的角度來治療心臟病

西方醫學對心臟及心臟病的研究，基本上是單體研究，雖然也認識到心臟與肺臟等的密切關係，但頂多是二體、三體問題的研究。

而從中醫系統論的角度看人體與心臟，則反映的是機體的多體關係，即多個要素（子系統）之間的相互作用，它比二體問題複雜得多，每一要素至少處於（N － 1）種關係中，心臟作為人體的一個要素，就是處於這樣一個多體關係中，心臟與整體的氣、整體的血、整體的津液；與五臟中的肝、五臟中的脾、五臟中的肺、五臟中的腎；與六腑中的膽、六腑中的胃、六腑中的大腸、六腑中的小腸、六腑中的膀胱、六腑中的三焦等，都有著一種系統的關係，決不是單體及二體問題的研究所能概括了的，而是多要素、多變數的相互作用。

五行學說概括為「生我」、「我生」、「剋我」、「我剋」四種關係，最基本的關係仍然是「相生」（資生和助長），「相剋」（制約和剋制）兩類。「無生則發育無由，無制則亢而為害」。

正是在這種多體複雜的生剋制化中，保持著心臟的平衡，保持著人體的平衡。這種包含多種作用的多種模型更加接近於人體及心臟的實際情況。

中醫全息論是中醫系統論在人體局部的反映。從中醫全息律的角度看，心臟是人體整體的一個縮影，心臟由這幾部分組成：心肌、血管、神經、內分泌、氣，因為按中醫理論，脾主肌肉、心主血脈、肝主筋（神經）、腎主水（內分泌）、肺主氣，五臟相生相剋，所以心臟的平衡是「五化宣平」，單純一個部分是不能達到平衡的。

另外，心臟還有一個排泄系統，因為心肌細胞運動後產生的廢物必須及時排出，所以心臟和整個人體一樣，也有自己的排泄系統，排氣、排水、排汗、排痰等，這就是心臟的六腑，所謂「五臟者，藏精氣而不瀉，六腑者，轉化物而不藏」。這符合全息生物學的觀點。

中醫系統全息療法認為，心臟強大的動力來源於心臟的系統性，是心臟血管、神經、肌肉、內分泌、氧氣協同作用的結果。

隨著年齡的增長，心臟的血管、神經、肌肉、內分泌等受損程度越來越嚴重，協同作用越來越差，造成心臟系統性減弱，這種系統性的減弱，又會影響到心臟的血管、神經、肌肉、內分泌、供氧等，出現冠狀動脈供血不足，心臟植物神經自主能力減弱，心肌收縮與舒張動力下降，心臟內分泌紊亂，心臟缺氧等。從而導致心臟本身及人體出現一系列病變和症狀，這就是心臟病的發病原因。

「提高心臟的系統性，治療心臟病」一直成為醫學界的一道難題。而中醫系統全息療法就揭開了從全新角度治療心臟病課題研究的序幕。這是全方位治療心臟病的一種新方法。

（三）獨特的藥方：調心合劑

調心合劑，由黨參、麥冬、五味子、首烏、女貞子、山萸肉等 28 味藥組成，是心臟病治療史上首創的一種中藥全息製劑，是一種系統調節人體心臟的良方妙藥。

它仿照人體心臟自身調節的機理，通過滋腎、養心、疏肝、健脾、理肺，又利膽、利尿、和胃、通便，系統調節，系統疏通，系統營養，系統排瀉。使五臟得養，六腑得通，心臟自安，由於這種獨特的作用，所以調心合劑能加強、培養、提高心臟的系統性、平衡性、協調性，增強心臟的自律性、改善心臟的微循環。對心臟病有預防、治療、康復、保健的作用。

（四）心臟病中醫系統全息療法七大特點

1. 一壺中藥保護一個人才，治未病。包括「未病先防」「既病防變」「病後康復」三方面。

2. 二個理論基礎：中醫系統論，中醫全息論。

3.「三部六病」是學術指導。「三部六病」是劉紹武先生的學術思想，整體辨證與局部辨證相結合是「三部六病」的精華。

4. 四個制宜：因人制宜，因病制宜，因時制宜，因地制宜。

5.「五化宣平」是「心臟病中醫系統全息療法」的一個重要思想。因為從中醫整體觀的角度來講，單純一臟是不能平衡的。

6.「心臟病中醫系統全息療法」治療範圍廣，對六種病常見的心臟病皆能有效治療，如冠心病，風心病，高心病，肺心病，心肌炎，擴心病等

7. 從心臟病研究的七個層次（1 分子、2 基因、3 細胞、4 組織、5 器官、6 心血管系統、7 系統全息水準）來看。中醫系統全息療法，是最高的一個層次，而分子是最深的一個層次。

心臟病中醫系統全息療法是系統，整體，全面的研究與治療。

三、經驗介紹

1. 賈某，男，70 歲，家住晉中專建宿舍。

95 年在晉中一院住院，經檢查診為高血壓、冠心病、心絞痛，心律不整。發作時胸悶、心慌、心悸難忍，血壓增高為 180/100mmHg，心電圖示：ST 段抬高，室性早搏。

超聲心動圖示：左心室增大，服消心痛、心律平、倍他樂克、尼群地平等藥，仍不能控制。經常頭暈目眩，氣急胸悶，後配服「調心合劑」，連服一週，覺症狀好轉，服二個療程，基本控制。後來改為一週服用 1～2 次，長期服用，7 年病未大發。

【按】中西醫結合，是醫學發展的必然方向，臨床上許多問題的解決，皆需要採取中、西醫結合的方法。「調心合劑」做為治療心臟病的一種系統中醫療法，能彌補單純西藥治療的不足，有效解決心臟病的許多問題。此例患者，就是明證。

2. 宋某，男，50 歲，家住榆次窯上村。

1995 年由心情不好引起，經常胸悶、心慌、背痛、全身乏力、頭暈，有時無明顯誘因即可發作。心電圖示缺血改變，患者非常害怕，因其孩子在北京住，隨到北京阜外醫院做狀動脈造影無明顯異常，又返回榆次來本院求治，服「調心合劑」一療程，發作明顯減少，又服二療程痊癒。

【按】此例心臟病病人，胸悶、心慌、背痛、全身乏力、頭暈很明顯，但做冠造並無明顯改變，因為心臟病是個系統性疾病，絕不單單是血管的病變。對於這種系統性、整體性、功能性的病變，中醫系統全息療法最為有效，且有預防心臟病猝死的作用。2004 年海南日報有一年輕記者，由於工作勞累引起心臟病發作，在海南省人民醫院做冠造，無明顯異常，患者由此認為沒有實質性心臟病，沒出幾日發生猝死。

3. 康某，女，27 歲，家住榆次電業局宿舍。

由於勞累及情緒不好生病，平時視若常人，維發作時身軟如泥，站立不能。稍勞輒發，有時一週發作兩次。故結婚三年，未敢懷孕。在山西醫科大學第一附屬醫院做全身檢查，均無明顯異常，僅心電圖診斷為冠狀動脈供血不足，因家中經濟條件甚好，故不惜重金，遍防專家，輾轉治療多處，均無明顯療效。

2000 年偶然有一次，來本院心內科門診治療，囑服「調心合劑」，服一付即覺有效，連服 15 付，雖又發作一次，但症狀明顯減輕，持續時間縮短，服一療程病未再發。後生一男孩，現已 4 歲，家屬感謝不盡。

【按】心臟病中醫系統全息療法在臨床治療的過程中，解決了許多連專家都難以解決的疑難問題。這是由於心臟病中醫系統全息療法在理論和實踐中都是一種創新。而創新是一個民族的靈魂。隨著心臟病中醫系統全息療法廣為世人所知，必將為全世界人民造福。

4. 張某，女，55 歲，家住晉中市委宿舍。

張某患有多種疾病，以冠心病最為嚴重，經常胸悶、心慌、心煩、背困、間或胸背疼痛，1996 年半年間，就在晉中市第一人民醫院住院二次，心電圖診斷 ST 段下降，心肌缺血。北京、太原的專家都給看過，輸液幾個療程，病未控制。後經別人介紹，服「調心合劑」。一週後各種症狀減輕，治療一個療程後，復查心電圖 ST 段已抬高，可見心肌缺血得到了改善。自此，患者一直堅持用此療法治療兩個多月。

初治時，患者一直不敢出門，下地稍多活動則喘氣。家中放置大氧氣瓶，各醫院的 120 電話貼在牆頭，隨時準備拔打。治療一個療程後，患者自己能幹家務，洗衣服。兩個療程後，能到外面自由看戲。

【按】中醫強調辨證論治的個體化治療，為什麼調心合劑就可以廣泛的應用，而且療效這麼好呢？因為中醫系統全息療法是從全新的角度來治療心臟病。心臟強大的動力來源於心臟的系統性，是心臟血管、神經、肌肉、內分泌、氧氣協同作用的結果。

隨著人體年齡的增長，心臟的血管、神經、肌肉、內分泌等受損程度越來越嚴重．協同作用越來越差，造成心臟系統性減弱，這種系統性的減弱，又會影響到心臟的血管、神經、肌肉、內分泌、供氧等，出現冠狀動脈供血不足，心臟植物神經自主能力減弱，心肌收縮與舒張動力下降，心臟內分泌紊亂，心臟缺氧等。從而導致心臟本身及人體出現一系列病變和症狀，這就是心臟病的發病的根本原因。「調心合劑」正是從這個根本原因上進行治療的。這比傳統的辨證論治又進了一步。如果把中醫傳統的辨證論治比做是「經典物理學」的化，「調心合劑」的理論就是「相對論」。無怪乎效果這樣好呢。

5. 李某，女，60 歲，家住榆次五交化公司宿舍。

風心病十餘年，發展為心衰 ，心功能三級。心臟彩超檢查：二尖瓣中度狹窄，三尖瓣關閉不全，經常心慌、氣喘、胸悶、不能平臥。服地高辛、雙克等藥維持，病情時好時壞。稍有感冒、勞累或生氣則加重。生活自理困難。由於病人經濟比較困難，不能長期住院。經人介紹服用「調心合劑」二療程後，病人胸悶、氣短明顯改善。以後每週服一次「調心合劑」，每當感冒、勞累或生氣誘發時，隨時服一付「調心合劑」，則臨床症狀得到控制。自從這樣治療後，幾年來，患者已能從事一般的家務，不再需要人長期侍候。

【按】許多人認為中藥是個慢功夫，其實並不慢，關鍵是療效跟不上，劑型跟不上。病人已犯病，你才去煎藥，如何能做到快呢？此例患者由於無錢住院治療，在家犯病時，就是用「調心合劑」，病情每每得到控制。多少年都是這樣。

可見只要療效上得去，劑型上得去，就能變老、慢、差為新、速、快，這才能適應廣大群眾的需要。

6. 李某，男、26 歲，家住榆次，個體戶。

二年前因患病毒性感冒，經本地醫院治療感冒症狀消失。但心慌症狀未改善，後經過山西省人民醫院經做心電圖、心肌酶、X 光、心臟超音波等檢查，確診為病毒確診為病毒性心肌炎，病人面色蒼白，自感心悸乏力、頭暈、食無味、出汗等症狀，心電圖示頻發早搏、彩超示心肌受損、心肌收縮功能減弱。

病人一直在家休息，不能上班。後經病友介紹，服用「調心合劑」一個療程後，症狀、體徵消失，心電圖檢查正常，面色轉為紅潤，後又鞏固治療一療程。隨訪一年，未再復發。

【按】中藥治療心肌炎，效果最好。「調心合劑」在治療心肌炎的過程中，屢建奇效。但一定要服夠療程。因為療程是個規律，它反映了疾病形成時間的長短、病情的輕重、年齡的大小、體質的強弱等：療程使我們從疾病發生、發展的角度來認識疾病、治療疾病，療程是量變質變規律在醫學上的具體體現。

趙玉蘭

一、個人簡介

趙玉蘭，女，生於 1942 年，歷任晉中地區中醫院兒科主任，晉中地區中醫學會理事，山西中醫學會兒科分會理事。1962 年畢業於山西省中醫學學校，有系統的中醫專業知識，從參加工作後，一直從事中醫兒科臨床工作，加之參加工作後又跟隨其外祖父晉中地區兒科名醫齊立德老先生學習七年餘，79 年 9 月至 80 年 10 月在天津中醫學院一院，天津市兒童醫院進修時，受過著名兒科教授李少川、陳芝圃、何世英等名人的指點，本人又勤奮好問，刻苦鑽研，三十多年的兒科臨床實踐，積累了豐富的治療兒科病的實踐經驗，在兒科專業上有較深的造詣，在群眾中享有很高的聲譽，省內外前來就診的患者絡繹不絕，曾用中醫中藥救治過不少西醫無法救治的疑難雜症，並著有多篇論文。

二、學術思想

（一）以脾胃為後天之本立論，博學各家，靈活辨證

《景岳全書》謂：「脾胃為水穀之海，得後天之氣也。

人之始生，本乎精血之源，人之既生，由於水穀之養，非精血無以立形體之基，非水穀無以成形體之壯。」脾胃為後天之本，氣血生化之源，二者一納一運，共司食物之消化吸收。以及水穀精氣的輸布，內而臟腑經絡，外面肌膚皮毛，皆賴其養。

脾胃相表裏，一臟一腑，互相依存，互相制約，燥濕相濟，升降相因，對立統一，以維持正常的生理功能，保持人體動態的平衡。

小兒從初生到成年，處於不斷生長發育的過程中，無論在解剖，生理，病理，免疫等方面，都與成人有所不同，年齡越小就越顯著，歷代兒科醫家有關論述很多，歸納起來，其生理特點主要表現為臟腑嬌嫩，形氣未充，所以在生長發育過程中，從體格、智力以至臟腑功能，均不斷向完善、成熟方面發展，年齡愈小，生長發育的速度也越快。

由於小兒生機旺盛，所以對水穀精氣，營養物質的要求，相對地感到更加迫切。但是由於其臟腑幼嫩功能不足，加之小兒乳食不能自節，生活不能自理，特別是近幾年來，由於人民生活水準的提高，家長對孩子過分溺愛，高糖、高蛋白、高脂肪之食物無節制地供給，冷熱，饑飽無度，脾胃本身又處於幼稚狀態中，因此其脾胃納運功能易於紊亂而出現吐、瀉、納呆等症狀。

同時，其他臟腑的疾患也常常影響脾胃的功能，或損傷中氣。這種脾胃功能易於紊亂的現象，稱為脾常不足。故本文就「脾常不足」對兒科臨床的指導意義作一初步探討。

(二)「脾常不足」與兒科病的關係

導致兒科病的因素，不外外感六淫、內傷飲食或感染疫癘之邪，或卒受驚恐。但其發病，必須在正氣虛弱的情況下，才能傷及小兒致小兒發病。

李東垣指出：「則元氣之充足，皆由脾胃之氣無所傷，而後能滋養元氣。」又說：「脾胃之氣既傷，元氣不能充而諸病之所由生也。」《素問・生氣通天論》。「謹和五味，骨正筋柔，氣血以充，腠理以密，如則骨氣以精，謹道如法，長有天命。」李東垣說：「飲食不節則胃病，形體勞役則脾病。」脾胃健運，才能維持「清陽出上竅，濁陰出下竅，清陽發腠理，濁陰走五臟；清陽實四肢，濁陰歸六腑的正常升降運動。」因小兒脾常不足，稍有不慎則脾胃有病，升降失常，內而五臟六腑，外而四肢九竅，便會發生種種病變。

脾胃功能失常，則化源不足，而致小兒患五遲五軟、疳積之證。葉天士日：「納食者胃，運化者脾，脾宜升則健，胃宜降則和。」如脾氣不升則腹脹，泄瀉，食後困倦，嗜睡，四肢無力，肌肉消瘦。脾氣不升反降則為噁心、嘔吐、嘔逆反胃等證。胃氣不降反升則為噁心、嘔吐呃逆反胃等證。脾胃二者發病常互相影響，臨床上二者症狀多同時出現如胃熱脾寒井降失調，嘔逆與腹瀉並作等。

脾失健遠則水濕內停，日久蘊而成熱，濕熱鬱蒸使肝膽疏泄不利形成黃疸。脾胃虛弱，肝木乘之，又可導致肝脾不和、肝胃不和、驚風抽搐等證。

脾氣虛弱，土不生金，肺失所養，則肺氣亦虛，而見體倦乏力，少氣懶言等證。脾失健運，水濕內停，聚而為痰為飲，影響肺氣的宣降，而出現喘咳、痰多等證。

脾氣虛弱，運化失職，血的化源不足，或脾不統血，發生失血，使心血虧耗，心失所養，出現心悸、健忘、面色不華，脈細無力等心血不足證候。

脾失健運，土不制水，使水泛而致腎病，出現小便不利，水腫等證。

衛氣來源於脾氣，由於小兒脾常不足，故小兒表衛不固易為六淫之邪外客而患感冒，喘咳、風寒濕痹等，或感受時邪疫癘而患痲疹、風疹、水痘、流腦、痄腮、傳染性肝炎、猩紅熱、百口咳等證。

疾病的發生是邪正交爭的反映，疾病的發展變化，往往取決於脾胃的盛衰。脾胃氣和，則化源充足，正氣必然充盛，正氣抗邪有力，則邪氣難以向縱深發展。所以說脾常不足，是產生兒科疾病的主要因素。

（三）「脾常不足」在兒科病治療上的指導意義

《素問‧平人氣象論》：「人以水穀為本，故人絕水穀則死，脈無胃氣亦死。」蒲輔周說：「特別注意治病勿傷胃氣，胃為水穀之本，有胃氣者生，無胃氣者死，脾胃功能一傷，營養供應不上，正氣必然衰退，病就容易陷入三陰，難治或貽誤病機。」在治療中保護或扶助正氣提高機體抗禦和驅逐病邪的能力，至為重要。

脾胃是正氣之源，由於小兒脾常不足，這就決定了治病必須重視脾胃。且藥物進入體內，必先經脾胃的消化吸收，始能達於病所，若脾胃衰退，縱有良藥，亦難奏效。

故古人在治小兒病的立法、組方、用藥上處處顧護脾胃，體現了以脾胃為本的指導思想。

兒科臨床運用調理脾胃的治則，肇始於宋代著名兒科醫家錢仲陽，他指出：「小兒易為虛實，脾胃不受寒溫，服寒則生冷，服溫則生熱，當識此而勿誤也。」在治療方面他提出力戒妄攻誤下，既便遇到非下不可之證，也必須「量其大小虛實而下之」，下後以和胃之劑如益黃散等加以調理之，並創造了「七味白朮散」、「益黃散」等健脾和胃的兒科方劑，為後世運用調理脾胃法治療小兒病開創了先河。

吳鞠通在《解兒難‧總論》中特別指出：「其用藥也，稍呆則滯，稍重則傷，稍不對證則莫知其鄉，捉風捕影，轉救轉劇，轉去愈遠。」小兒為稚陽稚陰之體，對藥物反應，比成人較為靈敏，特別是大苦、大寒、大辛、大熱和有毒、攻伐之品應當更加審慎。苦寒能伐生發之氣，辛熱是以耗損真陰，然當用則用，但應中病則止，同時必須結合病情，適當掌握劑量，若證輕藥重，則攻伐過甚，反傷正氣。由於小兒脾常不足，用藥應時時注意顧護胃氣，維護中陽。

兒科之治則，制方選藥應取法仲景。蓋仲景之方，處處顧護胃氣津液，清如白虎，攻如調胃承氣，和如小柴胡、三瀉心湯，表如桂枝湯、葛根越婢湯，溫如大小建中湯、吳茱萸及四逆輩，無不參入和中養胃生津之品。尤其是錢氏之方，其瀉白散配有粳米，而補肺阿膠散則用糯米，均合和胃養正之旨，兒科立方應如此，雖這類和中諸藥，不過佑使而已，但均不可忽視。故本人三十餘年的臨床體會，認為「脾常不足」是導致兒科病發的主要因素；治療兒科病應處處顧護脾胃，補益脾胃之法應包括補脾陽和養胃陰兩法。

補脾陽應遵「補中益氣湯」加減，養胃陰應遵「葉氏養胃湯」加減。同時在一般病證後期，常用「參益白朮散」以調護中土以資復元。

三、經驗介紹

（一）骨結核案，兩劑中藥保住了孩子的腿

1980 年 9 月間，一個九歲的男孩，腿痛已一月餘，腰以下呈癱瘓狀，兩腿疼痛不能移動，更不能翻身，經幾個醫院檢查治療未見效，經某醫院診斷為骨結核，建議做手術，聽說要開刀，一家人急得很，而來找中醫趙玉蘭治療。

原來是，在兩個月前，孩子上學時路逢暴雨，當晚體溫即達 39 度以上，因口渴煩躁，連吃了兩筒罐頭。第二天便不能起床，腰以下呈癱瘓狀，兩腿疼痛不能移動，更不能翻身，胃疼拒食，疼苦萬狀。

經某醫院診治，打針服藥燒退疼減，但兩腿仍然不能移動。經服阿斯匹林，炎痛喜康，消炎痛等止痛藥，疼痛稍減，但汗出如淋，胃疼加重，停藥之後，疼痛如故。到省城某醫院檢查，懷疑是膝關節結核，肌注鏈黴素，口服異煙肼、對氨基水楊酸鈉，讓其臥床休息，治療月餘，仍未見救。近日又去複查，建議手術治療，一家長不同意，才來找趙玉蘭醫治。

孩子兩膝疼痛，活動時加劇，尤其是夜間睡眠，腿腳劇痛，因之啼哭。兩膝關節稍腫，但不紅，不熱。夜間低熱、汗出、乏力、食慾不振、體重減輕。單憑症狀診斷為骨結核並非沒有道理。可是再進一步觀察膝關節稍腫，但發病突然，又無持久的跛足和關節畸形，發病已近兩月，無寒性紅腫和竇道，經 X 光檢查未發現異常，使用抗癆藥物治療症狀亦無好轉。據此，趙玉蘭不能認定為膝關節結核，並從體象觀察，患兒舌質紅，舌尖紅，苔黃膩，脈浮滑，小便黃，大便偏乾，午後到夜間低熱，兩腿疼痛不能移動，認為孩子發病，是因素日內蘊邪熱，外受雨淋，風寒束表而致高熱，家人不知，誤食多量冷罐頭，風寒濕氣同時內襲，造成經脈壅塞，阻滯不通。

《素問・痹論》曰:「風寒濕邪雜至合而為痹。」痹即閉阻不通之意，不通則痛，故兩腿疼痛不能移動，過食生冷，脾陽被傷，故見胃脘不適，食慾不振等症。陳修園說:「久痛則必入絡。」邪熱內壅日久不解，與濕相結，濕熱薰蒸，故見汗出之象，小兒乃純陽之體，再加邪熱內壅故邪氣入裏最速，故患兒出現舌質紅，舌邊尖紅，苔黃膩，脈浮滑，小便黃，大便乾等一派風濕熱象。

趙認為，此證純屬熱痹。治以清熱通絡，祛風除濕。方用清熱通絡散加〈自擬方〉，處方如下：

連翹 15 克、忍冬藤 15 克、黃芩 10 克、絲瓜絡 10 克、丹皮 10 克、懷牛膝 10 克、秦艽 10 克、威靈仙 10 克、獨活 5 克、藿香 10 克、鬱金 10 克，兩劑，水煎服，日服三次。

方中之忍冬藤、連翹、黃芩清熱解毒，清輕宣達；藿香能芳香化濁，醒胃開脾，配鬱金開鬱通痹，秦艽、威靈仙、獨活能祛風除濕；絲瓜絡、懷牛膝、鬱金能活血行瘀，疏通經絡，諸藥配伍共奏清熱通絡祛風之效。

患兒服完一劑之後，媽媽就高興地告趙：「孩子睡得很好，症狀有所減輕，晚上安然入睡，肚餓思食，精神好轉。」趙囑繼續服用第二劑。

次日晚上，趙正吃飯，一個八、九歲的男孩走進家來說：「趙大夫，您好！」趙愣了，這是誰家的孩子啊，趙正要問，見後面跟著的中年夫婦，趙才明白了，這就是兩天前被背來的那個孩子。不禁高興地問：「怎麼，你能走動了嗎？」孩子的父母接口說：「趙大夫，我們花了二、三百元沒治好的病，您只用了兩劑草藥就治好了，我們全家真不知該怎麼感謝您才好！」。「真是小方能治大病哪。」

（二）用中醫中藥治療小兒頑固性哮喘除了根

小兒頑固性哮喘嚴重影響其繼康成長，應用中醫中藥治療本病 121 例取得較好效果，現總結如下：

1. 臨床資料

121 例中男 89 例，女 32 例；年齡最大 10 歲，最小 3 歲；病程最長 6 年，最短 2 年；辨證分熱喘的 63 例，寒喘的 58 例。

2. 治療方法

【發作期】邪實是標，以治標為主。熱喘：咳嗽哮鳴、痰稠色黃、伴發熱面赤、胸肺滿悶，渴喜冷飲、小便黃赤、大便秘結、苔黃脈數。治用熱喘湯：炙麻黃 5 克、杏仁 5 克、生石膏 15 克、製半夏 6 克、冬瓜仁 5 克、川貝 6 克、膽星 6 克、蘆茅根各 15 克、乾薑 3 克。大便乾者去冬瓜仁加瓜蔞 6 克，水煎溫服，日一劑。

寒喘：咳嗽哮鳴、咯痰清稀色白、面色皖白或晦暗、口不渴或渴喜熱飲、四肢末梢不溫、舌苔薄自或白膩、脈浮滑。治用寒喘湯：炙麻黃 5 克、桂枝 3 克、乾薑 3 克、製半夏 6 克、白芍 9 克、杏仁 6 克、細辛 3 克、茯苓 6 克、蘇子 5 克、萊菔子 10 克、甘草 3 克；水煎溫服，每日一劑。

【緩解期】正虛是本，以治本為主。熱喘：熱喘皆由脾虛不運，食、濕停滯，化生痰濁，鬱久生熱，痰熱上壅於肺。復受外邪引動而發。故而緩解之時。當以健脾助運，消積導滯為主，以期中焦樞機運轉正常。治用保和丸，一次一丸，日服 2 次。

寒喘：寒喘多由素體肺、脾、腎三臟陽氣不足，水濕不運，津液不布，留為痰飲，復受風寒之邪引動而發。當其發作之時，邪盛表實，當以治標為主。而當其緩解之時，則應以溫腎固本為主，故服附子理中丸，一次一丸，一日 2 次。

3. 治療結果

【療效標準】痊癒；咳、痰、喘、鳴音均已消失，經過一冬一春的觀察未見復發；好轉：咳、痰，喘、哮鳴音均已消失。偶遇感冒仍有發作，但較前易於控制；無效：咳痰、喘症狀減輕但未消失。結果：痊癒 39 例，占 32%，隨訪 1 ～ 4 年均未復發；好轉 70 例，占 58%，無效 12 例，占 10%。

4. 典型病例

于某，男，10 歲，1986 年 4 月 3 日初診。患兒自 4 歲始，哮喘發作日甚，6 年來常因喘住院治療，近一年加重。遂求治於中醫。2 日來發熱 38.5℃，口渴，咳嗽痰鳴喘不得臥，大便乾，舌質紅，苔黃膩，脈滑數，聽診兩肺滿布哮鳴音，濕羅音。X 光檢查：兩肺野透亮，紋理增重。證屬痰熱內伏，復感外邪，治以表裏雙解，化痰平喘。方用熱喘湯去冬瓜仁加瓜蔞仁 6 克，3 劑。水煎溫服。藥後熱退，咳喘減輕。繼服 8 劑咳，喘、痰鳴均止，聽診兩肺濕囉音消失，偶可聞少許痰鳴，哮鳴音。繼服保和丸，每次 2 丸，日服 3 次。忌食生冷油膩。服丸藥一月復查兩肺無征。隨訪 4 年病人情況良好，哮喘未再發作。

5. 體會

本病的發生主要在於痰飲內伏。觸遇誘因。當發作時則痰隨氣升，氣因痰阻，相互搏結，阻塞氣道，致使肺的宣降失常而出現呼吸困難氣息喘促。內於外感風寒，內傷生冷者則為寒飲伏肺，由於素體陽虛者，則氣不化津致寒痰內伏，均表現為寒性哮喘。由於素體陰虛痰熱鬱肺，或寒飲久伏化熱而致者，則表現為熱性哮喘。

熱喘湯係由麻杏石甘湯合千金葦莖湯加減而成。取其意而不泥其方。係《金匱要略》治表寒裏飲之小青龍湯和《韓氏醫通》之三子養親湯為基礎，結合臨床經驗，靈活變通而成。筆者臨證依法用之，屢試屢效。

本病是多種因素引起的慢性疾病，容易反覆發作，治療比較困難，難以根治。所謂根治實乃治本。發作時治標，緩解時治本，本病雖表現在肺，其本在脾腎。脾虛則水濕不化，常聚生痰誕，故熱喘緩解時服保和丸健脾助運，《金匱要略》：「病痰飲者，當以溫藥之和」。寒喘緩解期加服附子理中丸，脾腎健則痰濕不生也，內無痰濕則不會引外邪也，故喘止而不復發。另外，尚須提高家長對治療的信心和恒心，鼓勵患兒加強體質鍛鍊，增強抗病能力，生活規律，儘量避免接觸容易引發哮喘的誘因。

（三）兩劑中藥救醒了昏睡十天的小病人

羅某某，男，2 歲，因發燒、咳喘、昏睡不醒二天，於 1966 年 3 月 5 日住某醫院治療。住院診斷為病毒性肺炎。住院後曾用青黴素、鏈黴素、紅黴素等藥輸液，並予輸氧氣，輸血，並請其他醫院西醫會診，用西藥治療仍不見好轉，而要求中醫趙玉蘭大夫會診。

趙診時孩子發燒 40.3 度，喘促昏睡已是第十天了，時而煩躁，微咳，四肢逆冷，舌絳而乾，脈細數，指紋青紫達命關，肺部叩診濁音，聽診有水泡音，胸片 X 光檢查：左肺有線狀陰影，血常規提示：

白細胞 7×10^9/L 毫米，中性 75%，淋巴 25%，趙認為溫邪入營，正氣已虛，已現厥逆，急防發痙。治以清營泄熱之劑，方用清營湯加減。

【處方】連翹芯 6 克、銀花 6 克、竹葉芯 6 克、犀角另包 5 克、川連 1.5 克、生地 6 克、麥冬 6 克、元參 6 克，兩劑，水煎溫服。趙認為孩子舌絳，無苔，齒乾，昏睡是溫邪入營之候，四肢厥冷，煩躁是欲有風動作痙之症，故用犀角鹹寒，清心營之熱，生地、麥冬清營生津，川連、竹葉芯、銀花、連翹清熱解毒，鹹寒苦甘合用，共奏清營泄熱之效。

服藥後昏睡減，已不煩躁，四肢回暖，舌由絳轉紅，脈略緩，繼以養陰清熱利痰之品。處方：鬱金 3 克、玉竹 6 克、麥冬 6 克、石斛 6 克、天竺黃 6 克、化橘紅 3 克、石菖蒲 3 克，2 付，水煎溫服。服藥後肺部病變吸收，叩診聽診均無異常，諸證皆平。兩劑中藥救醒了昏睡十天的小病人。

四、醫論醫話

黃疸型傳染性肝炎。屬於中醫學的黃疸範疇。病因為濕熱。《內經》云：「濕熱相搏，民病發疸。」

本病可分為初、中、後三期。治療原則初中期以清熱解毒利濕為主。後期以扶正祛邪為主。以下介紹本人在臨床中治療該病的點滴體會。

（一）初期

乃由時邪所感。表鬱不達或素體濕盛，鬱而化熱不得外達，薰蒸肝膽所致。症見：惡寒，發熱，納呆，噁心欲吐，尿黃，倦怠，口渴不引飲或口乾苦，或無汗，肌膚搔癢，舌邊尖紅，舌苔薄白或薄黃，脈滑數或濡，肝功可疑或正常。治宜清熱解毒，芳香化濁。

【自擬方】連翹佩蘭赤小豆湯。連翹、銀花、板藍根、梔子、藿香、佩蘭葉、白蔻仁、滑石、赤小豆，甘草。

（二）中期

邪氣內陷犯及脾胃，脾胃氣機受阻，濕鬱化熱，濕熱薰蒸肝膽。病變涉及肝、膽、脾、胃。故濕重熱病偏重於肝脾；熱重於濕病偏重於肝胃；濕熱並重則肝、膽、脾、胃俱病。

【熱重於濕型】證見身目發黃，黃色鮮明，發熱口喝，小便短少．色黃赤，大便秘結，脘悶不舒，噁心納呆，心煩或右脅下痛，拒按，倦怠乏力，舌紅，苔黃膩，脈弦數，肝功異常。治宜清熱解毒利濕為法。

【方藥】用茵陳蒿湯加味，茵陳、梔子、大黃、板藍根、龍膽草、連翹、丹參、鬱金、生地。脅痛加川楝子、元胡。

【濕重於熱型】證見身目發黃，面垢，頭重身困，胸脘痞滿，口乾黏不欲飲，噁心嘔吐，納呆腹脹，脅痛，小便黃濁不利，大便不黃或便溏，舌紅，苔白膩，脈濡緩，肝功異常。治宜利濕化濁兼清熱解毒為法。

【方用】加減三仁湯：杏仁、白蔻、薏苡仁、佩蘭葉、藿香、滑石，茵陳、梔子、板藍根、鬱金、丹參、厚朴。

【濕熱並重型】症狀及治則均體現濕重、熱重的特點。

【方用】茵陳蒿湯合三仁湯加減。

（三）後期

濕熱蘊結之邪最易消耗肝腎之陰和損傷脾胃之陽。黃疸失治或遷延日久，濕熱餘邪鬱久致肝氣橫逆犯脾。肝脾兩傷；又因「肝腎同源」，其肝血不足則腎精亦虧；氣機不暢，漸致氣滯血瘀，故臨床常見有：肝鬱脾虛型、肝腎陰虛型、氣滯血淤型。

【肝鬱脾虛型】證見不思飲食。脘腹脹滿，飯後更甚，倦怠乏力。右脅痛，大便時塘時乾，舌質淡，舌苔白，脈細弦或脈弦大無力，肝功異常。治宜健脾舒肝為法。

【方用】四君子湯加減。黨參、白朮、茯苓、陳皮、山藥、扁豆、當歸、白芍、香附、鬱金、丹參、甘草。

【肝腎陰虛型】證見脅痛隱隱，勞累則痛甚，口乾苦以晨起為甚，失眠多夢，腰膝酸軟，身倦乏力，心煩善怒，尿黃，舌質紅，少苔或根部黃膩，肝功異常。治宜養陰柔肝為法。

【方用】加減一貫煎：太於參、生地、枸杞、麥冬、桑椹、當歸、丹參、川楝子、鬱金、梔子、黃柏、炒棗仁。

【氣滯血瘀型】證見脅痛如針刺，拒按。面色黧黑，體倦乏力，納呆，脘腹脹滿，肝脾腫大，舌質紫暗，舌下脈絡淤張，脈弦細而澀，肝功能異常。治宜活血化瘀、調氣養血為法。

【方用】加減復元活血湯：當歸、赤芍、桃仁、紅花、丹參、鬱金、甘草、醋柴胡、焦三棱、焦莪朮、酒大黃。

（四）體會

1. 辨證施治貫穿於疾病的始終，一定要辨病與辨證相結合，才能收到應有的療效，茵陳蒿湯雖為治療黃疸的主方，但不能一見黃疸就用之。黃疸明顯、黃疸指數高，但挾有表邪，出現肌膚搔癢，無汗等症狀時，若不先祛表邪就用茵陳蒿湯清熱利濕退黃，即使劑量大，黃亦不退。反而會引邪內陷。

2. 黃疸型傳染性肝炎早期治療很重要，早期症狀一出現，只要藥專量足，數劑藥即可痊癒。

3. 藥物應用方面，初、中期病程較短，用藥宜重而專，後期當小量輕投，濕熱蘊結貫穿於本病的始終，常見肝大，脅痛，口乾苦，尿黃，大便溏臭不爽等症狀。可加一、兩味清瀉藥於方中，如茵陳、梔子、大黃、黃柏等，往往可提高療效。

4. 關幼波說：「治黃必治血，活血黃易卻。」現代醫學研究表明，活血祛瘀藥不僅可以改善循環，減少肝細胞損害，促進肝細胞修復，改善微細膽管膜和膽小管上皮的通透性，從而消除肝內膽汁的淤滯，同時相對地增加腎血流量。有助於腎的排尿功能。因此在各期的治療中酌加活血化淤藥，如丹參、鬱金、赤芍，大黃等可進一步提高療效。

病延日久，首先是肝臟本身陰，陽、氣、血失調。病程越長，病情越嚴重。因為久病體虛者，大都肝陰耗損，甚則肝、腎精血俱傷，故滋養肝腎，補益氣血，為後期治療的重要手段。

趙景華

一、個人簡介

趙景華，女，中共黨員，主治中醫師，出生於 1958 年 7 月，係河北省邢臺縣人，1981 年畢業于太谷衛校中醫班，隨即入和順縣人民醫院中醫科工作，歷任科主任等職，於 1996 年擔任和順縣中醫院院長至今，是晉中市第四屆中醫學會副理事長。政協和順縣第五、六、七屆委員。她幼承庭訓，因其父略通醫道，是當地民間深受歡迎的大夫，用小偏方治大病被傳為佳話，兄長也是本縣有名的中醫眼科醫生。她十歲時就學會了打針、輸液，並瞭解了一定的醫學知識，可以說很小的時候就同醫學結下良緣，故立志學醫，以濟醫活人。1978 年她以優異的成績考上了她夢寐以求的醫學專業。系統地學習了中醫基礎理論，於 1981 年分配到和順縣人民醫院工作。後從師於當地名醫趙明賢、張偉。她勤奮好學，終日廢寢忘食地刻苦攻讀，博覽諸家。成為一名理法方藥妥當，藥性平和，效果顯著的臨床大夫。

她從事臨床三十餘年，學識淵博、醫術精深，常謂「借助西醫診斷，依據中醫理法方藥治病，走中西醫結合之路」及「中醫診治，旨在辨證論治」，因現代醫學運用高科技的檢查設備，有「一目了然」的效果，對疾病的診斷準確率較高，不至於誤診而致誤治，當然中醫治病之精髓在於辨證施治，對症下藥，確不可執一不化，如病於寒者，當甘溫莫若，病於熱者，得辛涼而癒，故需悉心辨證。她對中醫內科、中醫婦科皆有精研，在中醫學術及臨床實踐上頗有建樹。但應用清法，善治熱症是她的寶貴經驗。在名師的傳帶下，對濕熱病的診治及蟲類藥使用也有心得體會。

她不但精通中醫也略通西醫，臨症之機，凡可參以西醫者，由疾病的症狀，推斷疾病的特徵，並於現代醫學描述相應證用於臨床實踐，中西醫診斷手段並用，取得了較好的療效。

她認為：「為醫者以活人為先，斷不可有商賈之為。」對治病者，無論貧富，一視同仁，向對待親人一樣對待病人，從不計較個人得失。

對貧苦患者常以送診資藥，她善於取歷代諸家之精華，樂於學同道之長處，結合自己的實踐經驗，形成自己獨特的見解。如治婦人之病，認為「通經之要在開源」，即寒濕滯以溫化為通，氣鬱滯以活血為通，氣血虛以養正為通，絕非只有破血破氣一法。

她在臨床工作中，堅信只有優良的醫療技術，才能擔當治病救人的重大工作，只有在實踐中不斷學習，不斷提高，不斷溫故而知新，才能適應新工作的挑戰。

她致力於中醫事業多年，積累了豐富的臨床經驗，為解除人民痛苦，保證人民健康，傾注了不少心血，對中醫事業的發展做出了一定的貢獻。

二、學術思想

（一）熱證施治，先辨虛實

行醫廿七載，多以清瀉治法用於臨床，每獲良效。綜觀疾病之生，不外乎外感六氣、內傷七情、或飲食不節，或房室勞損所致，而六氣太盛則生熱化火，五志過極亦能化火蘊毒，究其食積、痰飲、血瘀、內濕，在一定條件下，也可以鬱而化火形成積熱、瘀熱、痰熱，濕熱等致病因素。即「氣有餘便是火」「五志化火」，同時房勞過度則奪陰精緻陰虛而生虛火，熱病後期，慢性感染及嗜酒，皆可內耗陰津而生虛火。

據《內經》「壯火食氣，少火生氣」的原理，少火為正常火，物以敕生，壯火為反常之火，物因火耗，故在病理情況下，精血耗傷，臟腑功能失調，陰血失去相對的平衡，表現為臟腑組織氣機失調性的亢盛，形成了外感內傷兩大類。

根據「邪氣盛則實，精氣奪則虛」的規律，臨床上有虛證與實證兩種證型，表現為表熱證、裏熱證、實熱證、虛熱證。因陽亢火盛及陰虛火旺五臟六腑皆可發生，表現在臨證中，如心火、肺火、肝火、胃火等實證，宜清熱瀉火、解毒，採用苦寒直折之法治之。

如心陰虛火旺、肺陰虛火旺、肝腎陰虛火旺等虛證，必以甘寒養陰，鹹寒增液之法，降火於養陰之中，斯為合拍。因此，在錯綜複雜的臨證中，熱證火熱比較多見常見，只有分清證型，辨證施治，才能符合「實則泄之」「熱者寒之」「治熱以寒」的治療大法。

（二）頭面諸疾，當以火治

臨床上熱證火證相似，但火證更甚，即「熱為火之漸，火為熱之極」依火為陽邪，其性炎上的特點，火因致病大都表現在人體的上部或頭面部，又因火證易傷陰損液，甚則熱入血室，迫血妄行，故而引發衄血之狀，所以在臨床上見到：

面紅目赤、咽喉腫痛、口舌生瘡、牙齦腫疼、耳鳴耳聾、口渴喜冷飲、痰涕黃稠、吐血衄血、舌紅苔黃、脈數等證皆為陽亢火盛，當從火治，每獲奇效。

（三）濕熱證治，應明氣通濕祛及濕祛熱清之理

脾喜燥而惡濕，濕熱內蘊中焦，使脾的運化功能障礙，氣失通暢而致濕熱證，故臨床上治療此證，應首先調理中焦氣機，氣通濕自去。

濕祛熱無依。適因濕性重濁黏膩，其病纏綿，濕邪氤氳極易化熱而生痰火，濕遏熱伏，很難速已，故而濕熱初起時立主以化濕為主，使濕邪無蘊蒸化熱的機會，則熱無依附而自退，若濕熱形成後，宜用清化之劑，既化濕，又清熱。使濕祛熱清，諸恙安然。

（四）苦寒敗胃，注意和中，勿忘養陰益氣

治療熱證，分別採用清熱瀉火或養陰清熱之法，使用大寒大苦，微寒微苦治之。一般認為：大寒藥用於熱盛，微寒藥用於熱輕，大苦藥為陰中之陰，可瀉下焦實火，微

苦藥為陰中之陽，善除上焦之熱，所以清法專為邪熱而設，臨床上使用必嚴格掌握分寸，中病即止，因苦寒滋陰藥久服或過劑最易敗壞胃腑及傷及中陽，故在治療過程中一定要配以醒胃和胃之品，以邪祛而陽不傷，又不礙胃，如甘草、生薑、大棗、半夏、雲苓、陳皮等藥。根據臨床證候，靈活配之。

又因火熱之邪最易傷津耗液，大熱則致氣傷，所以在清法應用時，亦要配以生津、益氣之品。

三、經驗介紹

（一）三叉神經痛，當宜瀉火，亦勿忘治風

三叉神經痛是一種反覆發作，極為痛苦的疾病，主要表現為一至數個分支發作性疼痛或燒灼樣劇烈疼痛，本病多見於成年人及老年人，女性較多，一般以單側發病，突感面部劇痛，呈灼燒樣、針刺樣、撕裂樣，電擊樣，持續數秒數分後自行緩解，日發數次至數十次，每遇說話、洗臉、刷牙即誘疼發，再次發作較前次增重，據《靈樞·經經脈篇》云：「胃足陽明之脈起於鼻之交中，旁納太陽之脈，下循鼻外，入齒中，還出挾口環唇，下交承漿，卻循頤後下廉，出大迎，循頰車，上耳前，過客主入循髮際至額顱。」如《張氏醫通》云：「面痛皆因於火」，如《內經·素問》「高巔之上，雌風可至。」

按其三叉神經痛的常發部位在頭面部，痛點恰吻胃脈所過，按其發病特點歸屬胃腑胃經之火，上逆所致，如張景岳所述「火邪頭痛者，雖各經皆有火證，而獨惟陽明為

最」，故治療此病，當以清瀉胃火為主，配以治風。當然，此病應有虛實之別，久病易夾瘀夾痰，均當明辨，不可一概而論。

【案例】

郜某，45 歲，幹部，患者右側面頰疼痛已三年，曾經中西醫治療，效果不顯，時輕時重，十分痛苦，近一月來，自覺右側面頰部連接頭額及右側耳後側呈火灼樣抽痛，劇烈難忍，痛時口角歪向一側，並伴見流眼淚，流涎，苦不堪言，每次持續 3 ～ 5 分鐘，每日發作數次至數十次，時痛時止，毫無規律，每遇說話、洗臉，甚至瞬目等動作即誘痛發、溲黃、便乾、舌紅、苔黃，脈洪數，此以陽明胃腸積熱，腑氣不通，逆火上沖，經氣壅塞頭面所致，方用：

生石膏 20 克、黃連 10 克、黃芩 10 克、大黃 10 克、僵蠶 10 克、全蠍 10 克、蜈蚣 1 條、白芷 12 克、川芎 30 克、生地 10 克、丹皮 10 克、甘草 5 克、元明粉 5 克（另沖）、防風 10 克。

上方服五劑後，疼痛大減，唯說話或洗臉時小痛數秒，大便通，小便清，原方減去大黃，元明粉，加知母 6 克、元參 6 克，繼服五劑後，諸證痊癒，隨訪一年，未見復發。

本病屬中醫的「頭風」「頭痛」「面痛」等證，該致病原因不外乎外感六淫，內傷飲食，情志過極致陽明失調。其主要病機為絡脈閉塞，不通則痛，病位主要在面部經絡與肝膽脾胃亦有密切關係，故用生石膏清瀉陽明之熱，用黃芩、黃連清火解毒，直瀉脾胃肝膽之火，大黃，元明粉，導熱下行，以起「釜底抽薪」之功，僵蠶、全蠍、蜈蚣，豁痰息風止痛，以祛內風，防風，祛風止痛以去外風，白芷、川芎用以活血通絡，祛風止痛，生地、丹皮清熱瀉血，甘草調中解毒。

此症臨床頗為常見，以實熱為主，故重在清瀉，配以息風，風祛熱清，疼痛自解。特因該病時作時止，病發頭面部，恰吻風性特點，故用血肉有情之物即各種蟲類藥品以起痛定風祛的奇效。因它的走竄之性能使閉塞的絡脈予以通暢，更符「通則不痛」之理。

（二）口瘡勿拘於清胃瀉心，宜佐以理脾寬中

口瘡之疾，今謂之「口腔潰瘍」，多年不癒，反覆發作，其於心脾胃小腸等諸臟腑有著密切的聯繫，病因病機，非但一種，如《素問・至真要大論》云：「諸痛癢瘡，皆屬於心。」《素問・氣厥論》「小腸脈絡心，循咽下隔抵胃，屬小腸，故多熱已，下令腸隔塞而不便，上則口生瘡而糜爛也。」

此病每因脾胃不和，濕熱蘊蒸，鬱於心胃二經，多見於青年壯年，好發於唇舌口腔部，表面為黃白色，周圍有紅暈，治療上應針對心經胃經有熱及脾胃運化功能失職，停濕蘊熱的致病特點，遵循清心瀉胃解毒，行氣寬中化濕的治則，使得邪熱得除，心脾得健，濕不內蘊，熱不復發，陰不暗耗，陰陽平和，諸症自除。

【案例】

白某，50 歲，教師，口腔點片狀糜爛，時輕時重，反覆不癒四年多，曾經中西醫治療，療效不佳。近一月

來，又見舌邊尖有數處小潰瘍，口腔黏膜廣泛充血，口瘡多發，大小不等，潰瘍表面有黃色滲出，每遇吃飯、說話，即誘疼痛加劇，每天只能喝米稠，詢問病史，患者有夜間出汗病史二年餘，查舌質紅，苔黃膩，脈細滑數，此乃素體陰虛，濕熱蘊積腸胃，氣失通暢薰蒸於上而致，治宜清熱利濕，佐以滋陰解毒。

【處方】生石膏 18 克、黃連 10 克、黃芩 10 克、黃柏 6 克、青皮 6 克、陳皮 6 克、枳殼 6 克、麥冬 20 克、元參 10 克、沙參 12 克、雲苓 10 克、甘草 5 克。

服上方五劑後，口糜好轉，疼痛減輕，上方去青皮、枳殼、陳皮、雲苓，加天花粉、天冬續服三劑，口腔潰瘍面全部癒合，後囑其改為六味地黃丸，每次 1 粒，每日兩次，以調整身體情況，隨訪一年未見復發。

慢性口腔潰瘍病，探索其病因病機，應歸屬於濕熱、氣損、陰傷三方面。各需仔細辨認孰者為實，孰者為虛，宜詳為剖析，切勿拘於一法一藥。

方用生石膏、黃連、黃芩、黃柏以清熱燥濕，用青皮、陳皮、枳殼，行氣寬中，起到氣通濕利作用，用麥冬、元參以養陰生津，滋陰降火，清熱解毒，雲苓，淡滲利濕，全方共除胃腸濕熱，滋陰降火。

本例屬本虛標實證，觀其病態，一派火象，故遵其「急則治其標，緩則治其本」的原則，先以清熱利濕為主，兼滋陰降火。

因恐其利濕又傷陰犯虛虛之戒。複診時，減去溫燥行氣之品，順加養陰之品，以固其本，兼清餘熱。但熱由濕鬱蒸而生，濕由氣失暢而致，故治中焦熱證時，需稍佐以行氣寬中藥，意在其中。

（三）應用防風的點滴體會

防風，因其具有走表祛風，抗禦風邪的功能，故名之。《神農本草經》載：「防風，主大風，頭眩痛，惡風，風邪」及「風行周身，骨關節疼痹煩滿」如《本草匯言》云：「防風散風寒濕痹之藥也。」《素問・至真要大論》曰：「諸風掉眩，皆屬於肝。」故而它的主要功效即：發表、祛風、勝濕、止疼，臨床用於一些常見的與風有直接關係的病症，如感冒、痛風及破傷風等疾病，可見凡因風或兼風的疾病皆可用之。

但根據前人的組方內涵，及幾千年的臨床應證，防風不僅有專治風病的功效，同時也治非風之疾，如錢仲陽的瀉黃散中的防風，是疏散伏火，用於治療脾胃伏火諸證，如瀉青丸中的防風，是協同散火，以達「火鬱發之」之意。用於治療肝火內鬱之症，如劉草窗的痛瀉藥方中的防風，以散肝舒脾，對肝脾不調之痛瀉有很好的療效。綜觀它的作用舒肝散火又是它的一大特點。

依《周易・說卦傳》「橈萬物者莫疾乎風，潤萬物者莫潤乎水」，故對脾陰未傷而脾濕不運，脾氣不升所致各症，每用風藥燥之升之。

李東垣說：「若補脾胃，非此引用不能行。」所以防風還有升發脾土之功效，臨症使用此藥一旦掌握了它的特點，謹防服用過量易引起口渴，舌麻，耳鳴頭眩的等證，嚴格炮製程式及用法用量，可謂效如桴鼓。

四、臨證醫案

路某某，男性，73 歲，於 2007 年 8 月 7 日入院。

患者有「前列腺炎，前列腺肥大，糖尿病」病史十餘年，近因「急性尿瀦留」「雙腎積水」，入住我院手術治療。曾施行「雙側睾丸切除術」「膀胱造瘻術」，術後二月內，見引流管及引流袋內尿液渾濁，如腐漿摻紅，閉管排尿時自覺陰莖根部澀疼，有阻塞感，溺而不暢，期間曾經抗炎治療三個療程，症狀時輕時重，用藥好轉，停藥又發，後恐常用抗生素引起菌群失調，故轉中醫治療，診見：小溲混濁，尿澀痛，時如泔漿，時如乳脂，時有棉絮物或血絲夾雜出現，排便不暢，尿細如絲，小腹墜脹，伴腰膝酸軟，神疲倦怠，無力支身。

【檢查】：形體消瘦、精神萎靡、慢性病容、面色萎黃、舌質淡、苔薄白膩、脈細弱。

【檢驗】：尿常規示：蛋白（－）紅細胞（+）白細胞（++++），此乃，淋瀝日久，腎氣受損，脾氣下陷，清濁不分，固攝無權，不能制約脂液，膏脂下流，加之術後，離經之血停於膀胱，結瘀蘊熱，治宜補脾益腎固澀升清化濁，活血化淤止血，通淋利尿。

【處方】黃耆 30 克、焦白朮 10 克、人參 10 克、桂枝 5 克、烏藥 9 克、益智仁 10 克、芡實 15 克、金櫻子 10 克 、菟絲子 10 克、雲苓 10 克、萆薢 18 克、丹參 20 克、三七參 6 克（另沖）。

複診：上方連服五劑，精神好轉，小便痛減輕，引流袋內絮狀物明顯減少，小便內未見血絲出現，唯感排尿不暢，舌脈如前，上方去益智仁、三七參、丹參、加車前子、白茅根利尿通淋。

三診：藥後諸證大減，尿色轉清，排尿通暢，無澀痛之感，唯腰膝酸軟，頭暈不適，後改為金匱腎氣丸與補中益氣丸，每次各一丸，每日 2 次以鞏固療效，於 2007 年 12 月 18 日，痊癒出院。

【按】張景岳云：「淋如濁者，此惟中氣下陷及命門不固之症也」，故本證於脾腎兩臟有關，脾虛則中氣下陷，健運失職清濁不分，下注膀胱，而見小便如泔渾濁，腎虛固攝乏力，又因手術創傷，損傷脈絡，淤停即生熱，泌清瀉濁功能失職，於是脂膏挾血下流，形成此病。臟氣下奪為其根，以黃蓍、人參、焦白朮，健脾益氣，分清化濁。菟絲子、金櫻子、芡實、益智仁，固澀精氣，使脂膏之液不得下泄。桂枝、烏藥，溫狀命門，通陽化氣，以排濕濁，雲苓淡滲健運。

萆薢，清熱利濕，分清化濁，丹參、三七參活血化淤止血，全方共奏脾健腎固，濕濁清化之功，但淋證日久不癒，首先要注意其寒熱虛實的轉化，見陰傷者，當滋陰清熱，見傷陽者，當兼顧脾腎，遵循「虛則補之，實則瀉之」的治療原則，切不可局限於古人淋證忌補之說。

趙懷瑞

一、作者簡介

趙懷瑞，男，昔陽縣皋落村人，1963 年 9 月出生，大學本科學歷，主治中醫師，晉中市政協委員，民進晉中市委員，昔陽縣政協常委，民進昔陽支部主委，晉中市書協會員。現在昔陽縣中醫院從事中醫、針灸、推拿工作。

我自幼成長於縣城，1980 年 9 月考入山西省中醫學校。實習期間曾業師張開疆先生是一位晉中名醫，學崇仲景，擅長經方，臨證處方，藥簡效宏，沉痾立起，屢見不鮮，當地人無不稱頌。從師時短，獲益非淺。三年後卒業懷志而歸，開始了我的杏林生涯。1986 年曾赴上海中醫學院學習針灸推拿半年。其後精勤不倦，苦心實踐，窮思於方脈之間。屢學屢考，慘澹求知，自習取得大學本科學歷。撰寫論文有「運用提壺揭蓋法針刺治療產後尿瀦留35 例」、「辨證針刺治療面癱 395 例臨床觀察」等。

二、學術思想

（一）整體觀念統領臨證施治

人體是一個有機的整體，局部的病變，可以影響到全身內臟的病變，又從五官四肢體表反映出來，正如《丹溪心法》所說：「欲知其內，當以觀乎外；診於外者，斯以知其內。蓋有諸內者，必形諸外。」我在臨床上體會到四診的重要，無論在用藥或針灸都力求做到望神色，聽言語，看行動，察體位，聞氣味，問二便，並詳細詢問病史，以便綜合分析，合理辨證，正確診斷，從而保證治療上絲絲入扣，收到預期效果。例如 女中學生，因落枕而求治，要求做推拿治療，余仔細檢查，其頸部局部熱痛而微腫，慎重使然，急令其拍 X 光片，斷為頸椎結核。悔未盲目推拿，否則舉手便釀禍殃。及今思之，猶有餘慟！

治病之道，貴在因勢利導，以疏通氣血調理陰陽為要。補益重在平調陰陽。陰平陽秘，精神乃治。強調「人以胃氣為本」。胃氣乃對脾胃功能之概括，脾胃升降失常，則五臟受病，變證叢生，故在治療中注重調治脾胃以助胃氣，使胃氣有權則臟損可復，而胃氣實關係一身之盛衰，誠足重要。

（二）醫德至上，慈隱為懷

醫之為道，必志慮淵微，機穎明發，執心以正，立身以誠。誠即品德高尚，所以治病要安神定志，無欲無求，先發大慈側隱之心，憫懷從事，一視同仁。

故孫思邈《千金要方》中說：「為醫之法，不得多語調笑，道說是非，議論人物，炫耀聲名，訾毀諸醫，自矜已德。」又「醫人不得恃己所長，專心經略財物，但作救苦之心。」雖為古訓，卻乃良材美器，宜在盡用。德藝雙馨是我永恆之追求！

（三）在用藥用針上注重精、簡、便、廉

用藥之妙，如將用兵，兵不在多，而在將；藥不貴繁，而在精。用藥之旨，貴在切合病機，製方務求穩妥，用藥宜輕靈活潑。古人云：「藥貴精，精則專；忌龐雜，雜則無功。」治病不在藥多量大，確為經驗之談。

再則鄉村多數病家，進益有限，生計困難，用藥則選有效而價廉者為主。在用針上注重辨證取穴，穴位少而精，捻轉輕巧，提插靈動，得氣為要。例如運用條口或極泉治療黏連性肩周炎，結合運氣學說，巳時開穴，上病下取，一針而癒。針對頸腰椎疾病，另創一些適合家庭治療的簡便療法，語其配合使用，可減緩病痛。

三、經驗介紹

博採眾方，溫故知新，深研細究，自學求進。雖經過系統的理論學習，也未能窺得門經，每遇有複雜症候，則往往感到窮於應付，始知自已的疏陋貧乏，輒有「治病三年，乃知天下無方可用」之感歎！因此仍堅持在實踐中學。記得一次出診，一少男（13 歲），吃飯咀嚼之際，突然僵仆，挺臥如死一刻許。診之四肢冰冷，牙關緊閉，脈尚未決，知為屍厥。此時藥不能進，即給予針刺，強刺激人中、湧泉。片刻肢體抽搐，呼叫而醒。病雖得救，其理何在，仍不得解。

之後查閱醫書，原來早有記載：「血之與氣，並走於上，則為大厥……氣復返則生，不返則死。」這是理論聯繫實際，在實踐中求得解答的一種認識方法。除參究古人

之學說外，注重收集今人醫療經驗及現代中醫研究成果，不斷揣摩積累，如青黛散加大黃研末吹喉，治療急性扁桃體炎，可抵輸液之功；針刺素髎配合呼吸治療頑固性呃逆，效如桴鼓；運用腰椎斜搬術治療急性腰損傷、腰椎間盤突出症有立竿見影之效。

十數年的積累，自創「枕瓶療法」，治療頸椎病，為廣大民眾所接收，即將一個直徑為 8 ～ 10cm 的瓶子枕於頸部，令其下頜充分上仰，天冷時瓶內裝熱水並裹毛巾，每次 20 分鐘，日 3 ～ 4 次。其理有三：一則頭部自身重量可對頸部起到牽引作用；二則頭部充分後仰使頸椎生理曲度得到矯正；三則替代市售「頸椎枕頭」，可免昂貴費用。誠為一簡便廉價實用的治療方法，易於推廣。

四、臨證醫案

（一）輸尿管結石

中醫辨證：濕熱蘊結下焦

【治法】清熱利濕，通淋排石。

【方名】逐石湯。

【處方】金錢草 30 克、海金砂 12 克、雞內金 10 克川楝子 12 克、車前子 10 克、冬葵子 10 克、石葦 10 克大小薊各 12 克、川斷 10 克、桑寄生 10 克。

梁××，男，36 歲，2001 年 5 月間，突然感右腰部疼痛劇烈，噁心欲嘔，尿意窘迫，經超音波、X 光腹部平片等檢查，診斷為輸尿管結石，經西藥止痛解痙排石等治療不效，遂試服中藥。連服上方三劑後，一凌晨 5 點因小腹脹急而醒，急起小解，自覺尿道重墮而掣痛，隨後排出結石一枚，落盂有聲。次日病家拾一小棗仁大小之結石而來院感戴。

【按】用上方適當加減治療尿路結石共 5 例，均排石成功。另治療一例腎盂結石，服 26 劑後結石消失。

（二）急腹症

一女，二十出頭，1988 年 10 月，一日突然腹部劇痛，輾轉反側，狂呼不止，急診入院，經檢查後，外科婦科會診決定剖腹探查。一邊準備，一邊延我針治，進針得氣後，痛即減輕，留針 15 分鐘後，患者安然仰臥，心平氣順，復如常人。免剖腹之苦，留院觀察一天，未復發，後出院。

（三）急性腰扭傷

張××，男，35 歲，氮肥廠機修工人，2003 年 5 月初診，因廠內檢修，在抬電機時不慎將腰部扭傷，疼痛劇烈，呻吟不已，不能站立，活動嚴重障礙，由三人攙扶來診。勉強爬在床上，雙下肢拖於床沿，予以點按揉等手法，後漸俯臥於床上，於腰部施行推拿手法以舒緩肌肉痙攣，然後採取腰部斜搬術。術後患者活動自如，腰骶部少有疼痛，又給予火罐及紅外線理療，患者喜笑顏開自主而歸。囑其繼續理療二日，而獲全功。

上述點滴體會，甚屬膚淺，不揣薄陋，冒昧錄之，幸同道指正。

侯松生

一、個人簡介

侯松生：男，1939 年生，山東掖縣籍人，主任醫師。曾任晉中市中醫學會秘書長，1965 年畢業於河北中醫學院，同年分配到山西省晉中市第一人民醫院中醫科工作，任中醫科主任。1967 ～ 1968 年參與全國「百里香」治療老年性氣管炎的研究，受到了國家衛生部的獎勵，1981 年配合山西日化廠研製出防治感冒的中藥劑型的百草牌牙膏，銷售全國。

從 1968 年到 1975 年參加太谷衛校西學中班的教學，1984 年因成績突出曾獲晉中市委立功受獎 2 次。1989 年受聘至山西醫學院副教授，1985 年被評為科協先進工作者，歷年被評為本院先進工作者。

在臨床實踐中，突出中醫特色，辨證與辯病相結合開展運用中醫治療急腹證、高血壓、冠心病、腎病等疑難病證，效果滿意。

尤其是開設了本院膽結石證專家門診，自擬利膽排石湯治療膽結石數百例，均以各種檢查及超音波檢查取得滿意療效。精通針灸學、針藥並用，治療各種中風、風濕病疑難雜症，取得良好療效。

二、學術思想

（一）治病注重護脾胃

侯老認為，治療任何疾病，無論扶正或袪邪，時時刻刻要注重保護脾胃，因為脾胃為人的後天之本，先天之本來源於父母，無法改變，後天之本在於調養顧護，治病是治人，若治了病，把人的根本損傷了，治病又有何意義。所以在臨床上遣方用藥，喜用陳皮、茯苓配伍，幾乎方方必用，初學時很是不解，後臨床多年後，方理解老師之用意。陳皮苦、辛、溫，行氣和胃，燥濕化痰。茯苓甘、淡、平，健脾利濕。二藥配伍，行氣健脾，化濕和胃。

蓋脾主運化水濕，胃主受納水穀，脾胃納運，相互協調，食物藥物方可吸收。若見虛弱之人，給與補益之品中加入二味，使之能充分發揮補益之功，若滋膩呆補，壅阻脾胃，其效也難。若有熱之人，徒用寒涼，不顧護脾胃，恐變生它疾。尤其在當今，抗生素濫用，傷脾敗胃屢見不鮮，小兒越是嚴重，所以顧護脾胃尤為重要。二藥藥食兩用，作用平和，實為顧胃護脾之佳品。

（二）軟堅散結治「膽疾」，創「利膽排石湯」

膽道疾患，如膽囊炎、膽結石等，在中醫見於「脅痛」、「黃疸」篇論述，辨證多屬肝膽濕熱，成藥多為清熱利濕通下之劑。運用日久，易傷脾胃。本病的發生從發病人群看，女性多於男性，且多為豐肥之人，尤以中年女性為多。這些人情緒易抑鬱。從飲食結構分析，多為嗜食膏粱厚味，所以他認為膽道疾患的發生，濕熱是因，氣結石阻是果。因與果之間又相互影響。侯老臨床上治療該病，積累了豐富的經驗，尤其擅長用軟堅散結藥，常用生牡蠣配生山楂。生牡蠣，軟堅散結，散氣機凝結治脅痛，生山楂有行氣散瘀消肉積。現代醫學認為有降血脂之功，二藥相配伍，降脂溶石，療效頗佳，自擬「利膽排石湯」。

柴胡 9 克、鬱金 10 克、內金 15 克、川大葉金錢草 30 克、海金砂 9 克、丹參 15 克、生牡蠣 15 克、生山楂 15 克、生大黃 9 克。

方中柴胡疏肝解鬱，丹參、鬱金活血行氣止痛，金錢草、海金砂清熱利膽排石，此處以四川大葉金錢草為佳，內金和胃消食，生山楂降脂行淤，生牡蠣軟堅散結、散氣結，生大黃通腑瀉熱濁瘀，全方共奏清熱利膽疏肝散結之功，臨床用治膽囊炎、膽結石，屢治屢效。臨床加減，若大便溏者去大黃，雖然腑病以痛為用，但若脾虛之人還是慎用。若濕熱重、苔厚膩，可加入茵陳 15 克，脅痛甚加入元胡 9 克，炒枳殼 10 克，赤芍 10 克，膽結石日久不化者，可加入威靈仙 10 克，軟堅消石，（能促進膽汁分泌，且有鎮痛作用）。肝陰不足，可加入沙參 10 克、麥冬 10 克，合入一貫煎，養陰柔肝。若熱重伴發熱者，加入金銀花 15 克，清熱解毒。

三、經驗介紹

（一）和胃止痛方

佛手 6 克、砂仁 9 克、炒枳殼 9 克、內金 9 克、生白芍 18 克、陳皮 9 克、茯苓 12 克、炙甘草 6 克。

【加減】胃痛甚加木香 9 克、蘇梗 9 克、加強行氣止痛之力，脾虛明顯兼有乏力納差者，加入炒白朮 9 克、生山藥 12 克、炒扁豆 10 克。伴噁心嘔吐，加清半夏 9 克。泛酸明顯者，加白芨 10 克，煅瓦楞子 10 克。苔黃膩有熱者，加炒黃連 6 克，便秘者加知母 9 克、全瓜蔞 12 克。肝氣鬱結者加柴胡 6 克，鬱金 9 克。

本方行氣和胃止痛，用於脾胃氣滯胃痛。

（二）溫經通脈湯

當歸 15 克、生黃蓍 30 克、赤芍 10 克、懷牛膝 9 克、桃仁 10 克、桂枝 9 克、熟附子 5 克、丹參 12 克、蘇木 9 克、草紅花 10 克、生甘草 6 克、毛冬青 12 克。

【加減】若痛甚者、加元胡 6 克，若患肢紅腫甚加銀花 30 克、玄參 10 克。

本方溫經活血通脈，用於血栓閉塞性脈管炎。

（三）牛皮癬方

當歸 10 克、赤芍 10 克、丹皮 6 克、雲苓 10 克、蒼朮 10 克、薏仁 24 克、地膚子 9 克、苦參 9 克、蟬衣 6 克、白蒺藜 9 克、銀花 15 克、白花蛇 1 條、首烏藤 15 克、生甘草 5 克。

【功用】清熱解毒、涼血活血、燥濕止癢。

【適應症】用於銀屑病、熱盛者。

【方解】方中白花蛇，金銀花清熱解毒；當歸、赤芍、丹皮、雞血藤，清熱涼血活血；白蒺藜、蟬衣、地膚子，止癢；首烏藤、止癢鎮靜，有抗過敏作用；雲苓，蒼朮，薏仁，利濕健脾，甘草調和諸藥。

（四）過敏性紫癜方

生石膏20克、知母9克、元參9克、紫草 9 克、生地9克、丹皮9克、當歸12克、懷牛膝9克、雞血藤9克、絲瓜絡9克、生大黃9克。

【方解】生石膏、知母清熱，元腎滋陰，紫草解毒，生地黃、赤芍、丹皮、當歸、雞血藤，活血通絡，懷牛膝引血下行，絲瓜絡通絡消腫，生大黃清熱通便，使邪有去處，共奏消瘀化斑之功。

四、臨證醫案

（一）血栓閉塞性脈管炎

陳××、女、40歲，教師。

初診：1987年，患者因著涼後出現右足大趾紅腫疼痛，初未介意，進而局部變紫，疼痛劇烈難忍，不能入眠，痛劇時淚流滿面，飲食尚可，二便正常，平素體健，查舌紅略黯，苔薄白，足背趺陽脈消失，脈沉，此乃寒凝經脈，營血淤滯，鬱而化熱。治宜溫經通脈，行氣活血，兼以清熱。溫經通脈湯加減。

丹參10克、紅花10克、當歸30克、玄參30克、銀花30克、懷牛膝9克、威靈仙12克、桂枝6克、毛冬青9克、熟附子3克。

二診：藥服三劑，痛減，紅腫漸消，局部黯紫。鬱熱漸退，血瘀寒凝仍存，處以下方。

當歸 15 克、生黃著 30 克、、赤芍 10 克、懷牛膝 9 克、元胡 6 克、桃仁 10 克、玄參 10 克、毛冬青 12 克、草紅花 10 克、桂枝 9 克、熟附子 5 克、丹參 12 克、蘇木 9 克、生甘草 6 克。

【外洗】當歸 12 克、紅花 10 克、川椒 9 克、肉桂 9 克、細辛 6 克、乾薑 6 克。

三診：上方服六劑，疼痛減去大半，已能入睡，腫消，足大趾局部色黯發涼，此乃病去大半，病人乏力明顯，凸顯邪退正虛之象，上方加入黨參 15 克、白芥子 9 克、炒地龍 10 克、加強益氣通脈之力。

【按】血栓閉塞性脈管炎，屬中醫的「脫疽」範疇，其病因為肝腎不足或脾腎不足，寒濕內侵，肢體失於溫養，氣血凝滯，經絡阻遏，不通則痛。四肢氣血不通，失於濡養，則皮肉枯槁不榮，寒邪鬱久化熱蘊毒，濕毒侵淫，脈絡閉阻，肢末無血供養，而見肢體黯黑或焦黑壞死，病久耗傷氣血，後期可呈氣血兩虛之象。

本案初起寒濕、淤血，毒熱並具，故方中用熟附子、桂枝溫陽通脈，丹參、紅花、當歸活血化淤，毛冬青、銀花、元參清熱解毒，活血通脈，懷牛膝補肝腎，引藥下行，威靈仙祛寒濕通經脈，這裏的毛冬青既有清熱通脈之功，且現代藥理研究認為有擴張血管促進血液循環的治療作用，侯老喜用此藥治療脫疽。

後期病人呈現氣血不足之象，逐漸加入黃著黨參等品，健脾益氣，服藥二十餘劑，病告痊癒。

（二）陰虛水停

（腎病綜合徵合併急性腎功能衰竭）

徐××，女，35 歲，工人。

初診：1980 年患者主因高度浮腫，入我院內科住院治療，西醫診斷為腎病綜合徵合併急性腎功能衰竭，西藥治療效果不理想，遂邀侯老會診。

症見病人全身高度浮腫，不能平臥，納呆，食入即吐，舌紅無苔，脈沉細弱。中醫辨證根據舌紅少苔為陰虛，浮腫尿少為水停，水飲內停，中焦氣機受阻，胃失和降，故而嘔吐。

症屬脾腎氣虛，陰虛水停，治宜健脾補腎和胃，利水滋陰。方用豬苓湯和五苓散加味。

豬苓 9 克、桂枝 5 克、茯苓 10 克、澤瀉 9 克、阿膠 9 克、黃蓍 12 克、當歸 10 克、枸杞子 12 克、麥冬 9 克、生白朮 12 克、生穀麥芽各 9 克、竹茹 10 克、炒山藥 18 克、生薑三片、炙甘草 6 克。

二診：藥後吐止食增，尿量增加，下肢浮腫減輕，惟感腹脹，上方加白芍 10 克、大腹皮 9 克、冬瓜皮 12 克。

三診：上方服十餘劑，浮腫消退，病情緩解而出院，出院後，以下方調理。

潞黨參 18 克、炙黃蓍 20 克、生山藥 24 克、甘枸杞 12 克、巴戟肉 10 克、生白朮 12 克、生白芍 18 克、廣陳皮 9 克、雲茯苓 12 克、大熟地 9 克、縮砂仁 6 克、炙甘草 3 克。

【按】陰虛水停，傷寒論中用豬苓湯治療，陰虛水熱互結。豬苓湯與五苓散所治有別，五苓散治膀胱氣化不利，水氣停蓄，而陰液未虛，但該病例病情複雜，雖有陰虛但熱不明顯，氣化不利水氣停蓄之證仍有，尿少浮腫明顯，故二方合用。由於浮腫之因與肺脾腎三臟關係密切，故方中加入健脾養肺之品以固其本。

方中豬苓湯養陰利水，五苓散溫陽利水，加入當歸補血湯益氣養血（可糾正低蛋白血症）。山藥、枸杞、麥冬健脾益腎，養肺陰，生穀麥芽、竹茹、炙甘草和胃止嘔，該方師古方而不泥古，活用經方，療效卓著，後以補脾腎之方善其後，病告痊癒。

耿貴生

一、個人簡介

耿貴生，男，1951 年生，山西平定縣人，主治中醫師。十三歲時，因胞弟患病夭折，痛傷之感，開始學醫，十六歲時入平定衛校中醫班學習三年，十九歲入平定六二六衛校學習一年，二十歲回鄉當赤腳醫生三年，二十二歲入省中醫學校學習，七四年畢業後，分配到昔陽縣人民醫院中醫科工作，八一年入太谷衛校中醫理論班進修學習一年，八五年調入昔陽縣中醫院工作至今。

二、學術思想

（一）熟讀經典，匯通諸家，博採眾長，化裁創新

筆者認為，在熟讀精思經典著作的基礎上，廣泛地學習前人的著作、醫案、經驗，以及西醫知識是十分重要的，要打破偏見，不論經方、時方、單驗方，都能用於臨床。各家學說互有短長，治學者不應厚此薄彼，要取長補短，學習時擇善而從，著眼於心得發明之處，對各家之特長，應探本求源，追蹤其源，剖析其實質，化裁創新，主張中西要結合，辨證要靈活，處方要創新，不拘不泥，與

時俱進，辨證準確，恰合病情，隨症加減，因證而別，同病異治，異病同治，扶正祛邪，平調陰陽，扶正不留邪，祛邪不傷正，注重整體觀點，掌握辨證施治，因時，因地，因人制宜，採取中西之雙重診斷，以辨證之一種治療，博採眾長，繼承中醫學遺產，為民治病。如西醫診斷，肝硬化腹水形成，中醫診斷為臌脹，在治療中，首先要考慮病人的體質、虛實、寒熱等情況。

如體質差，用逐水藥受不了，用補養藥又恐留滯水濕之邪，腹水量大時，不能單純用大量逐水藥，越逐越臌，而要扶正逐水同時進行治療，效果才好，治療此種疾患，要因證而異，標本兼顧，三分治標，七分培本，或三分培本，七分治標，或半補半消，或九一比之，或一九比之，必以復其臟腑生理功能為本，若一味祛邪，不但病症不除，反而要加重病情。

（二）善治五臟，先實脾土，健脾和胃，充實氣血

筆者在臨床實踐中，有個重要體會，就是在治療五臟六腑的疾病中，要調理脾胃之後天之本是非常重要的，中醫學認為，生活、活動是與臟腑密切相關的，無論消化、循環、視聽等活動都是臟腑功能的表現，同時臟腑功能活動決不是各不相關孤立地進行的，而是相互制約、相互依存的，其中，脾胃功能在中醫學體系中處於十分重要的地位。《內經》提出「脾胃者，游倉廩之官，五味出焉。」《素問‧靈蘭秘典論》曰：「飲入於胃，游溢精氣，上輸於脾，脾氣散精，上歸於肺，通調水道，下輸膀胱，水精四布，五經並行，合於四時五臟陰陽，揆度以為常也。」說

明人體對多種物質的需求，主要來源於飲食。

飲食之能受納與腐熟，化物為析出精微物質。精微物質的轉輸與運化，飲食糟粕的排泄等皆有賴於脾胃功能的發揮，脾胃功能健盛，則飲食能納能化，津液氣血與陰精化源充沛，則內能營養臟腑，外能潤澤肌膚與筋骨，形體壯盛，陽氣生發有源，生機乃榮，是為健康。故脾胃的地位十分重要，其為後天之木，生命之源。

李東垣說「內傷脾胃，百病內生」。健脾和胃法，不僅適用於脾胃虛弱，改善營養障礙，而且適用於心、肝、腎的虛衰病證，補後天之本，充實氣血生化之源以扶助人體的正氣和增強衛外功能。

筆者經常仿補中益氣湯方，自擬健脾和胃方，在臨證中加減運用，對脾胃虛弱之脘痛腹脹、乏力納呆、舌淡苔薄、脈虛弱之症療效很好，其方為炙黃耆 20 克、黨參 15 克、白朮 10 克、當歸 10 克、白芍 30 克、香附 15 克、烏藥 6 克、砂仁 6 克、木香 6 克、焦三仙各 15 克、甘草 5 克、生薑三片、大棗三個。水煎服日二次，早晚各服 100 ～ 150ml。

二、經驗介紹

（一）胃痛方

炙黃耆 20 克、白芍 30 克、乳香 10 克、沒藥 10 克、香附 15 克、延胡索 10 克、川楝子 10 克、黃連 6 克、吳茱萸 2 克、海螵蛸 20 克、木香 6 克、甘草 5 克。

【本方功效】益氣活血，行氣止痛，主治胃脘痛。

【加減】

1. 胃痛喜暖畏寒：加高良薑 10 克、甘松 15 克，以行氣散寒止痛。

2. 心煩喜嘔，舌紅苔有熱者，加竹茹 10 克、梔子 10 克、蒲公英 20 克。

3. 頭痛身重，胸脘痛悶，苔黃膩，脈浮緩：加藿香 10 克、佩蘭 10 克、黃芩 10 克、砂仁 10 克、滑石 15 克，清熱化濕。

（二）咳嗽方

桑葉 10 克、枇杷葉 10 克、金銀花 10 克、旋覆花 6 克（包煎）、杏仁 10 克、川貝母 10 克、前胡 10 克、紫苑 10 克、桔梗 10 克、黃芩 10 克、魚腥草 20 克、甘草 6 克。

【本方功效】宣肺清熱，化痰止咳。主治肺熱咳嗽，氣喘，小便黃，舌質紅苔黃，脈數。

【加減】表症明顯加荊芥；咳劇加百部；喘甚加炙麻黃、葶藶子，海蛤粉；痰熱甚加桑白皮；傷食加神麴、萊菔子；嘔吐加半夏、茯苓；陰傷加沙參；便秘加牛蒡子、瓜蔞仁；高熱口渴加生石膏、知母；痰瘀加鉤藤、僵蠶。

（三）消渴方（糖尿病）

黃蓍 30 克、山藥 20 克、生地 20 克、生石膏 20 克、天花粉 30 克、玄參 10 克、黃連 6 克、蒼朮 10 克、石斛 10 克、丹參 20 克、葛根 10 克。

【功效】滋陰清熱，健脾補氣，水煎服，日二劑，早晚各一。

【主治】消渴。症見煩渴多飲，尿頻量多，多食善饑，形體消瘦，少氣懶言，倦怠勞累，舌體胖大或有齒痕，脈沉細無力。

四、臨證醫案

（一）胃脘痛（十二指腸潰瘍）

翟××，男，40歲，農民。2007年9月7日初診。

【主訴】胃脘部針刺樣疼痛，反覆發作。

【病史】患者於2001年開始胃脘疼痛，經鋇餐造影，診斷為十二指腸球部潰瘍。平素痛時，自服雷尼替丁膠囊方可好轉。2007年9月6日晚上，自覺胃脘又痛，故於今日來我院門診就診，現症為餐後四小時空腹胃脘痛，夜間胃痛，呈針刺樣疼痛，拒按，痛處固定不移，伴燒心吐酸，黑便，舌質微紅苔薄黃膩，脈弦細。治宜益氣活血，行氣止痛。

【方藥】以胃痛方化裁乳香10克、沒藥10克、炙黃耆20克、炒白芍30克、海螵蛸30克、延胡索10克、川楝子10克、黃連6克、吳茱萸2克、香附10克、五靈脂10克、蒲黃6克，水煎服，日二次口服。

二診：服五劑藥後複診，胃痛大減，吐酸已止，唯感胃脘脹滿，納差，舌淡，脈弱，用前方，去白芍、黃連、吳茱萸、五靈脂、蒲黃，加枳實10克、厚朴10克、砂仁10克、焦三仙各15克、烏藥10克，行氣寬中，開胃醒脾。又服五劑，胃脘痛基本消失，食慾增加。

（二）咳喘（喘息性支氣管炎）

王××，男，25歲，農民。2007年10月8日初診。

【主訴】咳嗽，氣喘三天。

【病史】三天前患者自覺惡寒，發熱，咳嗽，氣喘，自以為感冒，自購速效感冒效囊、祛痰止咳顆粒，服藥後無效故來我院門診就診。現症：發燒（38.3℃），咳嗽，氣喘，怕冷，痰鳴，噁心，嘔吐，口渴多飲，食慾不振，汗出，大便乾結，小便黃，舌紅苔黃，脈數；聽診：雙肺喘鳴音。經X光胸透，診斷為喘息性支氣管炎，治宜宣肺解表，清熱化痰，止咳平喘。

【方藥】咳嗽方加減：桑葉10克、枇杷葉10克、金銀花10克、麻黃10克、黃芩10克、魚腥草20克、前胡10克、桔梗10克、川貝母10克、紫苑10克、甘草6克，水煎服，早晚各一次。五劑藥後咳喘除，熱退嘔止。

（三）消渴（糖尿病）

王××，女，48歲。2007年11月20日就診。

【主訴】口渴多飲，小便頻多，善飲消瘦10天。

【病史】10天來患者自覺口渴，小便多，尤其是夜間更甚，食量比以前增加，飲水多而口渴不解，身體比前消瘦，故來我院就診。現症：煩渴多飲，多食易饑，形體消瘦，尿頻量多，少氣懶言，倦怠勞累，舌體胖大，舌邊尖紅，苔薄黃，脈沉細無力。

實驗室檢查：血糖（空腹）14.9mmol/L，尿糖（+++），西醫診斷：糖尿病II型，中醫診斷：消渴（肺胃熱盛，津傷氣虛），治宜養陰清熱，健脾補氣。

【方藥】給以消渴方（自擬）。生地 20 克、山藥 20 克、黃蓍 30 克、知母 20 克、生石膏 30 克（先煎）、天花粉 30 克、玄參 10 克、黃連 6 克、麥冬 15 克、蒼朮 10 克、石斛 10 克、丹參 30 克。水煎服，早晚各一次，每次 100 ～ 150ml。

二診：服藥五劑後，口已不渴，飲水明顯減少，化驗血糖，降為 7.9mmol/L，繼用前方五劑，藥後口不渴，飲水少，血糖降為 6.0mmol/L，以後節飲食，調情志，配用降糖舒膠囊以鞏固療效。

治療消渴病，除滋陰清熱外，還當抓住健脾補氣，活血這一關鍵環節（因陰虛火旺，耗損肺脾胃腎）著重於後天滋養培本論治。

方中以麥冬之甘寒，生津清熱，潤肺養胃，偏於中上焦，以生地之苦甘寒，滋陰清熱，補益肝腎，偏於下焦，以玄參之苦寒，增液清熱，山藥之甘平，益氣養陰，同入肺胃腎，作用於三焦，四藥合用，養肺、胃、腎三臟之陰液，清上、中、下三焦之燥熱。黃蓍入脾肺二經，大補脾肺之氣，使其脾健氣旺，化生水穀精微，布散全身，機體得以濡養。

蒼朮健脾祛濕，與上藥合用補中寓消，滋而不膩，知母、石斛、天花粉、黃連，清胃熱，生津止渴。

丹參甘微寒，活血祛淤，與黃蓍配伍扶正活血，健脾布精，養機體，全方黃蓍有補氣助運，清熱生津養陰之功效，是治療消渴病的一個常用方子。供參考。

倪曉疇

一、個人簡介

倪曉疇（1958 年生），山西介休人，出生於中醫世家。自幼隨父學醫，19 歲出師獨立行，1982 年全國醫古文函授班結業，繼而攻讀本科學歷，高級工程師，主任中醫師，1988 年創辦介休市曙光中醫診療所，現任職於介休市曙光中醫診療所所長，特聘為中國科技交流中心研究員，諮詢專家。

《中華醫藥研究與創新》雜誌社編委，介休市政協委員，政協優秀資訊員；介休市衛生系統唯一的行風監督員；全國民間特色優秀專科名醫專家，《中華名醫》專家委員會委員，中國科技與人才開發中心特邀技術顧問，21 世紀紀仲景醫魂特約文獻研究員。

在國家級雜誌上發表論文數十篇學術論文，在《中國特色醫藥雜誌》發表的《複方 B 肝病毒三方治療 B 型肝炎 100 例臨床觀察》一文被為評為金獎。其他論文俱在《中醫雜誌》、《中華中醫藥雜誌》、《中國民間療法》、《中華醫藥研究與創新》、《中華醫學臨床雜誌》、《中國現代臨床實用醫學雜誌》發表。並入選《中國專家人才庫》、《21 世紀人才庫》、《世界優秀專家人才名典》、《世界科技專家與人才》中國科技卷。《中華百年人物篇》等。

二、學術思想

（一）宗旨四大經典之理論、兼收並蓄各家精華

倪氏治病，師古而不泥古，擅長辨證與辨病相結合，臨床每遇一症，不但從整體著眼，而且運用理法方藥，更要精細研之，不敢有半點疏漏，組方遣藥十分嚴謹，自擬方藥甚多。對疑難雜症見長，在治療法脾胃病方面提出：「脾旺則四季旺，四季旺則不受邪」；如治肺病用藥貴在輕靈，據「上焦如霧」之理，治療中醫所講的「膨症」（肝硬化腹水），提出該病的標本所在，他認為「氣血凝滯是膨症（肝硬化腹水）之本「濕熱淫於血分是膨症（肝硬化腹水）標。遇什麼病用什麼法，六經辨症，三焦辨證，衛氣營血辨證，臟腑辨症，氣血津液及十二經絡辨證等銘記心中。

他臨症長久，更認識到醫乃濟世之術，生死存亡所繫焉，必探其精微，務在博古今之醫學精華，推本求源，其方取大、小、奇、偶、用之，制定君臣佐使之宜，方能讓病家起死回生，治病必有主次、急則治其標，緩則治其本，藥物、藥量、因人制宜，體壯者耐受重藥，體虛者不宜重劑。

人與自然必求統一，如我國南北方氣候亦有出入，如：東南地區多卑多溫，喜用燥藥，西北地方多高多燥，喜用潤藥，隨不同區域而變化，用藥才能中肯。人之患病，不外乎三因、外因六淫，內因七情。跌撲損傷，野獸

蟲蛇咬傷為不內外因，細心辨證，方能心中明瞭。只要博覽群書，讓理論、實踐「循環無端，運用時間長久了，自然就會水到渠成，診病就會得到「望而知之謂神，聞而知之謂聖，問而知之謂之工，脈而知之謂之巧的境界。

（二）組方遣藥貴在靈活，古方新用異病同治也

他治病用藥，最擅長辨證與辨病相合，經方運用廣泛，如「小青龍湯為例：該方源自《傷寒論》四十一條，主治傷寒表不解，心下有水氣，乾嘔發熱而咳，或利或噎，大小便不利，少腹滿而喘，主治風寒咳嗽痰多而白之症，經他靈活變通，改為「加味」小青龍湯，治療脾、肺、腎同病的喘息病，療效出乎意料。

首先對喘息痰多而白，氣怯背寒進行辨證，他認為，脾虛氣衰，欲食不化精微，反為痰濁，痰濁阻肺，氣道受阻，形成喘息（哮喘），痰氣相搏，喉中有哮鳴聲，故「脾為生痰之源」。

肺主氣，邪實氣壅，肺氣升降功能失常，因而不能平臥，端坐呼吸，痰飲貯入肺臟。故「肺為貯痰之器」。「腎為氣之根」，根本不固，吸入之氣不能歸納於腎，就會出現呼多吸少和吸氣困難，故有「腎為氣之根」之說。

以上舉例可以看出，不外乎肺、脾、腎三臟，喘息（哮喘）一症，因長久不癒亦影響心臟功能，西醫學所講的肺心病之類，在經方「小青龍湯」中加入紅參、炙米殼，破故紙三味中藥，咳喘同治，古方新用，治療範圍擴大，諸藥伍用，促使脾、肺、腎功能恢復，「陰平陽秘」咳喘痰多、壅盛消失，特別是對年久不癒老年患者更為適

合，在臨床中每收良效，且未發現不良反應。

以上淺說雖不能一一舉例，是把他的臨床心得，典型舉例說明，讓愛好醫學之人從中得到啟迪。

三、經驗介紹

倪氏用方：博採眾方、古方新用、隨症化裁、妙用理法、才施方藥。

（一）小青龍湯

桂枝、炒白芍、炙甘草、乾薑、麻黃、製半夏、細辛、五味子。

【加減法】

若腎虛腎寒者，加破故紙，熟附子；氣喘甚者，加人參蛤蚧，麻黃易炙麻黃；痰多者加入香緣，紫蘇子、白芥子；累及心臟者加重人參，炙黃蓍；食呆者加焦三仙、砂仁、白豆蔻；兼水腫者，加真武湯；脈結代者，合炙甘湯加減。

本方具有溫肺散寒，止咳定喘，溫補脾腎，用於一切新老氣喘（哮喘病、肺心病哮喘）等。

（二）逍遙散

【方藥】當歸、炒白芍、柴胡、雲茯苓、炒白朮、炙甘草、薄荷、生薑。

加減法：治療肝鬱性失眠著，加入合歡花、鬱金、遠志、酸棗仁。腹脹者加入砂仁、檳榔。脅痛較重著，加入元胡、枳殼。

【功效】疏肝解鬱，養血健脾。

【主治】肝鬱脾虛血虛。症見兩脅作痛，頭痛目眩，口苦咽乾，神疲乏力，或往來寒熱，或月經不調，乳房脹痛，脈弦而虛。

（三）仙方活命飲

【方藥】金銀花、防風、白芷、當歸、陳皮、甘草、赤芍、浙貝母、乳香、沒藥、穿山甲、皂刺、天花粉。

加減法：瘡瘍腫毒熱盛者，加入石膏，水牛角。治療上肢瘡瘍痛腫者，加入桑枝。下肢癰腫者，加入懷牛膝。胃脘疼痛者，加入高良薑香附。痛腫堅硬者，加入三棱、莪朮。

【功效】清熱解毒、消腫潰堅，活血止痛。

【主治】瘡瘍腫毒初起，紅腫焮痛或身熱，凜寒、苔薄白或黃，脈數有力。

四、臨證醫案

（一）高血壓疾病

馬某某，男，76 歲，2005 年 8 月 28 日初診。患高壓 10 年有餘，平時服用硝苯地平控制血壓，時常交替服用北京降壓 0 號，血壓常控制在 20.62/13.33kpa（155/100mmHg）左右，停服降壓西藥血壓常在 22.61/15.96kpa（170/120mmHg 之間，有過腦梗塞病史 2 次，左側肢體活動不利及語言不清等後遺症。現患者自訴，頭脹頭痛，口苦易怒，頭重腳輕，口乾，胃納尚可，大小便正常，舌質紫，苔薄黃等，脈弦數無力，血壓 21.55/14.63kpq（162/110mmHg），診斷為高血壓，證屬陰虛火旺，肝陽上亢。治以滋陰潛陽、鎮肝熄風。

【藥用】夏枯草 12 克、野菊花 12 克、炙甘草 10 克、雞子黃 2 枚、五味子 10 克、麥冬 10 克、生地 10 克、火麻仁 8 克、阿膠（烊化）10 克、石決明 30 克（先煎），草決明 12 克、龜板 20 克（先煎），10 劑。水煎服。一日一劑。每劑煎 3 次，早、中、晚各服一次。

二診：進上方 10 劑後，患者全身輕鬆，頭暈頭脹亦減，口苦口乾消失，行走有勁，質淡紅苔潤，脈小弦略虛，血壓 18.62/11.97kpa（140/90mmHg）。守原法繼服 20 劑。

三診：服完後患者症狀全部消失，舌紅苔潤，脈象轉平，正常如常人，血壓 17.29/10.64kpa（130/80 mmHg），血壓控制到正常範圍，按上方再抓 5 劑，研末為蜜丸，以資鞏固。

【按】患者頭暈頭脹，頭重腳輕。均屬陰虛火旺，上實下虛，陰虛動風，肝陽上亢所致，口乾口苦俱是肝火動風之象。故大定風珠湯加減為主方。其中：夏枯草、野菊花、草決明清熱降壓，炙甘草、五味子、酸甘化陰，以加強滋陰熄風之功，均為佐使藥。生地、麥冬、白芍滋陰柔肝。龜板、石決明滋陰潛陽以鎮肝陽上亢。阿膠、雞子黃、滋陰養液，增補真陰。火麻仁養陰潤燥，上方合用具有滋陰養液，柔肝息風，清熱降壓之功效，據「壯水之主以制陽光」之理論，貫穿於始終。以滋陰潛陽，清熱、酸甘收斂之療法，獲得全功，待病情穩定後，湯藥改為丸藥，既增強了療效，又得到鞏固。

（二）帕金森病

李某某，女，58歲，2005年5月26日初診。患者自訴在一年前，雙手開始靜止性震顫，肌肉發僵，頭搖，運動減少，四肢無力，在某省醫院診斷為帕金森病，並見服用左旋多巴制劑，待藥效過後，繼續發作。

症見：頭搖不停，兩手震顫，肌肉僵硬，姿勢異常，食慾正常，大便略乾燥，舌紅，苔乾燥少津，脈沉而細，症屬：血虛生風，肝風內動，診斷為帕金森病，治以養血息風，鎮肝止痙。

【藥用】炙甘草10克、麥冬10克、生地10克、火麻仁8克、陰膠9克、（烊化）雞子黃2枚、五味子8克、龜板15克、鱉甲15克（先煎）、生牡蠣15克（先煎）、生白芍15克、蜈蚣2條、全蠍6克（沖服）、10劑，水煎服。1日1劑，每劑煎3次，早、中、晚各服1次。

二診：服用10劑後患者頭、手震顫明顯好轉，全身自覺靈活，步履姿勢基本正常，舌質紅，苔潤。

三診：效不更方，按原方再服10劑。服完後症狀全部消退，健康如同常人。

【按】西醫學所講的帕金森病如同中醫學的頭搖，手顫之症。主要是陰血不足，不能制止內風，陰血虧少的肝風內動之象，正如《內經》「諸風掉眩眩皆屬於肝」的理論，運用大定風珠湯，合止痙散化裁，在臨床中每收良效。方中全蠍、蜈蚣為血肉有情之品，擅長於止震定顫，息風止痙，為之君藥。

阿膠、生地、麥冬、白芍補血滋陰以柔肝木，龜板、鱉甲，牡蠣滋陰潛陽而息風。五味子、炙甘草酸甘化陰，以加強育陰止顫之功，均為佐使藥，諸藥同用，伍用功能增強，肝血陰液恢復，風邪無藏身之地。「陰平陽秘」方藥對證，療效頗佳。

（三）單純性眩暈症

鮑某某，女，59 歲，2002 年 4 月 28 日初診，經常頭暈。病史有 4 年之久，測血壓亦正常，平日頭暈不斷，發作時全身無力，精神不佳，伴有噁心，嘔吐，汗出，以臥床為主，大便不暢，難入睡眠，食慾一般。舌紫，苔無津液，口乾而苦，脈弦數虛。診斷，血虛生風，肝風內動。單純性眩暈症。診屬陰虛血少。內風上擾。治以滋陰養血，柔肝息風。

【藥用】炙甘草 10 克、麥冬 10 克、生地 10 克、火麻仁 10 克、阿膠 10 克、（烊化）、龜板 12 克（先煎）、鱉甲 12 克（先煎）、牡蠣 15 克（先煎）、五味子 10 克、生白芍 15 克、鉤藤 10 克、紅豆蔻 10 克，10 劑，生薑 3 片、大棗 3 枚為引，每劑煎 3 次，早、中、晚各服 1 次。

二診：服藥 10 劑，頭暈，噁心嘔吐，出汗、顯著好轉。全身輕鬆，能做家務。按原方再服 10 劑。

三診：藥後，患者症狀全部消失，無任何症狀，脈亦轉平和，舌質舌苔滋潤，精神心情正常。

【按】患者本案純屬眩暈症，血壓亦正常，出現頭暈、噁心、汗出、嘔吐。

主要原因不外乎陰虛血少，肝病傳脾，影響脾胃。出現噁心嘔吐，本症虛者居多，如陰虛則易肝風內動，血少則腦失所養，血少則氣虛，氣虛則陰血不升，氣血雙虧則精虧，精虧則髓海不足，最終導致眩暈。

方中阿膠、雞子黃滋陰補血以息肝風。為君藥。生地、麥冬、白芍滋陰養肝，以養陰液。龜板、鱉甲、牡蠣均為介類藥，血內有情之物，長於滋陰替陽，平肝息風，均為臣藥。五味子、炙甘草、火麻仁酸甘化陰，養陰潤燥，佐以增液息風之功。鉤藤增強平肝息風之力。紅蔻仁其性偏熱，以制涼藥大寒變小寒，易於吸收，有止嘔治吐之功。全方滋陰潛陽，養血柔肝，兼顧脾胃，方藥對證，相得益彰，療效滿意。

郝清香

一、個人簡介

郝清香，女，1962 年 8 月生。山西省平遙縣人，中共黨員，大專學歷，主治中醫師。自幼好學，立志學醫。1980 年高考，以優異的成績考入山西省中醫學校中醫師專業。三年的學習，系統的掌握了中醫基礎理論及中醫各科。1983 年 8 月畢業後，分配到平遙縣洪善地區從事中醫臨床工作，並兼任平遙衛校的教學任務，使臨床與教學相得益彰。

1994 年到省中醫醫藥研究院學習，在消化科跟隨蕭漢璽、王晞星主任學習，在皮膚科跟隨李鳳仙主任學習，使自己在消化內科與皮膚科的專科領域有了一定的突破。1996 年，山西省中醫學院中醫系自考大專畢業。1998 年 2 月因工作需要調入平遙縣中醫院，一直從事中醫的門診工作，在當地有一定的社會聲譽。2000 年 3 月晉升為主治中醫師。熱愛中醫教育事業，和皮膚病知識的普及工作，臨床、教學之餘，還到平遙人民廣播電臺健康之聲做皮膚的保健常識專題講座，為提高平遙人民的保健意識和健康知識做出了貢獻。

良好的醫德，精湛的醫術，得到了廣大患者的讚揚，同行的認可，領導的表揚，分別於 1995 年、1996 年、1997 年、2002 年、2005 年被醫院評為「先進工作者」；1996 年被醫院評為「文明建設標兵」，分別於 1995 年、1997 年、2005年被平遙縣衛生局評為「衛生工作先進個人」，2005 年被醫院評為「健康檢查工作先進個人」，2006 年在和諧家庭創建活動中被平遙縣婦聯授予「文明型家庭」的稱號。歷年在市級省級雜誌上發表論文 5 篇。

二、學術思想

從事自幼臨床教學二十四年，有紮實的理論基礎和豐富的臨床經驗，一貫崇尚大醫精誠，奉行醫德為先，愛崗敬業，恪守病人至上，人命至重為旨，為病人熱情服務，悉心施治，熱愛中醫事業堅持繼承、發展、創新、提高。

深入研讀中醫古典與近世流派專著，不斷學習國內外先進醫學技術，讀經典，做臨床，不斷研究，體會中醫學博大精深的豐富的內涵，本此精神，經多年努力，在皮膚病的治療過程中，突出中醫特色，把中醫的辨證與西醫的辨病相結合。

根據病情的需要，宜中則中，宜西則西，宜結合則結合的原則，有了自己獨特的治療之路，突出中醫內治與外治相結合，在內治中將皮膚症狀與全身症狀相結合的進行辨證施治，在外治過程中，將皮膚的他覺症狀與自覺症狀相結合，進行辨證用藥。

二十四年來，繼承和開拓中醫療法，探索中醫現代化，為患者解除疾苦，提高治癒率，縮短治療時間，減少醫療支出，收到了良好的社會效益。

三、經驗介紹

臨床主要從事皮膚科的工作，對於皮膚科的常見病、多發病，治療效果顯著。善於診治疑難性皮膚病，如銀屑病、濕疹、痤瘡、酒渣鼻、慢性蕁麻疹、手足癬、多型紅斑、玫瑰糠疹等。堅持中醫治療特色，注重整體觀念，辨證論治。

正常人體營衛調和，具有抵抗外邪的能力，使外邪不得侵襲，皮膚保持健康無恙。

其如《靈樞・本藏篇》所云：「衛氣和則分肉解利，皮膚調柔，腠理緻密矣」。反之則可導致皮膚的機能失常，而發生損害，釀成皮膚病。

急性皮膚病，大多發病急驟，皮損表現以紅、腫、熱、丘疹、疱疹、膿疱、糜爛、滲液為主，同時伴有瘙癢、口乾、口渴、便秘、尿黃、煩躁、發熱、面紅脈浮弦滑數有力，舌質或舌尖紅，舌苔黃膩。病因辨證多為風、濕熱、蟲、毒，八綱辨證以實證、熱證為主。

其與臟腑的聯繫一般於肺、脾、心三臟關係最為密切。正如《內經》云：「諸痛癢瘡，皆屬於心。」因心主熱，火之化，熱甚則瘡痛，熱微則瘡癢。

《諸病源候論》云：「肺主氣，候於皮膚，脾主肌肉，氣虛則膚腠開，微風濕所乘；內熱則脾氣溫，脾氣溫則生熱也。濕熱相搏，故頭面身體皆生瘡也。」治療以清熱祛濕，涼血解熱為主。

慢性皮膚病，大多發病緩慢，皮損表現為乾燥、粗厚、苔蘚樣變、鱗屑、皸裂、色素沉著，或色素脫失，伴有脫髮，指趾甲變化，自覺症狀不重，多同時有口黏、口淡、納呆、大便不乾或溏瀉、腹脹滿。脈多緩細，舌質多淡暗，舌體胖嫩或有齒痕，舌苔或白膩等。病因辨證大多為血淤或營養不足，肝脾腎虧損，衝任不調，八綱辨證以虛證、寒證、為主；其與臟腑的聯繫，一般與肝、脾、腎三臟密切。

因肝主藏血、主筋、爪為筋之餘，血虛則生風燥，皮膚爪甲失去濡養而為病；脾為後天之本，氣血生化之源，主肌肉，運化水濕與水穀精微，脾虛則肌膚失去血的濡養，水濕停留而為患；腎主藏精，為先天之泵，黑色屬腎，其華在髮，腎精不足，則可形成先天性遺傳性皮膚病以及產生皮膚的色素改變和脫髮等病變。治療以養血潤燥、平肝、健脾、溫補脾腎為主，總之皮膚病的診治也和其他各科一樣，不外辨證論治和辨病論治。

四、臨證醫案

趙××，男，37 歲，教師。

初診：2006 年 4 月 20 日，半月前，感冒後一週，全身開始起皮疹，以軀幹，四肢為重。皮疹初起為淡紅色丘疹，後逐漸擴大，皮損增多，境界明顯，皮損周圍有紅暈，再後來皮損表面有多層銀白色鱗屑，並有大片的鱗屑脫落，經查薄膜現象和 Auspitz 徵均為（+），伴有瘙癢，舌尖紅，苔薄，脈弦數。患者 10 年前曾患銀屑病。治以清熱解毒，涼血搜風。

【擬方】龍葵 15 克、銀花 25 克、連翹 15 克、蟬衣 9 克、薄荷 9 克、牛子 10 克、防風 9 克、荊芥 9 克、玄參

20克、生地20克、全蟲3克、甘草6克、炒白朮10克、北豆根10克、紫草根15克、雞血藤15克、蜈蚣一條、白花蛇舌草30克，七劑。

西藥：氨肽素：1.0克，一日三次，口服；
雷公藤多甙：20毫克，一日三次，口服；
維生素C：2克，一日二次，口服；
葡萄糖醛酸內脂：0.1克，一日三次，口服；
維生素E：0.1克，一日三次，口服；
外用：10%尿素軟膏，一日二次。

二診：2006年4月28日，服上方後，部分皮疹消退，無新皮疹發生，瘙癢減輕。

上方加赤芍15克，白茅根30克，七劑。

三診：2006年5月8日，皮疹基本消退，縮小變平，周圍有色素減少量，有的皮疹消退後遺留淺色班。

上方加烏梢蛇10克，當歸15克，七劑。

一月後隨訪，諸症已癒。

【自按】對銀屑病的中藥辨證分型，各人有不同的主張。目前在臨床治療上也無固定的組方，但是中醫對某些病例確有一定療效，與其他療法適當配合，療效更佳。

我認為對銀屑病的病因主要使感受濕毒，濕毒鬱久，化熱化燥，耗傷津液，肌膚失養，也與遺傳、飲食、七情變化有關。

進行期銀屑病一般為血熱型，治以清熱涼血及活血為主，佐以養血潤燥之品，藥用：銀花、槐花、白茅根、玄參、土茯苓、赤芍、丹皮、紫草根、當歸、生地、雞血藤、丹參；最靜止期或退行期銀屑病一般為血燥型，治以養血潤膚為主，佐以清熱涼血之品，藥用：當歸、生地、雞血藤、何首烏。

慢性病久者則重用蟲類、搜風之品，祛風止癢的藥用：防風、蟬衣、苦參、蜂房、白蘚皮、全蟲、烏梢蛇、蜈蚣、僵蠶，以上藥物根據臨床表現不同隨證選用、選用西藥氨肽素，雷公藤多甙、維生素 C、葡萄糖醛酸內脂、維生素 E，以增強機體的免疫和保肝作用。外用 10%尿素軟膏，增強皮膚蛋白的水合作用，促進角質的形成。

總之，中西醫並進，堅持中醫特色，注重整體觀念，辨證論治，辨證論治與辨病論治相結合，突出中醫內治與外治相結合，臨床取得良好的療效。

郭淑芳

一、個人簡介

郭淑芳：女，1957 年生，原籍山西省方山縣人，主任中醫師。山西省中西醫結合學會理事。1975 年經緯中學高中畢業，同年插隊。

1978 年高考恢復後考入山西省中醫學徒班，就讀於太谷衛校。1979 年分配至晉中市第一人民醫院中醫科。師從名老中醫侯松生，深得其要領。也有幸聆聽已故名老中醫王鼎三老先生教誨，受益匪淺。1985 年考入山西醫學院中醫大專班，獲得大專學歷，1998 年獲得山西中醫學院自考中醫本科學歷。

1991 年至 1992 年先後赴天津中醫學院腎內科，北京中醫研究院西苑醫院腎內科進修。曾跟隨過已故中醫腎病專家方藥中、時振聲學習。運用中醫中藥治療腎病體會頗深。1998 年，調入院腎內科開展中西醫結合治療腎病工作。2006 年，又赴上海曙光醫院腎內科進修學習，結合南北方特點，擅長治療蛋白尿、血尿、慢性尿路感染，尿毒症。

對腎結石、膽結石也有獨特的治療方法，從醫 30 年，發表論文十餘篇。

一、學術思想

（一）治腎病注重扶正祛邪

腎臟病的發生，多是由於肺、脾、腎三臟的虛損以及氣血紊亂、陰陽失調引起，肺、脾、腎三臟虛弱，肺的宣發、肅降，脾的健運，腎的氣化功能失調，均可導致水濕瀦留，而致水腫，所以其病機多是虛實互見。

腎臟病的臟腑功能失調所產生的許多病理產物，也是進一步致病的因素。這些機體產生致病因素一般稱為內邪，以和外邪相區分。

內外合邪，正虛邪實是腎臟病發生發展的基本環節。因此在治療腎病過程中，掌握好扶正祛邪這一大法，對控制疾病的發展，縮短病程，起著重要的作用。

臨床中，如急性腎小球腎炎恢復期，水腫已消，但尿中仍有少量蛋白尿、潛血，而病人常有不耐勞累、口乾等氣陰兩虛之症，治療當以益氣養陰，兼以清熱涼血。可用太子參、麥冬、知母、山萸肉、白茅根、生地等善後治療。腎病綜合徵，患者表現高度浮腫，單純利水可傷氣傷陰，消而復腫。因此可給予溫腎健脾利水之劑治療。對於慢性尿路感染，腎虛濕熱共存，治療上注意邪正雙方孰多孰少，滋腎與清熱利濕並進。

由於腎臟病病程長，反覆發作，正虛邪實是其基本病因，若按常規治療先驅邪後扶正，只恐邪未去，正已傷，故用扶正去祛邪之法方可奏效。

（二）善用系列方，方中有方

慢性病，病機複雜，症狀繁多。單一方不足以勝任，需數方併用，方可取效。本人臨床上善用系列方治病，如六味地黃湯八方、溫膽湯六方，均為方中有方。尤其是對六味地黃丸體會頗深。六味地黃丸的特點是三補三瀉，即補脾、肺、腎之虛，又瀉水濕之邪，符合腎臟病虛實夾雜之病機，故應用本方治療腎臟病，恰中病機。隨症加減，古方中本方加減就很多，如對急性腎小球腎炎、血尿明顯，其原因雖然很多，但陰虛血熱居多，故可用知柏地黃丸加白茅根、側柏葉、小薊等，或合入豬苓湯。腎病綜合徵，在低蛋白期間，往往見舌質紅或絳，可用該方合入五苓散、五皮飲等。

兼有氣陰兩虛，見心悸氣短，汗出者，可合入生脈散益氣養陰。若腎功能不全，合併貧血明顯的，可合入當歸補血湯。腎衰合併消化道症狀，嘔吐甚可合入溫膽湯或蘇葉黃連湯等等。總之在臨床中，對於複雜的疾病，可採取數方合用，克服用藥雜亂的弊端。

（三）讀經典、做臨床

在當今由於現代醫學的迅速發展，無時不在誘惑著每個中醫，中醫將走向何方？固然有大氣候的影響，但自身也存在著問題，對經典缺乏重視，是不容樂觀的事實。許多高校把經典作為考察課，足以看出其「重視」程度。但作為一個中醫來說，堅守一份清楚，堅定一份信念，是至關重要的。要始終抓住中醫的魂，辨證施治，掌握經典留給我們的寶貴財富。

經方是中醫學的精華，前人的經驗是後人實踐的基礎，所以對《傷寒論》、《金匱要略》中許多經方之所以必須掌握，是因為它們是經過數千年實踐檢驗被證實了的經驗方。

近年來我在臨床中，試用經方治療各種病症，辨證準確，效如桴鼓，療效大大提高。

如豬苓湯治療急性腎功能衰竭、小便不利、嘔利證；烏梅丸治療腹痛，麻黃附子細辛湯治療久治感冒不癒，小柴胡湯加減治療各種肝膽脾胃疾患，當歸四逆湯加減治療乾燥綜合徵，雷諾氏徵，桂枝湯治療汗症等等。

經方的魅力在於效專、力宏、價廉，在物慾橫流的今天，經方的便廉，雖然使個人的利益受損，但獲得的是病人的滿意，個人價值的提升。如今追昔，哪一個名醫不是讀經典用經方的典範，他們是我的追求。

二、經驗介紹

（一）急性腎小球腎炎

急性腎小球腎炎可分為邪盛期與恢復期兩個階段。中醫辨證屬「風水」、「陽水」範疇，大多數有感受風熱、風寒、濕熱等外邪入侵所致的病史（如扁桃體炎、淋巴結炎、鼻炎等）。《醫學入門》云：「陽水多外因，涉水冒雨或兼風寒、暑氣，而見陽症。」並指出或由瘡痍所致。在治療上可用疏解外邪、清利濕熱、祛除外邪。益氣養陰、清熱利濕善其後。

1. 邪盛期

①感受風熱者

【症狀】咳嗽、咽痛、惡風發熱、面浮肢腫、小便短少或見肉眼血尿、舌苔薄黃、脈浮數。

【治則】清熱解毒、宣肺利水。

【方藥】銀蒲玄麥甘桔湯合瀉白散加味。

銀花 10 克、蒲公英 10 克、玄參 10 克、麥冬 10 克、生甘草 6 克、桔梗 9 克、桑白皮 9 克、地骨皮 9 克、炒杏仁 9 克、石葦 30 克。

②感受風寒者

【症狀】面浮肢腫、惡寒無汗、發熱不甚、舌苔薄白、脈浮緊。

【治則】宣肺利水、散寒解表。

【方藥】越婢湯加減。

麻黃 6 克、杏仁 9 克、生薑 9 克、大棗 五枚、炙甘草 6 克、蘇葉 9 克、蟬衣 6 克、生山楂 9 克。

③濕熱阻滯

【症狀】面浮肢腫、口乾苦、小便短赤如濃茶、或皮膚有膿疱瘡、舌紅苔黃脈弦數。

【治則】清熱利濕解毒。

【方藥】麻黃 6 克、連翹 12 克、赤芍 15 克、白茅根 30 克、石葦 30 克、白花蛇舌草 15 克。

2. 恢復期

濕熱未清、氣陰不足。

【症狀】外邪解，浮腫消，蛋白尿基本消失，僅留有乏力或口乾口苦或尿中仍有紅細胞或少量蛋白。

【治則】清熱利濕、益氣養陰。

【方藥】滋腎化瘀清利湯。

女貞子 10 克、旱蓮草 10 克、側柏葉 15 克、益母草 15 克、白花蛇舌草 15 克、馬鞭草 15 克、石葦 15 克、生地 10 克、丹皮 10 克。

【加減】乏力明顯可加入太子參 15 克。

（二）腎病綜合徵

腎病綜合徵屬於中醫「水腫」範疇，與肺、脾、腎三臟功能失調有關。臨床大多用激素治療，中藥可根據激素使用的不同階段分型論治，以減輕激素的副作用，提高激素的治療作用，減少復發。

1. 激素使用大劑量階段

有水腫可給予濟生腎氣丸合五皮飲或五苓散加減，無水腫者用知柏地黃丸和二至丸治療。

2. 激素減量階段

在滋陰降火的基礎上要注意益氣養陰，可合生脈散。

3. 激素維持階段

在生脈散、六味地黃丸基礎上加仙靈脾、菟絲子、黃蓍、當歸、枸杞子以溫陽益氣。

腎病綜合徵，由於大量蛋白尿的丟失，低蛋白血症的糾正，西醫多給予補白蛋白，中醫辨證多屬氣陰不足，此時利水過度，陰傷更明顯。臨床多採用食療。

【具體用法】生黃蓍 15 克、赤小豆 15 克、砂仁 6 克、車前子 10 克、蓮子肉 10 克，與活鯉魚 250 克同煎，放蔥薑不加鹽，喝湯吃魚，每週 1—2 次。

腎病綜合徵，大量激素治療階段，患者會出現面紅、興奮、失眠等陰虛火旺的症狀，也有患者表現為水鈉瀦留加重，有的表現水腫不明顯，但體重明顯增加。有的出現明顯的水腫，根據有無水腫給予中藥辨證施治可收良效。在激素減量階段，疾病的轉歸由陰虛火旺逐漸轉化為氣陰兩虛階段，治療以益氣養陰為主。在維持階段，患者易出現反跳或復發，這時的病機由氣陰兩虛向陰陽兩虛轉化，故加用溫陽類藥。對腎病綜合徵低蛋白血症併發高凝改變，中醫屬淤血範疇，病人表現水腫，呈不對稱，可用中藥當歸芍藥散，活血利水。

（三）慢性腎炎、蛋白尿

慢性腎小球腎炎以反覆蛋白尿為主，是一病程長、反覆發作，最終發展為腎功能不全的疾病。中醫古醫籍中對蛋白尿無記載，也無專用藥。中醫認為尿中的蛋白是臟腑功能異常，精微物質外泄所致。蛋白尿的產生是正虛邪實，正虛以脾腎兩虛為主，邪實以外感、濕熱、淤血等為主。該病病程長，病機複雜，治療上一定要抓主要病機，也就是導致該病的主要原因。由於腎為先天之本，脾為後天之本，故脾腎為人身之根本，無論症狀有多複雜，應當抓住這條主線，縱然有很多變化，切勿忘記根本，捨本逐末。當然在治本的基礎上，兼夾症也應重視。

腎的功能主藏精，又主水，藏瀉共濟。脾主生化氣血，有統攝作用，又有運化水濕的功能。腎中精氣有賴於後天水穀精微的補充，脾腎之間相互資助，相互促進，脾本身有攝精微物質和升清降濁的功能，清者不升，濁者不降，致使蛋白尿加重，因此顧護脾腎是關鍵。

【症狀】乏力腰困、尿沫多，或夜尿頻多，或納差，或便溏，或浮腫，舌淡胖有齒痕，苔白膩，脈沉，化驗尿常規有蛋白尿。

【治則】健脾益腎，化瘀利濕。

【方藥】自擬消白湯。

黨參 15 克、丹參 15 克、山萸肉 15 克、仙靈脾 15 克，米仁根 15 克、生黃蓍 30 克、鬼箭羽 15 克、石葦 30 克。

【加減】若兼外感咽痛，加炒牛子 9 克、玄參 9 克、紫蘇 9 克、蟬衣 9 克、浙貝母 9 克。

兼水腫：加茯苓 30 克。

兼食納差：加砂仁 6 克、內金 9 克。

兼頭暈、血壓高：加菊花 15 克、枸杞子 18 克、生龍牡各 15 克。

兼失眠：加首烏藤 30 克、炒棗仁 15 克。

血尿明顯加茜草根 15 克、炒蒲黃 12 克、重者加三七參 9 克。

便溏者加芡實 20 克、金櫻子 20 克。

（四）慢性尿路感染

尿路感染在中醫學中多屬「淋證」的範疇，而慢性尿路感染可歸屬於「勞淋」，對於尿路感染的反覆發作，中醫根據遇勞而發的特點，究其原因，為腎氣不足，抗邪無力。正氣不足主要表現為脾腎不足，脾多表現為脾氣下陷，腎虛為腎氣、腎陰不足，而尿路感染，濕熱是其致病因素，可貫穿疾病的始終，隋巢元方在《諸病源候論》中曾將淋證概括為「腎虛膀胱熱」。又因少腹乃足厥陰肝經循行之處，肝失條達，氣機鬱結，膀胱氣化不利。所以治療慢性尿路感染，綜合其病機，可從三方面考慮，脾腎虛、氣鬱、濕熱。

【症狀】小便頻數，尿道有灼熱感，小腹墜脹不適，或疼痛，腰困乏力，反覆發作，舌紅苔黃膩或白膩，脈弦細。

【治則】健脾滋腎、清熱利濕行氣。

【方藥】柴胡 6 克、黃芩 9 克、仙靈脾 9 克、知母 9 克、黃柏 9 克、赤白芍各 9 克、川芎 9 克、白朮 9 克、澤瀉 9 克、烏藥 9 克、太子參 15 克、石葦 15 克。

【加減】濕熱重，尿頻、尿急、尿痛，加白花蛇舌草、萹蓄、瞿麥。

小腹墜痛不適明顯，加香附、枳殼。

腰困明顯，加杜仲、川斷。

四、臨證醫案

（一）慢性腎小球腎炎

患者賀××，男，40 歲。2007 年 1 月 20 日初診，病人因頸部生一腫物，需行手術，化驗尿常規，發現蛋白尿 3+，潛血 1+，未予治療，先行手術，後給予常規抗炎治療，兩週後，化驗尿常規，蛋白仍為 3+，病人無明顯浮腫乏力，惟有症狀就是尿沫多。時有腰困，即往曾患有腎炎「具體診斷治療不詳」，發現血壓高多年，常服尼群地平，血壓控制一般，考慮慢性腎小球腎炎，此次由感染而誘發。

【辨證】脾腎兩虛，兼有濕淤。

【方藥】參蓍地黃湯加減。

太子參 30 克、生黃蓍 15 克、山萸肉 15 克，生山藥 24 克、仙靈脾 9 克、米仁根 30 克、鬼箭羽 15 克、石葦 30 克、丹參 15 克。

患者常出現便溏，每每便溏時尿沫就增多，曾與方中加芡實 30 克，金櫻子 15 克，太子參改為黨參 15 克，前方加減共服 60 餘劑，蛋白尿轉陰，後曾因勞累反覆過 2 次，再以上方加減出入治療，蛋白尿得以控制。西藥除服降壓藥，未服任何免疫抑制劑，病情穩定。

（二）太陽少陰合病

患者牛××，男，44 歲，感冒一月餘，遍服治感冒中西藥，不癒。仍覺惡寒，汗出後症減，無咽痛咳嗽，舌苔白膩，脈緩，給予小柴胡湯合桂枝湯兩劑，藥後惡寒汗出稍減，繼服三劑，惡寒之症雖有改善，但仍不能盡除，病人背部冷為甚，汗出、口乾咽乾、頭疼，舌苔白微膩，脈緩。考慮太陽之邪未解，少陰陽氣已虛，即太陽少陰合病，與麻黃附子細辛湯加味治之。

麻黃 6 克、製附子 6 克（先煎）、細辛 3 克、炙甘草 6 克、兩劑。

藥後背冷消失，口乾不甚，頭痛減輕，微覺舌麻，舌苔稍顯黃，後以桂枝湯善其後，感冒約兩月病告痊癒。

在臨床上有些感冒，由於失治、誤治，發汗太過，致使邪氣內陷少陰，醫者以為惡寒仍為表證，予以解表藥發汗，汗出後陽氣愈虛，惡寒愈甚，此時以麻黃附子細辛湯加甘草，制約麻黃附子之烈性，用之對證，效如桴鼓。

（三）水熱互結證

患者 陳××，男，80 歲，主因膽結石術後十餘日出現小便不利腹脹，或嘔吐不止，時少尿，或腹瀉無度，腸鳴，精神倦怠，目微黃，舌紅苔少脈弦細，化驗腎功能，血肌酐，351 ummol/L，辨證屬水熱互結，予以豬苓湯。

豬苓 9 克、澤瀉 9 克、阿膠 9 克、滑石 9 克、炙甘草 6 克。

上方服三劑後，嘔吐止，未再出現腹瀉，尿量增加，精神好轉，舌轉淡紅，苔薄黃，脈右沉左弦，繼以上方服三劑，精神食慾轉佳，大小便正常，化驗腎功能血肌酐降至 170 ummol/L，後以健脾補腎化淤降濁法調治，病告痊癒。

（四）當歸四逆湯合陽和湯治療乾燥綜合徵

患者張××，女，57 歲，2007 年 3 月 20 日就診，病人患乾燥綜合徵一年餘，服甲氨喋呤，3 片/次，1/週，強的松 15 毫克/日 ，近半年出現手指末梢冷痛，指端色青紫而黑，指尖有壞死組織，面色晦暗，舌淡苔薄，脈弦。證屬血虛寒凝。治以溫經散寒通絡，處方與當歸四逆湯合陽和湯加減。

當歸 30 克、炙黃著 50 克，細辛 3 克、桂枝 10 克、赤芍 9 克、生乳沒各 9 克、雞血藤 30 克、炙草 9 克、麻黃 9 克、熟地 9 克、白芥子 9 克、炮薑 6 克。

二者服上方六劑後，患者手指疼減輕，局部壞死組織開始脫落，新肉芽已頂起，大便偏溏 3—4 次/日，舌脈如前。上方加鹿角膠 9 克，黨參 10 克，前方服十餘劑，局部壞死組織均已脫落，手指仍有些發涼，上方基礎上加川芎紅花等活血之品，又服 10 餘劑予以鞏固，共服三十餘劑，患者手指恢復正常，免去了截肢之苦。

（五）心下痞

患者郭××，女，49 歲，2007 年 8 月就診，病人自述心下痞塞，按後覺氣緊，乏力，大便不暢，服西藥治酸劑胃動力藥乏效。查舌苔白，微膩，脈關浮。《傷寒論》「心下痞，按之濡，其脈關上浮者，大黃黃連瀉心湯主之」此患者關脈浮明顯，遂以上方加味治療。

生大黃 9 克、炒黃連 3 克、黃芩 6 克、生甘草 6 克、桂枝 6 克。

二診：心下痞好轉，氣緊減輕，大便通暢為黑便，食慾尚可，舌苔中心微膩，脈關浮。上方加清半夏和胃消痞。

三診：心下痞消失，大便轉正常，欲歎息，午後胃脘部怕冷，舌苔微膩，脈關浮，重按無力。證屬熱勢已退，肝鬱脾虛顯現。治宜舒肝健脾。

柴胡 9 克、黃芩 6 克、炒蘇子 10 克、當歸 9 克，生白芍 9 克、薄荷 6 克，川椒 9 克、白朮 9 克、炙甘草 6 克、生薑 3 片、大棗 5 枚。

上方服六劑，胃脘部冷消失，追訪病人，目前精神食慾均可，偶有不適，自服上方後可緩解。

常本榮

一、個人簡介

常本榮（1957 年－　），祖籍山東淄博人，出生於山西省介休市北辛武鄉孟村灣村。四代祖傳中醫正骨世家，自幼深受父親的陶薰，十七歲便隨父學習中醫正骨，繼承和發揚祖傳外敷中藥加小夾板固定治療骨折和外用中藥薰洗，貼膏治療骨傷科雜病的方法，有時為了驗證某些中藥確切的臨床療效，連續幾天幾夜守護在病人身邊，詳細地做住院用藥記錄，認真總結療效觀察結果分析。為了搜集一個民間驗方，經常頭頂烈日，腳踏積雪，整日奔波於鄉間僻壤，拜訪老中醫，請教老藥工，方為我用。

三十多年來，診治病人遍及晉中、呂梁、長治、臨汾等周邊縣市及四川、內蒙、陝西、湖南、湖北等省份，整骨技術受到了廣大患者的好評。1980 年隨父到介休縣中醫衛生所工作，1985 年 4 月到介休縣人民醫院進修一年，1986 年到晉中二院骨科進修學習中醫骨傷雜病診療 6 個月，曾在國家級期刊發表《複方骨碎補膠囊治癒骨折延遲癒合 84 例》等數篇。

現任介休市中醫醫院骨外科主任，晉中市中醫藥學會會員，骨科學術帶頭人，主持研製的中藥製劑《複方骨碎補膠囊》2006 年 4 月被山西省食品藥品監督管理局順利審批通過，在臨床應用方面收到良好的社會效益和經濟效益。

二、學術思想

（一）外敷中藥加小夾板固定治療骨折，有促進骨折癒合和外固定的雙向作用。

常本榮治學嚴謹，外治用藥崇尚吳師機。外治法在理論上本於內治，吳氏曰：「外治之理即內治之理；外治之藥即內治之藥。所異者，法耳。」亦即，外治法和內治法的區別僅僅表現在給藥途徑和給藥方法有所不同。況且「服藥須以胃中入，再由胃分佈，散而不聚，不若膏藥之扼要也」。將藥敷於皮膚則藥性從毛竅而入，即所謂「皮膚隔而毛竅通不見臟腑，恰直達臟腑。」外敷中藥主張「祛瘀血生新，續筋骨。」

現代顧雲伍等透過實驗研究證明了「成骨細胞的生成與分泌活動依賴於良好的微循環。」骨折局部軟組織與骨折癒合的全過程密切相關。要使骨折再生，首先解決骨折局部的淤阻，改善局部血運，骨折斷端才能得到氣血的滋養，骨折方能癒合。

骨折經拔伸、端提、折頂、推擠、旋轉、搖晃、分骨等手法分類、分型復位手法，復位後，用醋將護骨消腫散調和，按骨折部位大小剪取麻紙。薄攤於上貼敷於患處，外裹繃帶一層，根據部位類型不同加棉墊，小夾板加壓用繃帶固定纏繞後，再用膠布加固，鬆緊適當掌握，注意避開壓迫動脈、神經以免影響術後功能；不超關節固定，固定範圍少，消腫止痛作用好；繃帶固定夾板，外敷中藥，繃帶棉花墊的擠壓效應，對防止復位後的骨折再錯位也起到了良好的雙向作用。

（二）主張「少治病，多益體，輕用藥，重調護。」

臨床上有些骨科雜病，，難以速效。以改善患者體質入手，「溫其陽，補其陰或益其氣，養其血。」「氣血流通即是補。」某些久治不癒的慢性骨科疾患，多數患者均經過長期用藥，或積勞成疾，體質下降，盲目地中西藥並用。其原因固然由於目前還沒有能完全治癒慢性骨關節炎的藥物或患者產生了對藥物的依賴性，但很大程度是藥物多用濫用所造成的，經胃腸吸收的難免影響腸胃功能。

肝腎功能不良的患者，老人、嬰幼兒還須注意藥物不良反應所產生的藥源性疾患。故常本榮提倡「少治病，多益體」，關節脫臼，先復位，若在 2 小時以內，無須外用中藥，只需用冰塊冷敷關節局部，囑休息，避免再傷即可。

若脫臼超過 4 小時以上，外敷中藥改善局部血流，即氣血流通即為補，繃帶固定患處 2～7 日即可恢復。提倡「輕用藥，重調護。」

腰膝勞損或肌肉損傷嚴重的患者，先應用中藥薰洗，使局部患處氣血流通，避免使用胃腸用藥，減少對腸胃的損害，尤其是膝關節增生的老年患者，中藥薰洗，配合中醫按摩，二個療程後，外貼活血舒筋膏，祛風濕撥毒止痛，貼敷二週至四週後，活動關節靈利。

另囑患者在治療期間，做適當的體育鍛鍊。尤其是在骨折癒合過程期間，進行適度在醫生指導下的局部和全身性的功能鍛鍊，有利於骨組織的代謝和骨折癒合，也是促進骨折後期功能恢復行之有效的措施。

三、經驗介紹

常本榮根據骨科病人不同證型，自擬處方，師古而不泥，理法嚴謹。

（一）護骨消腫散

乳香（製）、沒藥（製）、紅花、桃仁（製）、牡丹皮、丹參、透骨草等。

若腫甚者，加防己、白茅根、蒲公英；若夜寐不得者，加遠志、朱茯苓、葛根；若淤斑甚者，加三棱，醋莪朮、延胡索、蒼朮；若皮膚瘙癢者，加苦參、蒺藜、雞血藤；若淤斑祛血管仍有青紫斑者，加金銀花、葛根、桂枝、細辛等。

【功效】活血化淤，消腫止痛。

（二）靈體薰洗方骨折早期腫脹疼痛嚴重者

當歸、川芎、伸筋草、雞血藤、川牛膝、獨活、秦艽、附子等。

若淤血斑重者，加紅花、葛根、黃柏、桃仁；腫脹甚者，加香加皮，重用伸筋草、雞血藤；上肢不利者重用羌活，下肢活動不利者重用獨活；有肌腱黏連、關節僵化症者，重用乳香、桂枝加三棱、莪朮、地龍；陳舊性僵硬關節者，加王不留行、追地風、製川烏、製草烏。

【主治功效】活血、溫經通絡、消腫止痛，用於跟痛症、傷後筋骨疼痛、關節活動不靈活等。

（三）活血舒筋膏

穿山甲、透骨草、蜈蚣、乳香、沒藥、秦艽等加香油製成黑膏藥。

【主治功效】活血止痛、強筋骨、祛風濕。適應於骨質增生、風濕寒痹等關節疼痛、無名骨節疼痛等。

四、臨證醫案

（一）左膝關節骨質增生

李某某，男，60歲，工人，2000年11月4日初診。

一年來，患者左膝關節疼痛，近一週，左膝關節疼痛、腫脹加劇，晨僵，上下樓梯時，疼痛難忍，屈伸不利，於2000年11月4日就診，經輔助檢查，排除風濕、類風濕性關節炎，拍X光後，診斷為左膝關節骨質增生。

【處方】當歸、川芎、伸筋草、雞血藤、川牛膝、獨活、秦艽、附子等。水煎薰洗。

11月13日二診，患者訴：左膝關節腫脹較前好轉，仍有疼痛，在上下樓梯、行走屈伸活動時，左膝關節疼痛加重，休息後稍有緩解，繼續治療，經予祛風濕、活血止痛。

處方在薰洗方基礎上加丹參、木香、狗脊、防風、穿山甲、柴胡、葛根。

11 月 22 日三診，今日患者就診，左膝關節無腫脹，疼痛明顯減輕，膝關節屈伸活動正常，在負重行走時仍有疼痛，囑減輕活動，注意休息，繼續給予中藥治療：活血舒筋、強筋壯骨。

處方同上，薰洗方基礎上加龜板、穿山龍、骨碎補。

12 月 1 日四診，今日患者就診，左膝關節無腫脹，無疼痛，膝關節活動正常，給予繼續治療，外敷活血筋骨膏，活血止痛，祛風濕，強筋骨。

【按】左膝關節由於常年風濕所累，氣血失運，局部微循環不暢，骨質不得濡養，筋脈失榮，骨質異生，故出現腫脹，不通則痛，早期應用活血化淤、溫通經脈、祛風濕之劑，中期用通筋活絡補肝腎外洗之劑，濡養筋脈，後期貼膏祛風濕，經脈溫通，氣血虧得補，骨而得養。

（二）右下肢外傷骨折四年，骨髓炎

劉××，男，64 歲。患者於 4 年前發生車禍，而使右下肢受傷，急診治療一段時間後傷口感染，後轉入多家醫院治療，效果不佳。又因骨髓炎轉診於稷山縣骨髓醫院治療，治療一段時間後轉入我科。患者自受傷以來，無昏迷、噁心嘔吐史。

經查：發育一般，營養中等，痛苦面容，被動體位。專科檢查：右脛骨結節處腫脹疼痛（＋），未聞及骨擦音，右下肢活動受限。

【處方】外敷護骨消腫散三日，口服複方骨碎補膠囊，一日三次，每次四粒。五日後，膚色見潤，腫脹略消，疼痛稍減。

二診：口服複方骨碎補膠囊，按摩，活動局部關節、膝部、腳腕部。外用薰洗方三劑，每三日一劑，早晚薰洗。五日後證見：腫脹略消，疼痛減。

三診：口服複方骨碎補膠囊。囑服黃蓍 30 克、製附子 3 克、土元 30 克、當歸 10 克，一日一劑，連服四劑。繼續外用薰洗方三劑。五日後證見：腫消，痛減，皮膚顏色加深。

四診：口服複方骨碎補膠囊，繼服黃蓍、土元、當歸，加用全蠍、蜈蚣、葛根，共四劑。繼續外用薰洗方四劑。二月後，痊癒。

【按】證為肝腎不足，淤血阻滯。故應用護骨消腫散活血消腫，配合口服複方骨碎補膠囊以補肝腎，強筋骨。四年傷口不癒，局部肌肉、筋脈血運不行，不得濡養，故配薰洗按摩，助通絡復脈之力。

溫衛萍

一、個人簡介

溫衛萍，女，1963 年出生，本科，副主任中醫師，山西介休人，現任介休中醫院針灸中風科主任，1985 年考入晉中衛校中醫針灸專業，畢業後在介休中醫院從事中醫針灸臨床工作，1994 年參加山西省成人自修中醫，經山西中醫學院考試合格畢業，1996 年赴北京中醫研究院廣安門醫院臨床進修中醫針灸，2005 年成為晉中中醫學會會員，2007 年晉升為副主任中醫師。

獨著論文有《針刺治療落枕 98 例》發表於《山西中醫》1997 年第 6 期，《針灸治療帶狀疱疹 20 例療效觀察》、《腹針為主治療肩凝症 50 例臨床觀察》、《中鎮穴為主治療不寐 38 例》、《腹針為主配合頭針治療中風後遺症 30 例》先後在《針灸臨床雜誌》和《中華中西醫結合雜誌》發表，《腹針在中風病、頸椎病中的應用》發表在《山西中醫藥學報》。

2007 年又參與並完成出版《非藥物療法治療心病》一書的編寫，並擔任副主編。

二、學術思想

（一）辨證求經配穴

本人針灸治療，主要是在中醫理論指導下，掌握好理、法、方、穴、術五個環節，其中配方選穴是主要一環。配穴選穴應根據經絡臟腑的關係，穴位的性質、功能，結合辨證求經配穴，隨證靈活選用。

每次選穴不在於多，而在於精。要做到一穴多用，配穴要嚴謹得當。一組穴位之間也要體現君臣佐使配伍原則。如治月經不調取關元調衝任，安血室謂之君；三陰交補脾胃，資血源謂之臣；血熱者用血海，施瀉法活血調經謂之佐；配支溝用瀉法，清中焦謂之使；血虛者加陰陵泉用補法，健脾胃、益氣血，謂之佐；配曲池，用補法，調血中之氣謂之使。

還有一些少而精的配穴，其作用相輔相成臨床應用效果頗佳。

如肩髃配曲池治一切鬱熱氣結，脘悶躁煩，呃逆納差等證；通里配足三里治失眠；隱白配三陰交治療崩漏，通里配照海治療失語，合谷配太衝治療痹證等等。

要處理好配方選穴的君臣佐使，首先要掌握好辨證求本之法和穴位功能，尤其要注意同類穴位間的細微差異。如同是醒腦開竅之穴，十宣清熱開竅；人中清心回陽而開竅；百會調督益氣而開竅；承漿從陰引陽通關而開竅；勞宮清心醒神而開竅；行間清瀉肝火而開竅；神門清心通關開竅；合谷清心醒腦，通關而開竅；內關、三陰交清陰火，安心神而開竅。掌握穴位特性，才能配方選穴，如同遣方用藥，分清主次輕重。

（二）善於溫針灸

溫針灸，又稱為針上加灸、針柄灸、傳熱灸、燒針尾。此法就是將毫針刺入穴位以後，在針柄上插艾條施灸。目的是使燃燒的艾所產生的熱，由針柄傳到皮膚上的一種療法，叫做溫針灸法，又稱「針上加灸」。

溫針灸的作用是取其溫暖，使病人不覺其燙，藉以幫助針力之不足，給以適當的溫通作用。

《醫學入門》一書中說：「凡藥之不及，針之不到，必須灸之。」此書中還提到：「虛則灸之，以火氣以助元陽也。」實者灸之，使實邪隨火氣而發散也。寒者灸之，使其氣之復溫也。熱者灸之，引鬱熱之邪外發也。《針灸易學》上卷也記載了「氣盛瀉之，氣虛補之，針所不能為者，則以艾灸之。」《靈樞・經脈篇》記載：「陷下者灸之。」《靈樞・官針篇》云：「陰陽皆虛，火自當之。」

理解古文獻中的含義，就是說灸療可以補虛，瀉實，調整陰陽，溫散寒邪，清熱瀉火，益氣舉陷，以及彌補針、藥治療不足的作用。

溫針灸適宜於六淫之邪（風、寒、暑、濕、燥、火）侵襲而致的疾病，如冷痲不仁，走注酸痛，關節不利，經絡壅滯，腫脹腹滿，癱、瘓、痿、痹四大重症，以及久病經絡空虛，榮衛之氣不調等病，效果顯著，特別對一切慢性疾病之屬陰寒者，更為相宜。除高熱、肝陽、心悸、驚恐、抽筋、震顫、癲癇、喘息等等陰虛症，以及不能留針的病人外，都可適用。

溫針灸的壯數多少和艾炷大小，與針具的質料，針體的長短粗細也都有關係，例如粗針、短針、銀針等傳熱較快，艾柱宜小；長針、細針、鋼針等傳熱較慢，艾柱不妨稍大。總而言之，須視金屬針質的熱傳導係數大小而靈活掌握。

三、經驗介紹

（一）慢性泄瀉

李××，男，47 歲，工人，1999 年 5 月 10 日初診。

平素不節飲食，饑飽不均，恣食生冷。於 1999 年前後漸感腹痛並泄瀉，時輕時重。常腹痛隱隱，按之痛減，吃冷食則疼痛加重。每日大便 3 ～ 6 次。時有白色泡沫膿樣便，一般為溏便，有下墜感。面色萎黃不華。近三年來諸證加重，不能進冷食，大便每日 4 ～ 7 次，五更溏瀉，飲食後時有腹痛，以臍周為甚，有時甚為劇烈，痛即有便意。腹脹，時自汗，四肢乏力，體重減輕。舌質淡，舌體胖有齒痕。苔白微厚，脈沉細。曾經大便常規檢查，無異常發現。用多種抗生素治療效不顯。證屬脾胃陽虛，治以溫中健脾，升陽止瀉。

【處方】①天樞、神闕、關元、足三里。②脾俞、腎俞、大腸俞、命門。

治療經過：除足三里穴用針上加灸外，其餘諸穴用中號艾柱隔薑灸，每穴每次 5 壯，每日治療 1 次，10 天為一療程，療程間隔 5 天。每次交替使用其中一組穴位。

經上法治療兩療程，諸症消失而癒。隨訪一年未見復發。

【按】腹痛泄瀉八年不癒，脾腎兩虛，元陽虧損，火不暖土，脾失健運，病屬難治。

選用艾柱隔薑灸關元、命門二穴，溫補元陽之根，則腎陽得充；補益足三里、天樞則脾陽得振，陽升濕化寒散，水濕健運，而腹痛除，泄瀉得止。溫陽除痼冷，實為灸法之長。

（二）面癱

劉××，男，41 歲，工程師。患者 5 天前因洗頭後出現右口眼歪斜，於 1999 年 3 月 26 日來門診求治。查：患者面部右側抬眉，皺額，鼓腮，示齒均不能，眼裂 2 毫米，右側鼻唇溝平坦，流涎，血壓 100/80 毫米汞柱，脈浮緊，苔薄白。診斷為風邪中絡，口眼歪斜（周圍性面神經麻痹）。治以祛風散寒，通經活絡。

【處方】陽白、承泣、頭維、太陽、顴髎、下關、地倉、合谷、太衝，足三里。

治療經過：下關加灸 2 壯，顴髎加灸 2 壯。每日治療 1 次，10 天為一療程，療程間隔 2 天，再進行第二療程。

經上法治療兩療程，諸症消失而癒。隨訪一年未見復發。

【按】面癱病因為風邪入於面頰部的經筋這是外因。臨床上常常可以見到，面癱往往在人體身體過勞，用腦過度，或睡眠不足，氣血耗傷之後發病，或者其人體質素弱，氣血兩虧，以及婦人新產失血，小兒元氣未充，也往往易發面癱，此即內在因素。他如肝腎不足，風陽上擾，酒漿無度，痰熱生風等所謂類中風症，也往往導致面癱，這些都是屬於內因。

其病機就是風邪中人之後，留於經絡之間而不去，阻礙了經絡中氣血的循行，以致發生局部不仁不用的症狀，受病邪的一面，由於機能上的不用而產生了縱緩的現象，被無病的一面所牽引，於是口眼歪斜的症狀就發生了。因此我們選用溫針灸以溫散寒邪，疏經通絡，透過調整陰陽達治療的目的。

參考文獻

1.《當代中國針灸臨證精要》 陳佑邦 鄧良月主編
天津科學技術出版社出版
2.《實用灸療》 葉成鵠 韓碧英編著
中醫古藉出版社出版
3.《陸瘦燕針灸論著醫案選》 吳紹德等整理
人民衛生出版社出版

康恩蓮

一、作者簡介

康恩蓮，女，1962 年生，1985 年 8 月畢業於山西醫學院中醫大學班，同年分配到昔陽縣中醫院工作至今，二十餘年的臨床實踐在中、西醫結合防治疾病中積累了豐富的經驗，1994 年在全國中醫藥防治傳染病學術交流會上發表了論文《病毒性肝炎的中醫辨證治療》，同年在山西護理雜誌上發表論文《病毒性肝炎的中西醫調護探討》。1998 年參加山西省中醫專科專病骨幹培訓班，進修內分泌一年，期滿後省衛生廳授予「山西省中醫專科專病骨幹」稱號，在中西醫結合防治內分泌疾病中有所造詣。

二、學術思想

（一）重視治未病

現代人生活節奏快，壓力大，加之不健康生活方式，一般人很難達到「陰平陽秘」，醫以平衡陰陽為目的，及時調整人體的陰陽平衡和臟腑功能，使機體經常處於「陰平陽秘，精神乃治」的健康狀態。

《素問・四氣調神大論篇》曰：「是故聖人不治已病

治未病，不治已亂治未亂，此之謂也」，就是這個道理。「夫病已成而後藥之，亂之成而後治之，譬猶渴而穿井，斗而鑄錐，不亦晚乎？」更說明了治未病的重要性。

（三）強調固護正氣

《素問・遺篇・判法論》曰：「正氣存內，邪不可干，邪之所湊，其氣必虛。」在疾病的發生發展中正氣起了決定性的作用，故在防治疾病中應時時不忘護正氣，如：熱性病，邪熱傷陰，熱退後勿忘滋陰；大積大聚，攻伐不易太過，衰其大半即止，要攻伐兼施等等，不再枚舉。

三、經驗介紹

（一）清利濕熱湯

茵陳10克、梔子10克、連翹15克、板藍根30克、茯苓10克、車前子（包煎）20克、鬱金10克、甘草6克、丹參30克、水煎服。

【加減】肝膽濕熱，熱邪較重：加大黃、虎杖、黃柏，清熱通腑。

肝膽濕熱，濕邪較重：去梔子、連翹之苦寒，加豆寇、藿香、蒼朮、白朮，化濕燥濕。

肝膽濕熱，濕熱並重：加虎杖、黃柏，以助清熱解毒，加藿香、澤瀉、金錢草以助化濕利濕。

【功效】清熱解毒，利濕退黃，佐行氣活血，調理中州。

【主治】急性黃疸性肝炎

（二）補氣養陰活血湯

黃耆30克、黨參15克、沙參10克、天花粉15克、當歸12克、知母10克、葛根10克、益母草10克、甘草5克，水煎服。

【加減】視物模糊：加枸杞30克、菊花10克，養陰清熱明目。

四肢末梢疼痛麻木：加雞血藤30克、延胡索10克，活血通絡止痛。

合併皮膚癤腫：加金銀花20克、蒲公英10克，紫花地丁10克，連翹10克，清熱解毒。

【功效】補氣養陰，活血化淤。

【主治】糖尿病。

四、臨證醫案

趙某，男，42歲，工人，1998年2月3日初診，面目身發黃十餘日，體倦，納呆，脅痛，舌紅苔黃膩，脈弦數，此為肝膽濕熱，疏泄不利，膽汁外溢。治法清熱利濕，退黃，行氣活血，兼調理中州。

【處方】茵陳30克、梔子10克、板藍根30克、鬱金10克、丹參30克、當歸12克、茯苓12克、大黃10克、白朮10克。

五劑後，二診黃疸減輕，精神好轉，飲食有增，舌質紅，苔微黃膩，脈弦小數，原方加減治療一月，黃疸消退，諸症盡釋，化驗肝功正常，後繼續加減調理月餘，三年及五年後複查肝功均正常。

康俊花

一、個人簡介

康俊花，女，1965 年生，大學本科學歷，中共黨員，山西省婦科專業委員會委員、晉中市醫學會婦科專業委員會委員、太谷縣中醫院婦產科主任。

1980 年參加工作，從事婦產科工作 26 年，先後在太谷縣人民醫院、晉中二院學習進修，1986 年參加山西省婦幼院學習班，歷任城關鄉衛生院、太谷縣中醫院婦產科主任十三年，在二十多年的工作生涯中，兢兢業業，任勞任怨。

特別重視中醫藥在婦科疾病中的應用，如中藥內服外用治療卵巢炎性囊腫、巧克力囊腫、急性盆腔炎、子宮小肌瘤、功能失調性子宮充血等婦科疑難雜症，並撰寫論文多篇，發表於國家級雜誌，同時中醫藥結合治療不孕症，中藥治療習慣性流產等均取得良好效果。

特別是在太谷縣中醫院婦產科工作的這幾年，在中醫基礎上發展西醫，開展了產科及婦科的大中型手術，如子宮全切術（明式、腹式）、剖宮手術、宮外孕、卵巢腫瘤切除術等，使中醫院婦產科的發展提高到一個新的現代化中醫院的水準，多年來婦產科各項工作一直名列全院巔峰。在醫院整體搬遷後環境進一步改善的基礎上，來院患者絡繹不絕，現正向愛嬰醫院目標邁進。

多年來曾兩次榮獲山西省衛生廳衛生工作先進個人，太谷縣「三八紅旗手」、五一勞動競賽委員會授予「技術能手」等榮譽稱號。

二、學術思想

（一）遵巡古訓博採眾方的原則

歷代醫家的實踐經驗是我們的寶貴財富，在此基礎上，根據個體差異，環境條件改變，因人因時而異，在辨病辨證基礎上，博採眾方，隨證加減，取得良好效果。

（二）臟腑氣血津液辨證為指導

婦產科大多疾病多因臟腑功能失常，氣血失調直接或間接地影響到衝任，胞宮，胞脈，胞絡而致病，出現經、帶、胎、產諸疾；「氣為血帥，血為氣母」，在臟腑及氣血津液辨證的指導下，結合理、法、方、藥，是治療婦科疾病的關鍵所在。

（三）內、外治療相結合

婦科諸病經中藥內、外合治，具有調整機體功能，活血化淤，扶正祛邪達到「正氣存內，邪不可干」及促進局部癒復作用，增強療效，縮短療程。

三、經驗介紹

（一）固沖湯加減治療功能失調性子宮出血

【方藥】生黃蓍、炒白朮、煅龍骨、煅牡蠣、山萸肉、生白芍、海螵蛸、茜草、棕櫚炭、五倍子。

在臟腑氣血津液辨證基礎上，確定證型，隨證加減取得良好效果。

本方補氣攝血固衝任，在補氣攝血的同時調整各臟腑功能，達到治標固本之目的；在應用收澀止血藥的同時涼血行血，以祛除久漏必瘀之後患，達到止血不留瘀之目的。

（二）以紅藤棱莪敗醬湯加減內服，配合中藥煎汁灌腸治療

急慢性盆腔炎，卵巢囊腫。

【方藥】紅藤、三棱、莪朮、敗醬草、路路通、川芎枳殼、薏苡仁、元胡、丹參、車前子。

中藥保留灌腸方：紅藤、敗醬草、三棱、莪朮、赤芍、路路通等，濃煎 100～150 ML，保留灌腸，10 日為一療程，每日一次，經期停用，本方用以活血化瘀、軟堅散結。

四、臨證醫案

李某，女，30 歲，2004 年 3 月 6 日初診，其症見：下腹部疼痛下墜，帶下量多，色黃質黏稠，伴胸悶煩躁，

便秘溲黃，舌質紅，苔黃膩，脈弦滑。超音波顯示：雙側卵巢囊腫，分別為左側 8.3×7.4CM 右側 8.0×6.8CM 壁薄規整，婦查：於子宮兩側可及約 8×7CM 腫物，質中，活動好，壓痛明顯，證屬濕熱下注，痰凝絡阻。

【治療】清熱除濕，活血化淤，行氣散結並施，以紅藤棱莪敗醬湯加大黃，半枝蓮以清濕熱，淤結之毒，白芥子化痰，中藥保留灌腸，一個療程患者自覺症狀明顯好轉，超音波顯示：雙側卵巢囊腫分別為左 4.5×3.0CM 右 4.0×3.0CM，經期過後第二療程結束，患者自覺症狀及體徵均消失，超音波顯示：子宮及雙側附件未見異常，隨訪半年未見復發。

董光亮

一、個人簡介

董光亮，1944 年生，山西平遙人，晉中市中醫院副主任中醫師。青年時酷愛醫學，從師於當地名醫白恩佑、邢天敬開始學醫，1963 年考入平遙縣中醫職業學校，學習中醫理論與實踐，研究岐黃之術，兼學西醫知識，三年畢業後即在基層行醫，1979 年國家招收中醫藥人員，考入晉中市中醫院，多年來，主要從事中醫、中西醫結合內科臨床工作，治療內科常見病、多發病、疑難病，取得了較好療效，得到了患者的認可，對傷寒論有一定的研究與發揮，發表學術論文多篇，擅長治療內科疑難雜證，脾胃病。

二、學術思想

（一）診療中西合參、力爭融會貫通

現代醫學有很先進的診療技術，中醫學經過幾千年臨床實踐，積累了豐富經驗，所以主張中西醫結合，相互取長補短，既要深研中醫之道，又要熟悉西醫之理，臨床強調用中醫的「辨證」與西醫的「辨病」相結合，辨病求因，

辨證論治，視病情的急緩輕重，靈活運用中西各種診療技術和方藥，提高診斷水準，提高治療效果，杜絕和減少醫療事故和錯誤，真正做到為患者解除疾苦。

如遇到急性心絞痛、心肌梗塞者，首先要在心電監護情況下，進行各種搶救及特殊檢查，然後再透過辨證，分別採用如速效救心、瓜蔞薤白、生脈參附等溫陽通絡治療，如遇普通病患者，根據情況可進行各種詳細檢查，如確診為某病，再經過中醫四診八綱，臟腑辨證等，施以適當方藥。

（二）細心診察，準確辨證

中醫療效，關鍵在辨證的準確性，每遇一證，必須望聞問切，四診合參，力戒「先入為主」及摻雜「個人情緒」。首先要詳細詢問病情，認真檢查病體，透過八綱、六經、營衛氣血、三焦、臟腑經絡及氣血津精液、痰淤等的詳細周密的判斷，作出比較正確的診斷及處理，立法用藥要嚴謹，不拘泥一家之言，要汲取眾家之長，抓住每個病人的臨床特點，靈活用藥，既不固守成方，又不亂施濫用，同時要重視人的因素，要調動病人的積極性，同疾病作對抗。

對因病情頑固、喪失治療信心的，及因精神刺激或抑制而病情加重者，要透過實例，動之以情，曉之以理，鼓勵患者，使其樂觀開朗配合治療，如有一「感冒」病人，持續一週仍微惡寒、咳嗽，體檢無特殊，處以小柴胡合杏蘇飲加減，二劑即癒，說明只要辨證論治合拍，經方，時方同樣可以治好病。

（三）脾胃為後天之本，生化之源，醫者要重視脾胃

人以胃氣為本，察病者要先察脾胃強弱，治病者要先顧脾胃盛衰，「有胃氣則生，無胃氣則死」，維護胃氣極為重要，急性發熱病用苦寒清熱及攻下泄熱，有熱未去而胃先傷，因此用苦寒攻下之法應中病即止，並可在瀉熱諸方中佐以太子參、陳皮、穀芽以健脾和胃，或用石斛以養陰。

「百病皆生於氣」，而脾胃是人體氣機升降出入調節之樞紐，諸多疾病與脾胃氣機升降有關，人體健康之本即陰陽平衡，清升濁降，氣血暢通，若稍有失常，即有不適之感，如頭痛嘔吐，胸脅脹痛，多是升降失常所致，和中即是治療此病的重要一環。

內傷諸病最後必及於脾胃，所以無論新病久病，必須權衡病人脾胃之氣盛衰，用藥應以不戕害脾胃為原則，如治療黃疸性肝炎，大量使用清熱利濕之品，時間持久，勢必損傷脾胃，而致脘腹脹滿，食減便溏，因而在配方中加一、二味護胃健脾之品，重則用益氣健脾法，促使脾胃之氣來復，再清濕熱。

胃的生理特點，在於一個「降」學，降則和，不降則滯，胃的病理在於一個「滯」字，滯則不通，不通則病生，胃病的治療要著眼於一個「通」字，應以通降為大法，這樣可大大提高胃病的治療，效果好。

脾胃健運則水穀能化，水濕能運，從而正氣得助，邪氣自無由入，所以治療脾胃病又多取淡滲甘緩芳化之品，因為淡滲利濕即所以健脾，脾惡濕，濕去脾自健，芳化既

可醒脾化濕，又可理氣助運，這樣組合的處理，輕靈和調，對諸多慢性病的調理，屢建奇功，如四君子湯加苡仁以滲濕，加藿香、砂仁以化濕等。

（四）重視腎臟功能，貴在守法求本

內傷諸病最後必傷及腎，腎為先天之本，腎寓真陰、真陽，為元氣之根，人身臟腑經絡氣血，皆賴之溫煦，凡疾病後期均能出現腎陰腎陽不足之證，故應於補腎為主，或溫補腎陽，或滋補腎陰，或調節腎之陰陽，用之臨床效果頗佳。

如現代醫學各種疾病後期及各種慢性病，均可出現不同程度的各種虛證，如怕冷肢涼、下利、腰背酸痛、遺精陽痿、多尿或尿不禁，面色蒼白，語言低微，舌淡胖、苔白，脈沉遲之腎陽虛證，可予溫補腎陽，右歸丸為主方；如腰酸腿軟，漸熱盜汗，咽乾面潮紅，耳鳴耳聾，遺精尿少，舌紅少津，脈沉細數之腎陰虛證，可予滋陰補腎，六味地黃丸為主方，酌情加入知母、黃柏、龜板等。

三、經驗介紹

（一）淺談胃痛的辨證施治

胃痛即胃脘痛，常見於胃炎、潰瘍病。胃痛之證，以痛及脅背，兼有脘胸悶，脘腹脹滿，泛惡欲嘔，噯氣嘈雜者居多，究其病機乃胃、脾、肝三經為患，每呈虛實互見，寒熱錯雜之勢，治宜緩中和胃，兼顧肝脾。

胃痛的辨證，首辨虛實，胃痛初起，痛多急而拒按，

多實證，久病不癒，煩勞傷氣，脾胃虛寒則胃痛隱隱而喜溫喜按，病久鬱熱傷陰，口燥咽乾，痛勢隱隱，俱為虛證；次辨氣血，情志不舒，痛時走串脹悶，其在氣分，痛有定處，如針刺或刀割樣，病程遷延則在血分；再辨寒熱，病喜溫喜按屬寒，胃脘灼痛，口乾，喜冷屬熱。

（二）胃痛大致可分為以下四種症型論治

1. 寒邪客胃：

多為外感寒邪，飲食生冷引起，胃痛暴作，惡寒喜暖，得溫則減，遇寒加劇，口不渴、喜熱飲、苔薄白、脈弦緊，治以散寒止痛，常用良附丸加味，方中高良薑辛熱溫中止痛，香附辛苦舒肝理氣止痛，青皮、陳皮、廣木香加強理氣之力，乾薑助良薑溫中，當歸溫中活血。

2. 肝氣犯胃：

情志不暢，胃脘脹悶，攻撐作痛，脘痛連脅，噯氣頻頻，大便不暢，苔薄白，脈沉弦，治以舒肝和胃，理氣止痛，方用柴胡舒肝散加減，方中柴胡、芍藥、川芎、香附舒肝解鬱，陳皮、炒枳殼理氣和中，甘草配芍藥可解痙，加強止痛作用，如鬱久化熱，泛酸嘈雜，口乾口苦，可加入丹皮、山梔清泄肝熱，亦可加吳茱萸，川連以調肝制酸。

3. 淤血停滯：

胃脘疼痛，痛有定處而拒按，或痛如針刺樣、刀割樣，食後痛甚，或見吐血黑便，舌質紫暗，脈澀，治以活血化淤，和胃止痛，方用失笑散合丹參飲加大黃甘草，方中蒲黃，五靈脂、丹參行血散淤止痛，檀香、砂仁理氣和胃止痛。

加大黃逐淤，通腑止血，甘草緩急和中，若血出不止，尚可再加三七、白芨等化淤止血。

4. 脾胃虛寒：

胃痛隱隱，喜溫喜按，空腹痛甚，得食痛減，泛吐清水，納呆乏力，大便溏瀉，手足不溫，舌淡苔白，脈虛或遲緩，治以益氣健脾，溫中止痛，方用黃蓍建中湯，方中黃蓍益氣補中，飴糖補中緩急，桂枝溫中散寒，白芍和營斂陰，甘草調中益氣。

四、臨證醫案

1. 張××，男，45 歲，2002 年 2 月 5 日初診，胃痛反覆發作三年多，常發生於冬春寒冷季節，左日自感受寒，並飲食生冷，胃痛又作，上腹胃脘部劇烈絞痛，悶脹不舒，噁心欲嘔，喜噯喜按。

胃鏡檢查結果：慢性淺表性胃炎，舌淡苔薄白，脈弦，此病急性起病，有受寒飲冷飲史，證屬一派寒象，顯係寒邪犯胃，氣機被遏，胃失和降，擬溫中散寒，和中理氣。

【處方】高良薑 12 克、製香附 12 克、陳皮 6 克、青皮 6 克、廣木香 6 克、香櫞皮 12 克、佛手 9 克、半夏 9 克、炒白芍 18 克、炙甘草 6 克、生薑 3 片。

上方連服 3 劑，胃痛漸漸停止，原方加烏賊骨 10 克、砂仁 6 克，繼服 6 劑，症狀消失，隨訪 3 月餘，胃痛未再發作。

2. 李××，男，38 歲，於 2001 年 7 月 18 日初診：胃痛反覆多年，時好時犯，現證胃脘部隱隱作痛半月餘，空腹饑餓時胃痛加重，食後減輕，喜溫喜按，納食少，飯後上腹微脹，噯氣吞酸，口淡喜熱飲，大便稀薄，舌暗淡苔白滑。

胃鏡檢查提示：十二指腸炎，慢性淺表性胃炎，綜觀諸證屬脾胃虛寒，納運失和，治宜健脾溫中止痛。

【處方】生黃蓍 15 克、桂枝 10 克、炒白芍 18 克、炙甘草 6 克、黨參 12 克、焦白朮 12 克、陳皮 6 克、半夏 9 克、廣木香 6 克、砂仁 6 克、炒穀麥芽各 15 克。

服上方 3 劑後，於 7 月 23 日複診，胃痛稍緩，納食稍增，藥病相合，效不更法，守前方再服 5 劑，7 月 30 日再診，胃痛基本緩解，精神好轉，納食又有增加，再於前法加減調理一月，臨床治癒，囑間服香砂養胃丸，人參健脾丸善後，定期複查。

以上病例 1 為寒邪侵胃，病情較輕易治，用良附丸加味，證藥合拍，故很快能治癒，病例屬虛寒胃痛，胃已大傷，應先補脾溫中，稍加調氣助運，緩以圖之，並要注意休息調養，使脾胃健而胃病自然而癒。

胃痛之治法，雖多種多樣，但總在辨證準確，主方主藥貫穿始終，並根據兼證及合併證情況略施加減，方能切中病情，提高療效。

如外感加蘇梗，食滯加三仙、內金，吐酸加左金丸、瓦楞子，脅脹加柴胡、青皮、寒痛加良薑、乾薑，氣滯加香橼、佛手，泛吐清水加半夏、陳皮，氣虛加黨參、白朮等等。

舌診在診治胃痛中十分重要，如果雖病痛日久，但病人舌有淤點淤斑或舌色暗，就不可以為久病必虛而妄補，必須兼顧祛淤，若病人舌淡而苔膩，是脾虛溫阻，應健脾化濕同施，加入藿香，佩蘭化濕；若胃中嘈雜燒灼，口乾舌紅苔黃而乾，常用生石膏、知母清熱生津；若口苦舌紅苔黃膩，則須用山梔、黃連苦寒、清熱燥濕，若舌紅花剝或無苔，是陰津內傷，宜養胃生津，這些為長期臨床的一點體會，可作臨證參考。

雷豐毅

一、個人簡介

雷豐毅，男，一九四五年八月生，平遙縣城關鎮人，主治中醫師。

出生於中醫世家，從小耳濡目染中醫基礎理論，通曉臟腑學說，五行學說，16 歲初中畢業後即隨父學醫，從理論到臨床，有了一定的基本功底，1963 年 18 歲考入平遙縣中醫職業學校，學習五大醫學院校中醫統編教材，修業三年，同時博覽群書，博採眾長，通讀中醫四大經典，譯釋《溫病條辨》、《溫熱經緯》、《寒溫條辨》、《溫疫論》、《醫林改錯》等名著。

拜平遙縣當地的白恩佑、梁子明、雷瑞三，趙中生、邢天敬等七位名老中醫為師，學習他們的業務專長，為充實中醫理論和臨床實踐奠定了良好的基礎。

1966 年學校畢業後，留校擔任了中醫理論教師三年。主講中藥學、方劑學、內科學、診斷學等，為以後臨床業務的開展練就了紮實的基本功。1970 年後一直從事中醫臨床實踐工作，擔任赤腳醫生，在繁忙的診療活動中，積累了豐富的臨床經驗，1979 年後，國家招考了一萬名中醫師，有幸被錄取為國家正式人員，學歷相當於本科畢業，安排到左權縣人民醫院工作，1985 年調平遙縣中醫院工作。

曾歷任縣舉辦的職稱晉升培訓班、在職人員進修培訓班教師，教學相長，理論更紮實，經驗更豐富，1985 後針對臨床中遇到的疑難病頑症、雜症加強理論研究，探討治療方法，取得了可喜的成績。

許多沉疥久疾，經過悉心研究治療大都獲得了痊癒，深受廣大患者的好評，患者們的表揚信件，鏡框錦旗及各種獎狀多的數不勝數，個人業績曾被當地電視廣播等媒體播放，1995 年後擔任科主任，在研究腎臟病領域，刻苦鑽研，中西醫結合探討腎臟疾病的診療方法，總結歸納出一套西醫的診療常規及中醫的治則系列方藥，建立了中醫治療腎病專科，取得了較好的臨床療效，並獲得了國家中醫管理局的支持與贊助，為縣級中醫院開展專病專科診治工作帶了好頭，每年門診 3000 餘人次及收治住院病人百餘人次，充分體現了開展中醫治病的 2 個效益，為廣大腎病纏身的患者解除痛苦，2005 年 8 月退休，因有一技之長，退休後醫院還在聘用，還在為解救群眾痛苦，盡自己的微薄之力。

二、學術思想

本人中醫基礎理論紮實，通讀中醫四大經典著作，繼承家傳診治疾病的經驗，對臨床治病學科的診斷與治療有獨特的見解。但在研討中醫各家學說方面更善於分析研究，不拘於一說而搏採眾長，診療疾病善於探討各種辨證手段，臟腑辨證與氣血津液辨證為一體八綱辨證與三因學說有機結合，在診治外感熱病把六經辨證與衛氣營血三焦機理統攝其中，只有辨證準確，治療立法方能恰當其中，多年來對臨床各科疑難病症診斷獨具匠心，治療更為棋高一籌，只有正確的診斷才有正確的治療，在臨床業務中決不固執己見，善於運用現代醫學的診斷手段，中西結合，西醫辨病中醫辨症，結合現代醫學的理論檢驗指標把中醫治療疾病的標準上升到更為理性的高度，如中醫治療各種肝病、腎病、血液病、心腦血管病，不但要求臨床表現好轉消失，更應該經得起西醫的各種理論檢測正常，才能更具有說服力。

擅長治療內外婦兒各種疑難重症，如各種肝病、腎臟病、血液病、冠心病、肺心病、婦科經帶胎產、不孕症、更年期綜合徵、靜脈炎、神經炎、風濕病等等。多年來發表了《清化法治風濕病之我見》、《嬰幼兒腹瀉的中醫治療》、《中醫治療前列腺增生之我見》學說論文。

總之本人學術思想以尊崇於先人的學術見解但不拘泥於一家一派，博採眾長為我所用，辨證發揮，獨樹一幟，在總結前人的病方藥理基礎上尋找突破點，常法中求變法，標本兼顧，提高治療效果是宗旨。

三、經驗介紹

（一）中西醫結合

在繼承和發揮中醫治療疾病的基礎上善於中西醫理論結合，取長補短，發揮優勢，西醫辨病中醫辨證，有機結合，利用西醫各種理論檢測手段來體現中醫臨床治療效果。調中醫院工作後，臨床接診好多腎病患者，水腫蛋白尿久治無效，有的患者經常復發，一年八、九次，住省級醫院醫治無效，加之高額的醫療費用使病人苦不堪言。做為中醫工作者開始潛心研究治療腎臟疾病的方法。

20 年來對各類腎病的診斷與治療有新的突破，對治療常見的各種急慢性腎小球腎炎、腎病綜合徵、lgA 腎病、紫癜性腎炎、糖尿病腎病、慢性腎功能不全，尿毒症等各個階段臨床表現創立了辨證施治原則及才略。結合現代醫學的診療手段，取得很好的療效。治療各類腎病 3000 餘例，治癒好轉率在 85%以上。

（二）善於臟腑辨證和氣血津液辨證

善於運用中醫臟腑辨證理論、氣血津液辨證理論有機結合，診療各種疑難雜症。如重症吐血症、原發性血小板減少症、再生障礙性貧血、子宮內膜增生等婦科出血症，運用益腎化淤散結法，治療前列腺增生病，益氣活血法治療冠心病、腦梗塞病、頑固性血栓性靜脈炎等多例，都取得很好的療效。

（三）學古不拘泥於古

學古方不拘泥於古方，認真研究，大膽化裁，變通加減，靈活運用，只要審證準確，大膽用藥，驗之臨床收到桴鼓之效。

如益氣藥黃蓍用到 240 克，散結藥穿山甲用至 30 克，辛散上行藥細辛用到 15 克，治療各種血液病自創銀黛合劑中銀花用至 30 ～ 60 克，青黛用至 9 ～ 15 克。中國醫藥博大精深，中草藥的臨床篩選非常重要，有是病用是藥，只要精研理論，用藥得當，配伍合理，足可一矢中的，使好多頑病難病怪病起死回生。

四、臨證醫案

（一）血小板減少

1985 年夏接診一原發性血小板減少症患者：范某某，女，12 歲，患血小板減少症，在省兒童醫院住院治療兩週，血小板由 6 萬減至 3 萬，效不佳求診。當時患者全身散佈皮下出血斑，時有鼻出血，家長著急哭訴病情，經與自擬銀黛合劑合犀角地黃湯加減治療，服藥 60 餘劑次，患者病情大有改善，血小板數升至 14 萬，後與當歸補血湯合大補元煎調次 40 餘劑，患者一切平穩，症狀全消，十餘年未再復發。

（二）肺氣腫併尿瀦留

1989 年春診一王姓老年肺氣腫併發前列腺肥大尿瀦留病人，患者素患肺氣腫病，咳嗽頻頻，臘月二十七、八又患重感冒，病情加重，高熱喘咳不得臥，三天後又突發小便隆閉點滴不出，請縣醫院下尿管插不上，只好在腹部紮上 8 號針頭引流尿液，正月初二邀余診治，查病人神志朦朧，氣喘抬肩，唇舌紫暗，六脈虛浮澀象，小腹脹滿，肚皮紮著引流針膠皮管，病情危重。診療肺氣壅實，膀胱蓄結。

【擬方】銀花 30 克、黃柏 15 克、桔梗 15 克、杏仁

12克、紅花10克、桃仁10克、炮甲珠15克、川牛膝15克、淫羊藿15克、通草12克、甘草6克、葶藶子10克，囑服2劑，再診諸症見好，繼遵原方再服四劑後病人尿液已能從尿道滲流，原方加減，病人能自動排出小便，拔除引流針管，再進四劑以善其治。

此病人當時病情危重，家人已備好壽衣棺材，經余診療四次，諸症皆安，又生活五、六年後，他病去世。

（三）高燒

1994年醫治一重症傷寒病人，患者任某某，男，48歲，患傷寒病40餘日高燒不退，經中西醫多方治療效不佳，經人介紹來診，患者神志尚清，面色萎黃、消瘦，神疲乏力，查肥達氏抗原1：320，舌苔白厚膩，舌面毛糙起刺，舌質邊紅，納差溲赤便燥。

余診為濕病，邪在氣分纏綿不去，經多方醫治，寒涼瀉火過甚致病人濕邪未去，津液以傷，擬用清化法治療，用甘露消毒丹加元參30克、蘆根15克，再合宣白承氣之法少佐檳榔10克、厚朴10克、川軍6克，服藥六劑，熱退身涼，頑病痊癒。

（四）慢性腎功能衰竭

1995年春，接診一例慢性腎功能衰竭病人。安××，女，47歲，患高血壓水腫在北戴河醫院住院治療月餘，診斷為雙腎萎縮，尿毒症，經治不效，病危出院來診，當時患者面色黧黑，嘔吐不能進食，全身水腫，尿量日不足1000毫升，血壓23.94/15.96kpa（180/120mmHg），超音波檢查雙腎大小在 7×3cm 之間，腎功能檢查，尿素氮 34mmol/L，肌酐 600m mol/L。

體倦乏力，精神萎靡，經與益腎排毒，益氣活血等大黃靈脾湯加減治療，配合中藥灌腸，結腸透析毒素等方法，對證中西藥降壓，改善腎血流等治療二年餘，未做血液透析治療，病人病情逐漸好轉，腎功能逐步恢復接近正常，能從事一般家務勞動。

雙腎結超音波查膨脹恢復到 8×9cm，現病人仍健在正常生活。運用中醫中藥治療尿毒症雙腎萎縮病人存活幾年實屬中醫治療史上的奇蹟。

余從醫 40 餘年，勤求古訓，博採眾長，潛心研究，活人無數。僅就有代表性的病例簡介以上幾例，以饗讀者供同道指正。

霍繁凱

一、個人簡介

霍繁凱，男，1957 年生，山西省平遙縣東泉鎮遮胡村人，1975 年高中畢業後，當時村內缺醫少藥，村民看病不便，遂立志學醫來到東泉醫院，跟隨老師開始學習抓藥、打針、輸液，背誦《湯頭歌訣》、《藥性賦》等，北京中醫醫院編著的《實用中醫學》全面系統、通俗易懂，成為學習中醫的啟蒙書，經認真閱讀，對醫學有了一定瞭解。1976 年 6 月本縣成立「五七大學」開設赤醫班，在赤醫班一年半系統學習了中、西醫學基礎知識。1978 年考入山西省中醫學校中醫士班，從此邁入了正規的中醫學堂，透過學習發現原來學到的知識很浮淺，更加激發鑽研醫學知識的信心。

1981 年畢業後分配到祁縣東觀衛生院從事臨床內、兒科工作，1985 年參加了省衛生廳在祁縣東觀舉辦的微波針灸儀培訓班，1985 至 1989 年在山西醫學院中醫大專班函授學習四年，對中醫學有了進一步的理解，1987 年調入平遙城關衛生院從事臨床和家庭病床工作，由於分管家庭病床，接觸老年患者多，於是對老年疾病的治療產生了興趣。1995 年調入平遙縣婦幼保健站工作，1998 年 12

月縣婦幼保健站與縣計劃生育服務站合併為計劃生育婦幼保健服務中心，1994 年至 1998 年借調縣衛生局從事醫政工作，為醫政股股長，1995 年至 1999 年參加中醫自學考試本科畢業。

1988 年晉升為中醫師，1993 年晉升為主治中醫師，2000 年晉升為副主任醫師，2004 年聘為晉中市中醫學會第四屆理事會理事，2007 年晉升為主任醫師，現為平遙縣計劃生育婦幼保健服務中心副主任。1993 年、1996 年、2002 年晉中市衛生局分別授予衛生工作先進工作者，2000 年晉中市衛生局授予三五普法先進工作者，2003 年平遙縣委宣傳部授予抗擊非典先進工作者。

二、學術思想

從事臨床工作之後，深感知識貧乏，「人之所病，病疾多；而醫之所病，病道少。」的確疾病多種多樣，治療方法單純簡單。

難以處理臨床工作中的問題，於是就全面系統地學習了《內經》、《傷寒論》、《金匱要略》、《溫病條辨》等經典著作，背誦重點章節，學習《醫學衷中參西錄》、《醫宗金鑒》、《時病論》等 ，焦樹德教授編著的《用藥心得十講》，方藥中教授編著的《辨證論治研究七講》以及岳美中醫案集和論醫集對臨床啟發很大，透過學習增長了知識，開闊了視野。同時也感到了中醫的優勢與不足，中西醫需要取長補短，相互學習，共同提高。

中醫的發展必須遵循中醫固有的理論體系，以中醫為主體，同時吸收和運用現代醫學以及現代科學的多種知識和手段來為發掘、整理、研究和發展中醫學。

中醫的優勢在於臨床療效，運用中有三點體會，一是方證對路有療效，中醫治療就是辨證，一般來說，辨證對了就有療效，比如銀屑病，可以辨證很多證，是否辨證準確，就療效好呢？也不盡然，實際上所有銀屑病有它的規律性，可以都在某個方子上加減，這個方劑才表明它基本的證，秘方的存在可能基於此。

二是整體觀念有優勢，比如針灸方面，頭痛可以治腳，本經的病可以取它經。方藥中教授編著的《辨證論治研究七講》中根據五行的生剋制化規律提出的肝氣有餘傳脾侮肺，肝氣不足肺乘脾侮都是運用整體觀念的具體表現。

三是中西結合有前途，中醫也並非不能治器質性病變，往往中西醫結合更為有益，相信這是透過循證醫學證實的。

曾治療一慢性腎病患者，患者使用省級醫院的西藥激素和中成藥治療，經辨證中成藥使用不對症，患者表現為腎陰虛，中成藥為補腎陽藥，且服藥後感到不適，停服成藥改用滋陰中藥治療後症狀明顯好轉。

在治療老年病方面，注重老年特點，老年病治療應重在脾胃，人之所生，先成於精，腎精旺而後脾胃旺，所謂「先天生後天」，人之衰老，如脾胃健壯，消化吸收好，五臟得以滋潤，元氣充足，才能祛病延年，所謂「後天養先天」，故調整飲食，促進消化功能之康復，保持大便通暢，為治療老年病的關鍵。

在老年病治療上，應注意三方面，一是診斷耐心細緻，老年人各個器官功能衰退，多種疾病伴隨而生，診斷時要詳細檢查，耐心解答，如「三水」病人，所謂三水病人是指首先到各西醫院就診而療效不甚理想，後又到中醫院的專科就診而療效也不理想，最後到中醫心身醫學科就診的病人，透過中醫調理往往有效，同時醫生要具備豐富社會閱歷和經驗，做好心理疏導。

二是治療嚴把尺度，急則治標，緩則治本，病變雖多，要有側重點，因人因時因地而宜，未病先防，既病防變，瘥後防復，要防止偏信廣告，濫用保健品等補品。

三是生活有節，注重勞逸結合，做些力所能及的事，「人體欲得勞動，但不當使極爾」，尤其是麻將等娛樂活動更應適可而止。飲食宜少量多樣，多數老人喜歡吃甜食和肥肉等，一旦食入過量，滋生疾病，最易招致感冒，形成感冒挾滯證。

在中藥使用方面，焦樹德教授編著的《用藥心得十講》對臨床啟發很大，治療胃脘痛的三合湯、四合湯臨床使用效果良好，其中對百合的應用有獨到之處，運用百合調中益氣的作用配合其他中藥治療久久難癒的胃痛，筆者透過辨證運用於更年期綜合徵等疾病療效亦良。在辨證論治方面，首推方藥中教授編著的《辨證論治研究七講》，把辨證論治通俗地劃分為五步法，這五步是臟腑經絡定位，陰陽氣血表裏虛實風火濕燥寒毒定性，必先五勝，治病求本，治未病。

近年來採用方藥中教授提出的辨證論治五步法治療內科雜症，深感較傳統辨證方法思路清晰，辨證準確，療效明顯提高。他的五步法辨證論治對基層醫生啟發很大，大凡各種醫案，談治療多，講辨證醫理少，同一疾病在辨證上甲曰肝脾，乙曰心腎，甲曰氣虛，乙曰血淤，言人人殊，各行其是，使學者無所適從，產生多歧之惑。

方老的五步法辨證可謂前無古人，該方法在臨證時使人思路明晰，環環緊扣，直逼病機本質，可收到辨證準確，施治得當之功，本人曾治療一脅痛伴甲狀腺腫大患者，由於症狀多，用傳統辨證方法較難歸類，經五步法辨證治療效果良好。

在基層工作，診治的疾病一般較輕，但知識面需要廣，尤其中醫，首先是醫師，其次兼有藥師、護理師、食療師、中國式的「牧師」和民俗師的知識，還必須具備豐富的現代醫學知識，才能有駕馭處理疑難雜症的能力，如感冒挾滯證多採取表裏同治，冬春季節是感冒多發之季，辛涼和辛溫解表是其常規治療方法，但常會見到效不如期的現象，其中忽略感冒挾滯症的治療是其原因之一，感冒挾滯證主要有挾食滯、挾痰滯、挾飲滯、挾氣滯、挾血滯等不同，其中以挾食滯最多見，感冒挾食滯證，多由傷食而後感風寒或先受風寒而後傷食，或病勢少減，強與多食，多見小兒和老人，證見頭痛發熱，惡寒無汗，噁心欲嘔，脘腹隱痛，或見泄瀉，舌苔白厚或灰膩，脈緊，此證宜疏風解表、消食導滯。

小兒可選小兒感冒沖劑與清熱化滯顆粒合用，中青年發生此病症狀多重，曾治一發熱患者，患者平素嗜食肥甘油膩食物，根據中醫「無積不傷風」，屬於內有積滯外感發熱 ，用大柴胡湯加味治療效果良好。

治療咳嗽，善用《時病論》清宣金臟法為基本方加減化裁，該方組成牛蒡子、川貝、黃芩清肺熱，杏仁、瓜蔞、桔梗宣肺氣，人身之氣肝氣從左升，肺氣從右降，佐桑葉以平其肝，制肝之左升太過，杷葉以降其肺，使右降自然，其中馬兜鈴對腎臟有毒性，可用黃芩替代。

治療鼻炎和鼻竇炎多採取急則治標，緩則治本，扶正祛邪，是治療本病的基本原則。

感受風寒和風熱起病多急，多採用蒼耳子散合菊花茶調散加減，療效亦快，慢性者起病多緩，常分為陽虛型、陰虛型、陰陽兩虛型或伏熱內阻型，其中陽虛型多見，採取禦風健鼻湯治療效果佳，對已經治療或好轉的患者普遍存在對冷過敏及感冒時鼻塞較重的現象，根據分型較長時間堅持服 1/3 量的丸藥，可鞏固療效，過敏性鼻炎服補中益氣丸，萎縮性鼻炎服六味地黃丸或首烏片，副鼻竇炎服八珍湯或十全大補丸，慢性鼻炎服銀翹散。

曾治療一陳舊性胸椎結核患者，胸椎嚴重畸形，腰酸背困，背部自覺發熱、疼痛，時而發涼，他醫用腰痛寧等藥治療效果欠佳，經診斷屬腎陰陽兩虛，經腎氣丸加味治療症狀改善。

幾年來，運用中醫中藥治療外感病、老年病及內兒科一些疑難雜症積累了一定經驗。收集和整理書報雜誌剪輯 30 餘冊，寫讀書筆記 12 本，共發表學術論文 8 篇，其中《分型診治鼻炎和副鼻竇炎 41 例》一文被《中國醫學文摘——中醫》2000 年第三期登載，《更年安湯治療更年期綜合徵 54 例》一文，在國家級雜誌《中國民間療法》2007 年第 5 期發表，《辨證論治五步法在臨床上的應用體會》一文，在國家級雜誌《中國中醫藥資訊雜誌》2008

年第 7 期上發表。2007 年參加編寫了《平遙縣衛生志》中計劃生育、婦幼保健等內容。

三、經驗介紹

臨證病例早年多用傳統辨證方法，近年來多採用方藥中教授提出的辨證論治五步法辨證治療，深感較傳統辨證方法思路清晰，辨證準確，理、法、方、藥一致，療效明顯提高。茲將臨證病例總結如下：

（一）乾咳

何某某，女，22 歲，農民，1995 年 10 月 15 日初診。旬日前因家中不和，氣鬱心中，嗣後乾咳無痰，每於夜間頻作有 7 ～ 8 次之多，咳時面赤、噁心、夜難成寐，曾服西藥效果不顯，X 光透視及化驗血常規未見異常。夫肝主疏泄，性喜條達，鬱怒則火升，刑灼肺金，肺失宣肅，乾咳頻作。口舌淡紅而胖、苔薄黃、脈細弦。治當清肝瀉肺。

方以桑丹瀉白散合黛蛤散加減：桑葉、丹皮、黃芩、桔梗、杏仁各 9 克，枇杷葉 20 克，地骨皮、桑白皮、黛蛤散各 15 克，當歸 12 克，蟬衣、生甘草各 6 克，五劑。

藥後咳嗽大減，夜間能安睡，白天也很少咳嗽，情懷已舒，脈弦也減，稍有胸悶，照方加玫瑰花 6 克以解肝鬱，再進三劑而癒。

（二）咳嗽一月

李某某，男，49 歲，幹部，1997 年 12 月 1 日初診，素體肺陰不足，近因處事不遂，鬱怒不已，以致肝鬱化火，肝火刑灼肺金。今咳嗽痰少，日晡尤甚，且隨情志變化而增減，病延一月。咳劇則兩脅疼痛，夜難成寐，遍服中西藥罔效，三天來痰中帶血，遂來就診。X 光胸透未見異常。舌偏紅、苔薄、脈弦。治宜泄肝清肺，瀉火止血。

【處方】桑葉 12 克，鉤藤 1 2 克，桑白皮、地骨皮、生地榆各 30 克，枇杷葉 12 克，側柏葉 20 克，杏仁、丹皮、蟬衣、知母、生甘草各 9 克，五劑。

藥後痰血減少，咳嗽脅痛大減，已能安睡，頭稍脹，守前方去側柏葉、生地榆，加珍珠母（先煎）30 克，再進五劑而癒。

（三）眼瞼浮腫

侯某某，女性，52 歲，初診時間 2005 年 3 月 10 日，患者一年來逐步出現納食減少，倦怠乏力，下午較重，失眠，或悶悶不樂，或煩躁易怒，眼瞼浮腫，曾按更年期綜合症治療效果欠佳，近一月來上述症狀加重，伴有形體消瘦，面色暗淡，頭皮發涼，舌淡胖，苔薄，脈沉緩。查體：心肺未見異常，化驗血常規、尿系列檢查未見異常。

五步法辨證：患者納食減少，倦怠乏力，眼瞼浮腫，失眠，悶悶不樂，煩躁易怒，第一步定位在脾、肝。倦怠乏力，形體消瘦，面色暗淡，頭皮發涼，舌淡胖，苔薄，脈沉緩，第二步定性氣虛、陽虛。第三步必先五勝，納食減少、倦怠乏力，眼瞼浮腫在前，重點在脾。第四步治病求本，補脾益氣，第五步治未病，患者患病時間較長，脾氣不足肝乘腎侮，出現失眠、煩躁、眼瞼浮腫、頭皮發涼，補脾同時兼舒肝益腎。

方選香砂六君子湯加味：黨參12克、焦朮12克、雲苓12克、陳皮10克、木香3克（後下）、砂仁3克（後下）、仙茅10克、巴戟10克、黃蓍12克、柴胡10克、當歸12克、炒白芍12克、炒薏仁12克、荷葉6克，甘草6克，服藥6劑後，上述症狀減輕，飲食增加，精神轉佳，以基本方為主加減化裁，服藥月餘，症狀消失，病症痊癒。

（四）脇痛

例四，霍某某，女性，46歲，初診時間2005年11月7日，患者於四年前發現左側脅痛，曾服中藥治癒。今年因家中瑣事，又出現脇痛，頸部腫大，多方治療效果欠佳，就診時患者脇痛，伴有頭痛、心煩易怒、手足心熱、食後胃部憋脹，飲食減少，頸部甲狀腺輕度腫大，心肺未見異常，超音波提示，脾臟輕度腫大，化驗Hb120g/L，WBC11×10^9/L，Pts300×10^9/L，舌苔薄，脈沉弦。五步法辨證：患者脇痛、心煩易怒，納食減少，第一步可定位在肝、脾。心煩易怒，手足心熱，頸部甲狀腺輕度腫大，脾臟輕度腫大，第二步定性氣滯血淤、陰虛。第三步必先五勝，脇痛在先，納少在後，重點在肝。第四步治病求本，治法疏肝清熱，化淤散結。

方選丹梔逍遙散加減：當歸12克、炒白芍12克、柴胡10克、丹皮10克、梔子10克、香附10克、鬱金10克、川楝子10克、元胡10克、鱉甲12克（先煎）、浙貝10克、知母10克、生地10克、甘草6克，服三劑後，症狀減輕，但納食少，食後仍憋脹，間有胸悶、咳嗽，考慮肝氣有餘傳脾侮肺，運用第五步治未病，上方加焦朮 10 克，桑葉 10 克，服三劑後，脇病、食後憋脹、頭痛、心煩易怒、手足心熱減輕，飲食增加，頸部甲狀腺腫縮小。此後，原方略有加減，間斷服藥月餘，超音波複查脾臟大小正常，脇痛治癒。

（五）發熱

張某某，男性，20 歲，就診時間 2005 年 8 月 21 日，患者素體脾虛，喜食肥甘，每遇季節交替，屢患發熱、咽痛，用先鋒黴素、激素靜脈點滴多奏效，此次發病三日，發熱、咽痛口乾，胃部不適，腹瀉日三四次，瀉後不暢，用上藥後效果欠佳，查體，體溫 39.5℃，心肺1.，腹平軟，壓痛（+），化驗血常規，WBC11×10^9/L，中性 80%，舌苔黃，中心膩，脈滑數。

五步法辨證：患者發熱、咽痛口乾，胃部不適，腹瀉日三四次，定位在肺胃，發熱、咽痛，舌苔黃，中心膩，脈滑數，定性為表熱、裏熱。第三步必先五勝，中醫有「無積不傷風」，患者體內邪熱內結在先，外感在後。第四步治病求本，宜表裏雙解，治法解表、清裏、通下。

方選大柴胡湯加味：柴胡 10 克，大黃 8 克（後下），枳實 6 克，黃芩 10 克，半夏 6 克，連翹 10 克，金銀花 10 克，地骨皮 10 克，青蒿 10 克，防風 10 克，薄荷 6 克（後下），甘草 6 克，服藥一劑，瀉下穢臭，發熱漸退，續服二劑後，體溫下降至正常。二診原方減大黃，加焦朮 10 克，連服兩劑痊癒。

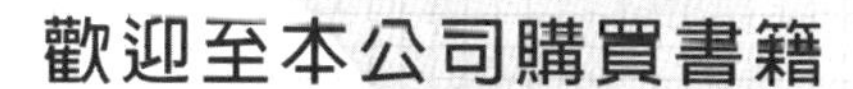

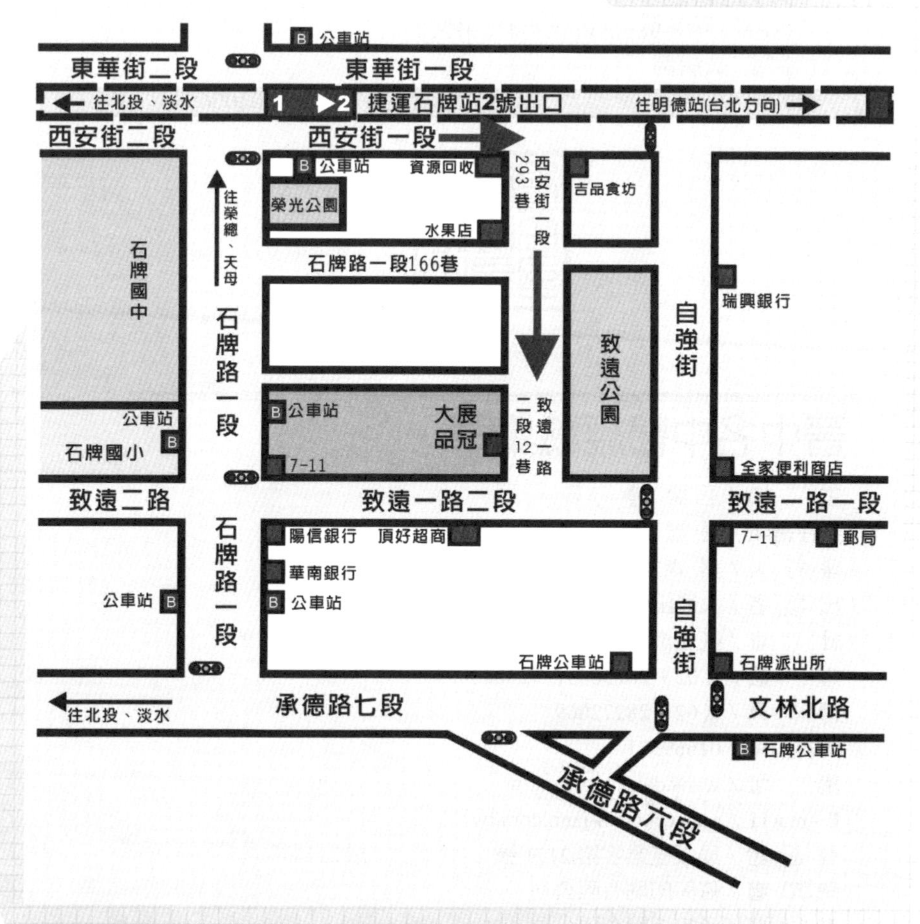

建議路線

1.搭乘捷運・公車

淡水線石牌站下車，由石牌捷運站２號出口出站(出站後靠右邊)，沿著捷運高架往台北方向走(往明德站方向)，其街名為西安街，約走100公尺(勿超過紅綠燈)，由西安街一段293巷進來(巷口有一公車站牌，站名為自強街口)，本公司位於致遠公園對面。搭公車者請於石牌站(石牌派出所)下車，走進自強街，遇致遠路口左轉，右手邊第一條巷子即為本社位置。

2.自行開車或騎車

由承德路接石牌路，看到陽信銀行右轉，此條即為致遠一路二段，在遇到自強街(紅綠燈)前的巷子(致遠公園)左轉，即可看到本公司招牌。

國家圖書館出版品預行編目資料

晉中名中醫經驗集萃 / 王金權主編
——初版，——臺北市，大展，2014 [民 103.06]
面；21公分—（中醫保健站；58）
ISBN 978-986-346-024-4（平裝）
1.中醫 2.病例
413.8 103006586

晉中名中醫經驗集萃

主 編 / 王 金 權
責任編輯 / 張 麗 萍
發 行 人 / 蔡 森 明
出 版 者 / 大展出版社有限公司
社 址 / 臺北市北投區（石牌）致遠一路 2 段 12 巷 1 號
電 話 /（02）28236031，28236033，28233123
傳 真 /（02）28272069
郵政劃撥 / 01669551
網 址 / www.dah-jaan.com.tw
E-mail / service@dah-jann.com.tw
登 記 證 / 局版臺業字第 2171 號
承 印 者 / 傳興印刷有限公司
裝 訂 / 承安裝訂有限公司
排 版 者 / 菩薩蠻數位文化有限公司
授 權 者 / 山西科學技術出版社
初版 1 刷 / 2014 年（民 103 年）6 月 定價 / 350元

大展好書　好書大展

[illegible]　冠群可期

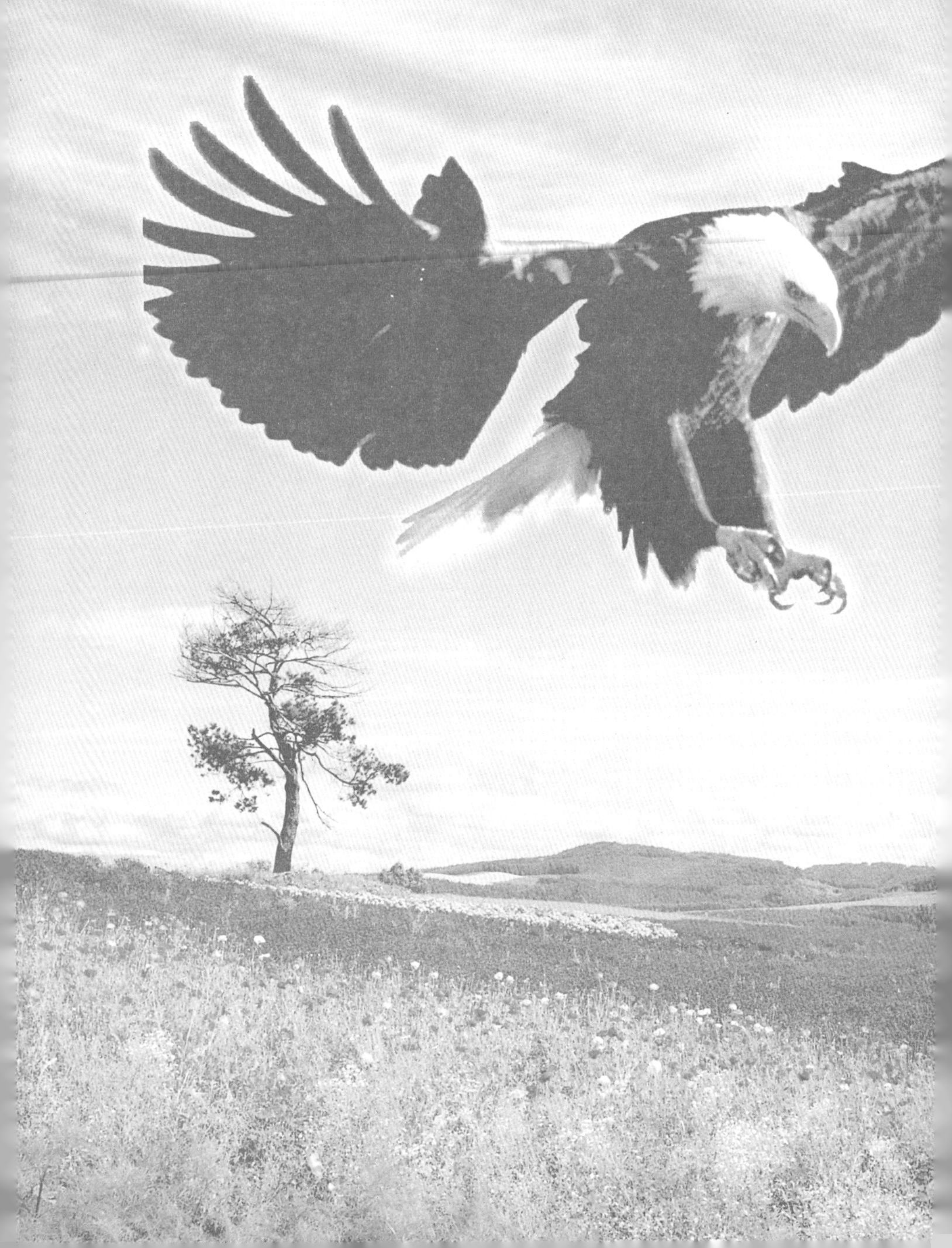

大展好書　好書大展

品嘗好書　冠群可期